Médecine légale – Médecine du travail

Dans la même collection

Chirurgie maxillo-faciale et stomatologie, 4e édition, par le CCMFCO (Collège national des enseignants de chirurgie maxillo-faciale et chirurgie orale), 2017, 416 pages.

Dermatologie, 7e édition, par le CEDEF (Collège des enseignants en dermatologie de France), 2017, 440 pages.

Ophtalmologie, 4e édition, par le COUF (Collège des ophtalmologistes universitaires de France), 2017, 312 pages.

ORL, 4e édition, par le CFORL (Collège français d'ORL et de chirurgie cervico-faciale), 2017, 432 pages.

Pédiatrie, 7e édition, par A. Bourrillon, G. Benoist, C. Delacourt, le CNPU (Collège national des pédiatres universitaires) et le CNHUCP (Collège national hospitalier et universitaire de chirurgie pédiatrique), 2017, 928 pages.

Douleurs - Soins palliatifs - Deuils - Éthique, 2e édition, coordonné par A. de Broca, 2018, 360 pages.

Gériatrie, 4e édition, par le CNEG (Collège national des enseignants de gériatrie), 2018, 384 pages.

Gynécologie Obstétrique, 4e édition, par le CNGOF (Collège national des gynécologues et obstétriciens français), 2018, 768 pages.

Hématologie, 3e édition, par la SFH (Société française d'hématologie), 2018, 400 pages.

Hépato-gastro-entérologie - Chirurgie digestive, 4e édition, par la CDU-HGE (Collège des universitaires en hépato-gastro-entérologie), 2018, 536 pages.

Immunopathologie, 2e édition, par l'ASSIM (Collège des enseignants d'immunologie), 2018, 400 pages.

Médecine Intensive, réanimation, urgences et défaillances viscérales aiguës, 6e édition, par le CEMIR (Collège des enseignants de médecine intensive-réanimation), 2018, 744 pages.

Médecine physique et de réadaptation, 6e édition, par le COFEMER (Collège français des enseignants universitaires de médecine physique et de réadaptation), 2018, 312 pages.

Rhumatologie, 6e édition, par le COFER (Collège français des enseignants en rhumatologie), 2018, 592 pages.

Urologie, 4e édition, par le CFU (Collège français des urologues), 2018, 440 pages.

Activité physique et sportive : facteur de santé, par le CFEMTSEP (Collège français des enseignants en médecine et traumatologie du sport et de l'exercice physique), 2019, 96 pages.

Anatomie et cytologie pathologiques, 3e édition, par le CoPath (Collège français des pathologistes), 2019, 416 pages.

Endocrinologie, diabétologie et maladies métaboliques, 4e édition, par le CEEDMM (Collège des enseignants d'endocrinologie, diabète et maladies métaboliques), 2019, 584 pages.

Imagerie médicale, 2e édition, par le CNEBMN (Collège national des enseignants de biophysique et de médecine nucléaire) et le CERF (Collège des enseignants de radiologie de France), 2019, 584 pages.

Maîtriser la LCA en anglais – Méthodologie et entraînement, 5e édition, par le CUESP (Collège universitaire des enseignants de santé publique), 2019, 248 pages.

Médecine cardio-vasculaire, par le CNEC (Collège national des enseignants de cardiologie) et la SFC (Société française de cardiologie), 2019, 560 pages.

Neurochirurgie, 2e édition, par le CN (Collège de neurochirurgie), 2019, 272 pages.

Neurologie, 5e édition, par le CEN (Collège des enseignants de neurologie), 2019, 624 pages.

Nutrition, 3e édition, par le CEN (Collège des enseignants de nutrition), 2019, 240 pages.

Parasitoses et mycoses des régions tempérées et tropicales, 6e édition, par l'ANOFEL (Association française des enseignants et praticiens hospitaliers titulaires de parasitologie et mycologie médicales), 2019, 504 pages.

Santé publique, 4e édition, par le CUESP (Collège universitaire des enseignants de santé publique), 2019, 472 pages.

Médecine légale – Médecine du travail

Société Française de Médecine Légale
Collège des Enseignants Hospitalo-Universitaires de Médecine et Santé au Travail

Elsevier Masson

ELSEVIER

Elsevier Masson SAS, 65, rue Camille-Desmoulins, 92442 Issy-les-Moulineaux cedex, France

Médecine légale – Médecine du travail, 1re édition, par la Société Française de Médecine Légale et le Collège des Enseignants Hospitalo-Universitaires de Médecine et Santé au Travail.

ISBN : 978-2-294-76482-0

e-ISBN : 978-2-294-76584-1

Table des matières

Retrouvez toute l'actualité relative aux Référentiels des Collèges en vous connectant à l'adresse suivante : www.elsevier.com/fr-fr/connect/etudes-de-medecine/lactualite-des-referentiels-des-colleges

Les auteurs

Coordinateurs

Pour la partie Médecine légale

Coordinatrice principale : Clotilde Rougé-Maillart, PU-PH, CHU d'Angers, Université d'Angers.
Coordinatrice adjointe : Cécile Manaouil, PU-PH, CHU d'Amiens, Université de Picardie Jules Verne.

Pour la partie Médecine du travail

Fabrice Hérin, MCU-PH, hôpital Purpan, Toulouse.

Collaborateurs

Pour la partie Médecine légale

Véronique Alunni, PU-PH, CHU de Nice.
Anne Becard, MCU-PH, CHU de Lille.
Renaud Bouvet, PH, CHU de Rennes.
Laurent Fanton, PU-PH, hôpital de la Croix-Rousse, CHU de Lyon.
Sophie Gromb, PU-PH, Université de Bordeaux.
Valéry Hedouin, PU-PH, CHRU de Lille.
Nathalie Jousset, MCU-PH, CHU d'Angers.
Erwan Le Garff, MCU-PH, CHRU de Lille.
Cécile Manaouil, PU-PH, CHU d'Amiens.
Élodie Marchand, CCA, CHRU de Lille.
Laurent Martrille, MCU-PH, CHU de Nancy.
Vadim Mesli, CCA, CHRU de Lille.
Grégoire Moutel, PU-PH, CHU de Caen.
Pierre-Antoine Peyron, PH, CHU de Montpellier.
Gérald Quatrehomme, PU-PH, CHU de Nice.
Camille Rerolle, MCU-PH, CHRU de Tours.
Clotilde Rougé-Maillart, PU-PH, CHU d'Angers.
Guillaume Rousseau, interne, CHU d'Angers.
Frédéric Savall, MCU-PH, CHU de Toulouse.
Norbert Telmon, PU-PH, CHU de Toulouse
Gilles Tournel, PU-PH, CHU de Rouen.
Lucile Tuchtan, MCU-PH, CHU de Marseille.

Pour la partie Médecine du travail

Pascal Andujar, PU-PH, CHI de Créteil.
Lynda Bensefa-Colas, PH, hôpitaux universitaires Paris Centre.
Jean-François Gehanno, PU-PH, CHU de Rouen.
Antoîne Gislard, PH, CHU de Rouen.
Fabrice Hérin, MCU-PH, hôpital Purpan, Toulouse.
Sébastien Hulo, MCU-PH, CHRU de Lille
Marie-Pascale Lehucher-Michel, PU-PH, hôpital de la Timone, Marseille.
Jean-Claude Pairon, PU-PH, CHI de Créteil.
Laëtitia Rollin, MCU-PH, CHU de Rouen.
Jean-Marc Soulat, PU-PH, hôpital Purpan, Toulouse.
Flora Vayr, interne, hôpital Purpan, Toulouse.
Antoine Villa, PH, hôpital de la Timone, Marseille.

Merci d'adresser toute suggestion concernant les chapitres de médecine légale par mail à Mme Cécile MANAOUIL (Manaouil.Cecile@chu-amiens.fr) ou Mme Clotilde ROUGE-MAILLART (ClRouge-Maillart@chu-angers.fr). Ces remarques seront prises en compte lors de la 2e édition.

Abréviations

AEMO	Aide éducative en milieu ouvert
AFSSAPS	Agence française de sécurité sanitaire des produits de santé
AGEFIPH	Association de gestion du fonds pour l'insertion professionnelle des personnes handicapées
AMP	Assistance médicale à la procréation
ANSM	Agence nationale de sécurité du médicament
ANSP	Agence nationale de santé publique
ARS	Agence régionale de santé
CADA	Commission d'accès aux documents administratifs
CCI	Commission de conciliation et d'indemnisation
CCNE	Comité consultatif national d'éthique
CCPPRB	Comités consultatifs de protection des personnes dans la recherche biomédicale
CCTIRS	Comité consultatif sur le traitement de l'information en matière de recherche dans le domaine de la santé
CD	Code de déontologie médicale
CDSP	Commission départementale des soins psychiatriques
CDU	Commission des usagers
CEREES	Comité d'expertise pour les recherches, les études et les évaluations dans le domaine de la santé
CHSCT	Comité d'hygiène, de sécurité et des conditions de travail
CHU	Centre hospitalier universitaire
CMI	Certificat médical initial
CNIL	Commission nationale de l'informatique et des libertés
CP	Code pénal
CPAM	Caisse primaire d'assurance maladie
CPDPN	Centre pluridisciplinaire de diagnostic prénatal
CPP	Comité de protection des personnes
CPS	Carte de professionnel de santé
CRIP	Cellule de recueil et d'évaluation des informations préoccupantes
CSP	Code de santé publique
DIM	Département d'information médicale
DMP	Dossier médical partagé
DMST	Dossier médical de santé au travail
DPI	Diagnostic préimplantatoire
ECN	Examen classant national
EFR	Explorations fonctionnelles respiratoires
FIPHFP	Fonds pour l'insertion des personnes handicapées dans la fonction publique
FIV	Fécondation in vitro
FIVA	Fonds d'indemnisation des victimes de l'amiante
GPA	Gestation pour autrui
HAS	Haute autorité de santé
HTIC	Hypertension intracrânienne
ICSI	Injection intracytoplasmique de spermatozoïde
IDE	Infirmière diplômée d'État
IMG	Interruption médicale de grossesse
INSERM	Institut national de la santé et de la recherche médicale
IP	Information préoccupante
IPP	Incapacité permanente partielle
IPRP	Intervenant en prévention des risques professionnels

ITT pénale	Incapacité totale de travail au sens du Code pénal
IVG	Interruption volontaire de grossesse
LATA	Limitation et arrêt des thérapeutiques actives
MDO	Maladies à déclaration obligatoire
OML	Obstacle médico-légal
ONED	Observatoire national de l'enfance en danger
ONIAM	Office nationale d'indemnisation des accidents médicaux
OPJ	Officier de police judiciaire
OPP	Ordonnance de placement provisoire
PMA	Procréation médicalement assistée
PMI	Protection maternelle et infantile
PMO	Prélèvements multi-organes
RGSS	Régime général de la Sécurité sociale
RIPH	Recherche impliquant la personne humaine
RQTH	Reconnaissance en qualité de travailleur handicapé
SAMETH	Service d'appui au maintien dans l'emploi des personnes handicapées
SBS	Syndrome du bébé secoué
SST	Service de santé au travail
SSTI	Service de santé au travail interentreprises
TGI	Tribunal de grande instance
TMS	Troubles musculo-squelettiques
TPT	Temps partiel thérapeutique
VIP	Visite d'information et de prévention
VLE	Valeur limite d'exposition
VME	Valeur moyenne d'exposition

I

Connaissances

I. Médecine légale

CHAPITRE 1

Item 7 – UE 1 – Droits individuels et collectifs du patient

Objectifs pédagogiques

L'apport de la loi du 4 mars 2002 : droits individuels et droits collectifs

- Comprendre l'apport de la loi du 4 mars 2002 dans la relation médecin/patient.
- Connaître les droits individuels des patients (consentement, information, accès au dossier, directives anticipées, personne de confiance, protection des données de santé).
- Connaître les droits collectifs (notion de démocratie sanitaire).

Information et consentement du patient

- Comprendre les enjeux du droit à l'information du patient dans la relation médicale.
- Comprendre que le patient est un coacteur de ses soins et de sa santé.
- Comprendra la notion de consentement éclairé.
- Connaître les conditions de recueil du consentement éclairé.
- Connaître la problématique du refus de soin.

Partage des données de santé : le secret professionnel

- Connaître la notion de secret professionnel (principe, contenu).
- Connaître les professionnels avec qui peuvent être partagées les données de santé.
- Connaître les dérogations au secret professionnel et notamment les situations pouvant conduire à la réalisation d'un signalement judiciaire.

Le dossier médical

- Connaître les principes d'élaboration et d'exploitation du dossier du patient, support de la coordination des soins.
- Connaître les modalités d'accès au dossier médical.

L'apport de la loi du 4 mars 2002 : droits individuels et droits collectifs

Aujourd'hui, du fait d'une démocratisation et d'une généralisation progressives de l'accès au savoir médical, la demande de participation des patients à la démarche de soins est croissante, posant la question de la liberté de choix des malades et questionnant de plus en plus les domaines où celle-ci serait niée.

La pratique médicale est devenue un domaine où la participation du patient aux choix qui le concernent est reconnue comme un droit (quand cela n'est pas rendu impossible par un état de grande vulnérabilité et de perte d'autonomie psychique liée à la maladie).

I. Respect des droits fondamentaux du patient, information et consentement

Le respect du patient repose en premier lieu sur le devoir d'information. Il recoupe deux niveaux :

- le premier, d'ordre éthique, où la place de l'autonomie du patient dans la relation de soin est de plus en plus reconnue et promue, fondement démocratique du respect et de la protection des personnes ;
- le second, d'ordre juridique, qui se traduit par l'obligation de délivrer une information de qualité permettant une acceptation ou un refus éclairé de la part du patient (encadré 1.1).

Après la délivrance d'une information de qualité, l'exigence du consentement d'un patient est fondée sur le principe de l'intangibilité de la personne humaine. Tout individu a un droit fondamental à son intégrité corporelle. Il convient donc d'avoir le consentement d'un patient, dès qu'il est conscient et à même de donner son accord, préalablement à toute intervention sur sa personne, c'est-à-dire avant mise en route de toute démarche diagnostique, thérapeutique ou de toute action de prévention.

Les articles du Code civil précisent que « La loi assure la primauté de la personne, interdit toute atteinte à la dignité de celle-ci et garantit le respect de l'être humain dès le commencement de sa vie » (article 16 du Code civil) et que « Il ne peut être porté atteinte à l'intégrité du corps humain qu'en cas de nécessité médicale pour la personne ou à titre exceptionnel dans l'intérêt thérapeutique d'autrui. Le consentement de l'intéressé doit être recueilli préalablement, hors le cas où son état rend nécessaire une intervention thérapeutique à laquelle il n'est pas à même de consentir » (article 16-3 du Code civil).

Le prélèvement d'un organe du vivant de la personne, par exemple un rein, est rendu possible par cet ajout de l'intérêt thérapeutique d'autrui.

Pour que le consentement soit valide, il faut toujours avoir à l'esprit qu'il repose sur la qualité de l'information délivrée et comprise par le patient. En effet, comment donner sens à un consentement recueilli alors que le patient aurait reçu une information de piètre qualité, le privant de la possibilité de faire un choix éclairé ?

Un cas rare doit cependant être mentionné : celui de la volonté de ne pas savoir. Ceci peut constituer une exception au devoir d'information du patient s'il a clairement exprimé (données et arguments qui doivent être notés dans le dossier médical) la volonté d'être tenu dans l'ignorance d'un diagnostic ou d'un pronostic grave, voire de toute information concernant sa santé et sa prise en charge. Toutefois, cette exception ne peut s'appliquer lorsque des tiers sont exposés à un risque de contamination. Cette précision, inspirée du cas du VIH, vaut pour toutes les affections contagieuses graves et s'impose en raison de la responsabilité du patient vis-à-vis d'autrui et dans un intérêt de santé publique (par exemple dans le cas d'une tuberculose pulmonaire).

Encadré 1.1

L'information doit répondre à plusieurs objectifs :

- assurer la délivrance d'une information dans le respect des principes de transparence et d'intégrité, en se fondant sur les données actuelles de la science et de la médecine ;
- éclairer le patient sur les bénéfices et les risques en s'appuyant sur des données validées et, le cas échéant, en exposant les zones d'incertitudes ;
- éclairer, au-delà des bénéfices et des risques, sur :
  - le déroulement des soins,
  - les inconvénients physiques et psychiques dans la vie quotidienne,
  - l'organisation du parcours de prise en charge au fil du temps et les contraintes organisationnelles entraînées,
  - les droits sociaux de la personne malade et les aides et soutiens accessibles si besoin ;
- participer au choix entre deux démarches médicales ou plus dès lors qu'elles sont des alternatives validées et compatibles avec la situation d'un patient ;
- informer sur les aspects financiers (prise en charge par les organismes sociaux).

II. L'accès à son dossier médical

Le dossier médical est défini comme un document sécurisé et pérenne regroupant, pour chaque patient, l'ensemble des informations le concernant. Fiable et exhaustif, son contenu doit permettre de faire de ce dossier un outil d'analyse, de synthèse, de planification, d'organisation et de traçabilité des soins et de l'ensemble des prestations dispensées au patient. Son accès est régi par les règles du secret professionnel, c'est-à-dire que seules les personnes participant effectivement à la prise en charge du patient peuvent y avoir accès, sauf restriction particulière supplémentaire souhaitée par le malade.

La loi du 4 mars 2002 a prévu qu'au cours des soins ou postérieurement, le patient puisse avoir accès aux éléments de son dossier médical, directement ou par l'intermédiaire d'un médecin qu'il désigne. Ce droit d'accès concerne les informations « *qui sont formalisées ou ont fait l'objet d'échanges écrits entre professionnels de santé, notamment des résultats d'examen, comptes rendus de consultation, d'intervention, d'exploration ou d'hospitalisation, des protocoles et prescriptions thérapeutiques mis en œuvre, feuilles de surveillance, correspondances entre professionnels de santé, à l'exception des informations mentionnant qu'elles ont été recueillies auprès de tiers n'intervenant pas dans la prise en charge thérapeutique ou concernant un tel tiers* » (article L.1111-7 du Code de la santé publique).

La loi du 13 août 2004 relative à l'assurance-maladie rappelle que l'accès au dossier médical permet de « *favoriser la coordination, la qualité et la continuité des soins, gage d'un bon niveau de santé* [...] ».

III. Désigner une personne de confiance (encadré 1.2)

Outre l'optimisation du droit à l'information du patient, la loi de 2002 permet au patient majeur de se faire accompagner dans sa démarche de soins par ses proches, ce qui vise à l'amélioration de la relation soignants-soignés et du parcours de soins. Le droit de désigner une personne de confiance est inscrit à l'article L.1111-6 du CSP.

Depuis longtemps, les équipes soignantes sont soucieuses de voir comment un proche du patient, tiers relationnel et médiateur, peut aider à construire du lien dans les parcours de prise en charge et porter la parole du patient, en particulier lorsque ce dernier ne peut ou ne veut participer seul à la décision.

La personne de confiance, dans son acception première, a pour rôle premier, après désignation par le patient (désignation qui permet alors un partage du secret), d'assister ce dernier dans ses démarches de soins, de l'accompagner physiquement et/ou psychologiquement et de faire le lien avec les équipes médicales. Elle est donc un accompagnant du soin au quotidien et des démarches de choix et de décision que fait le patient.

Ce rôle premier mérite d'être rappelé car, parfois, la personne de confiance n'est encore perçue que comme un interlocuteur lors des situations de crises majeures, comme par exemple les arrêts ou limitations de soins en fin de vie, situation où la personne de confiance est amenée à témoigner des désirs du patient.

Il faut d'abord exposer que tout proche peut être personne de confiance : frère, sœur, parent, grand-parent, oncle, tante, conjoint, concubin, ami, membre d'association, etc.

Il faut expliquer au patient les buts de cette désignation, tout en expliquant aussi qu'elle n'a rien d'obligatoire. C'est une possibilité que le patient doit pourvoir choisir (accepter ou refuser s'il n'en ressent ni le besoin ni le désir), *a fortiori* s'il souhaite que le secret soit gardé totalement ou s'il veut protéger tous ses proches et taire sa maladie.

Le rôle du soignant est de conseiller le patient en fonction du vécu de la maladie et de l'environnement familial ou affectif parfois complexe. Il faut expliquer que la désignation, comme la non-désignation, sont des choix tout à fait légitimes. C'est en ce sens que le Code de la santé publique dispose qu'il y a une obligation à proposer une personne de confiance mais non une obligation de désignation. Le fait de laisser cette liberté au patient et de le guider au mieux selon ses intérêts est ici une responsabilité d'ordre éthique. Lors de la délivrance d'explications, la question de la rupture du secret vis-à-vis du proche désigné doit être discutée (jusqu'où le patient souhaite-t-il aller vis-à-vis des confidences, à quel moment, etc.).

Concernant les personnes désignées, plusieurs points importants sont à évoquer, en particulier ceux de la disponibilité et de leur volonté de remplir cette mission, essentiels pour donner sens à la démarche.

La loi ne prévoit pas de limite de validité de la désignation effectuée. Cependant, les aléas relationnels de la vie et l'évolution du vécu de la maladie par un patient impliquent que les choses peuvent évoluer et changer au fil du temps. L'esprit de la loi et la variabilité légitime des choix d'une personne amènent à dire qu'il convient d'informer le patient sur le changement possible de personne désignée. La désignation est en effet révocable à tout moment par le patient. Pour les professionnels de santé, la recommandation est qu'il convient d'interroger le patient à chaque nouvelle hospitalisation ou à chaque nouveau cycle de prise en charge sur la pérennité de la personne désignée.

Encadré 1.2

La désignation d'une personne de confiance doit donc sortir du cadre des pathologies sévères et des seules situations d'hospitalisation pour devenir une possibilité citoyenne, proposée à tous en population générale, indépendamment de l'état clinique.

En pratique, patients et proches ne connaissent pas forcément cette procédure. Il est du devoir de tout soignant et de toute institution de soins de la proposer.

La désignation devra *in fine* se faire par écrit, être signée par le patient et par la personne désignée et être notée dans le dossier médical, avec les coordonnées précises et la nature des liens entre patient et personne désignée, incluant les mises à jour.

IV. Droits individuels en fin de vie et rédaction de directives anticipées

En lien direct avec la loi du 4 mars 2002, la loi du 22 avril 2005, relative aux droits des malades et à la fin de vie, est venue compléter dans ce domaine, les droits des patients.

Elle instaure la possibilité du refus de soins, dès lors que ces derniers apparaissent « *inutiles, disproportionnés, ou n'ayant d'autre effet que le seul maintien artificiel de la vie* ». Ce refus se concrétise par un arrêt ou une limitation des soins, curatifs ou palliatifs, avec pour conséquence, à plus ou moins court terme, le décès du patient. Cette démarche autorisée par la loi a pu être qualifiée de « droit au laisser mourir ». La loi n°2016-87 du 2 février 2016, dite loi « fin de vie » est une évolution de celle de 2005. Elle renforce les droits en faveur des personnes malades en fin de vie et précise le rôle important que peuvent jouer les directives anticipées et la personne de confiance.

En situation de fin de vie, d'un point de vue éthique, c'est le degré d'autonomie de pensée du patient qui est déterminant, véritable critère de qualification de sa capacité à développer une argumentation cohérente et réfléchie face à une telle décision.

De manière pratique, deux cas de figure se dégagent :

- si le patient est conscient et capable de participer à une délibération, étayée par l'acquisition d'un savoir suffisant concernant sa maladie et son évolution, il est associé à cette décision. Médecin et patient construisent alors un échange complexe et intime où le patient exprime son incapacité à lutter davantage et son souhait de ne pas prolonger sa vie. Ainsi, un dialogue peut se nouer et permettre d'attester, au fil du temps, de la légitimité et de la réalité d'une demande de fin de vie. Le médecin peut donner alors suite à la demande formulée de LATA (limitation et arrêt des thérapeutiques actives), après discussions et réflexions approfondies avec le patient ;
- si le patient est dans l'incapacité de s'exprimer, il s'est construit un large consensus sur l'importance de rechercher son avis pour l'intégrer à la décision. C'est pourquoi la loi précise que lorsqu'une personne, en phase avancée ou terminale, d'une affection grave et incurable, quelle qu'en soit la cause, est hors d'état d'exprimer sa volonté, le médecin peut décider de limiter ou d'arrêter un traitement, inutile ou impuissant à améliorer l'état du malade, après avoir respecté la procédure collégiale et consulté les directives anticipées de la personne, la personne de confiance et les proches. On fait intervenir ici, pour s'approcher du respect de la volonté du patient, la notion de témoignage de ce que la personne aurait souhaité.

En France, l'évolution de la loi en 2016 avait pour objectif de renforcer et de préciser la place des directives anticipées, qui sont désormais valides dans le temps sans limite (tant que le patient ne les a pas modifiées) et opposables aux médecins. Ce texte de 2016 précise par ailleurs une hiérarchie de valeur : les directives anticipées priment sur la personne de confiance, primant elle-même sur les autres proches. Il réaffirme enfin le droit au soulagement de la souffrance et instaure un droit à la sédation profonde et continue jusqu'au décès (encadré 1.3).

Tout citoyen, informé de cette possibilité, peut librement rédiger ses directives anticipées et les tenir à disposition des soignants en cas de besoin.

Il convient donc aujourd'hui de promouvoir une information sur ce sujet de la fin de vie, sur l'accompagnement et sur le fait que les directives doivent être, si un patient ou un citoyen les a rédigées, transmises aux équipes qui le suivent.

Encadré 1.3

Principes instaurés par la loi

- Une obligation pour les professionnels de santé de mettre en œuvre tous les moyens à leur disposition pour que toute personne ait le droit d'avoir une fin de vie digne et accompagnée du meilleur apaisement possible de la souffrance.
- La reconnaissance d'un droit pour le patient à l'arrêt ou à la limitation de traitement au titre du refus de l'obstination déraisonnable.
- Une obligation pour le médecin de respecter la volonté de la personne de refuser ou de ne pas recevoir un traitement après l'avoir informée des conséquences de ses choix et de leur gravité.
- Un rôle renforcé d'information des médecins auprès de leurs patients sur la possibilité de rédaction de directives anticipées.
- Le fait que les directives anticipées inscrites dans la loi sont désormais opposables, c'est-à-dire que les médecins référents d'un malade inconscient doivent suivre les perspectives écrites dans ce document si celles-ci sont appropriées à la situation médicale et hors urgence.
- Le fait qu'il existe une hiérarchie concernant les moyens de tracer la volonté d'un patient; d'abord les directives anticipées, puis à défaut le témoignage de la personne de confiance, puis à défaut tout autre témoignage de la famille ou des proches.

V. Confidentialité, secret et respect de la vie privée : exercer un droit de contrôle sur ses données de santé (encadré 1.4)

La pratique médicale répond aux impératifs de secret et de confidentialité. Toute personne a droit au respect de sa vie privée, les données de santé en faisant partie intégrante. Tout professionnel de santé et tout établissement de soins garantit la confidentialité des informations qu'il détient sur les personnes (informations médicales, données administratives, sociales et financières).

Ces informations sont couvertes par le secret professionnel. Elles peuvent être partagées entre soignants uniquement dans la mesure où elles sont utiles à la continuité des soins visant à la meilleure prise en charge possible. En établissement de santé, ces données sont réputées avoir été confiées par la personne hospitalisée à l'ensemble de l'équipe de soins qui la prend en charge. La violation du secret à travers la divulgation de données concernant un patient engage des responsabilités pénales et civiles.

En pratique, le stockage et la gestion des données médicales passent par des systèmes informatisés. La protection des citoyens et le respect de la confidentialité lors de l'informatisation des données personnelles sont régis par la loi, en particulier celle de 1978, dite loi « informatique et liberté », à travers la Commission nationale de l'informatique et des libertés (CNIL).

Les procédures d'agrément des systèmes informatiques en santé impliquent :

- le respect de règles de sécurisation des données (codes d'accès et cryptage);
- l'interdiction d'usage à d'autres fins que médicales;
- l'interdiction de partage avec tout tiers ne participant pas à la prise en charge d'un patient;
- l'interdiction d'utilisation à des fins commerciales, politiques ou autres.

Ces obligations s'imposent à tous les professionnels de santé mais aussi aux établissements de soins, aux réseaux de santé et hébergeurs de données.

Toute personne peut obtenir communication, modification (droit de rectification) ou suppression des informations la concernant en s'adressant aux responsables de l'établissement ou du cabinet médical. Elle peut aussi demander des restrictions concernant les personnes habilitées à y avoir accès. Tous ces choix du patient doivent être pris en compte.

Qu'un dossier soit uniquement local ou en réseau, les données saisies et la tenue du dossier relèvent de la responsabilité médicale. Chacun a sa part de responsabilité, au sens éthique comme au sens juridique et, en cas de litiges, seuls le ou les professionnels concernés par la partie du dossier incriminée peuvent être mis en cause, ce qui implique pour tous une grande vigilance, aussi bien dans leurs comptes rendus et leurs notes que dans la protection de l'accès aux dossiers, *via* leur système de codage et/ou leur carte informatique CPS (carte de professionnel de santé).

Encadré 1.4

Une déclaration doit être faite auprès de la CNIL lorsque le principe de la création de dossiers ou de fichiers informatisés est envisagé. De plus, le patient doit être explicitement informé de l'informatisation de ses données et de son droit de s'y opposer. Dans la pratique, il serait difficile aujourd'hui de prendre en charge un patient sans utiliser des données informatisées.

VI. Cas particulier : utilisation et informatisation des données d'un patient à des fins de recherche

Cette possibilité est ouverte après information du patient, qui doit pouvoir exercer son droit d'opposition.

Les recherches, études et évaluations n'impliquant pas la personne humaine portent en particulier sur la réutilisation de données déjà collectées au sein de bases existantes (cohortes, observatoires, registres, dossiers médicaux, etc.) et de bases médico-administratives. L'ensemble de ces recherches, études et évaluations doit faire l'objet d'une demande d'autorisation auprès du Comité d'expertise pour les recherches, les études et les évaluations dans le domaine de la santé (CEREES) puis d'une autorisation de la Commission nationale de l'informatique et des libertés (CNIL).

Ces dispositions s'appliquent aussi à la réutilisation d'échantillons issus de biocollections et/ou de bases de données cliniques.

Points clés

- La législation a reconnu à travers la loi relative aux droits des malades et à la qualité du système de santé, dite loi du 4 mars 2002, des droits fondamentaux pour le patient, avec entre autres :
  - le droit à l'information et au consentement dans toutes les pratiques en santé (prévention, dépistage, soin, recherche),
  - le droit d'accès à son dossier médical,
  - le droit d'associer un proche de son choix dans son parcours de soins à travers la désignation d'une personne de confiance,
  - le droit d'un patient au respect de sa vie privée et à exercer un contrôle sur ses données de santé.
- La loi instaure une hiérarchie concernant les moyens de tracer la volonté d'un patient : d'abord les directives anticipées puis, à défaut, le témoignage de la personne de confiance, puis, à défaut, tout autre témoignage de la famille ou des proches.
- La Commission nationale de l'informatique et des libertés (CNIL) veille au respect de la confidentialité des données de santé informatisées.
- Les recherches n'impliquant pas la personne humaine doivent faire l'objet d'une demande d'autorisation auprès du Comité d'expertise pour les recherches, les études et les évaluations dans le domaine de la santé (CEREES).

Pour en savoir plus

Loi n° 2002-303 du 4 mars 2002 relative aux droits des malades et à la qualité du système de santé, aussi appelée loi Kouchner (ministre de la Santé de l'époque).

Loi n° 2016-87 du 2 février 2016 créant de nouveaux droits en faveur des malades et des personnes en fin de vie.

Haute autorité de santé. Délivrance de l'information à la personne sur son état de santé. Principes généraux (mai 2012).

Information et consentement du patient

Pour qu'un acte médical soit licite, celui-ci doit être réalisé dans un but médical et avec le consentement éclairé du patient. Ce consentement à l'acte est une décision qui appartient au patient et à lui seul, exception faite de situations particulières que nous examinerons. Pour que le patient puisse donner un consentement éclairé, il doit être parfaitement informé des soins qui vont lui être proposés.

La loi du 4 mars 2002 (article L.1111-4 du Code de la santé publique) dispose que « Toute personne prend, avec le professionnel de santé et compte tenu des informations et des préconisations qu'il lui fournit, des décisions concernant sa santé ». C'est donc bien une codécision. Le médecin informe et « préconise », le patient décide, même si, évidemment, il ne peut décider seul, le médecin étant également libre de décider des indications qui lui paraissent les plus appropriées. En cas d'alternative thérapeutique sérieuse, le médecin doit indiquer au patient le rapport bénéfice/risque de chaque thérapeutique possible et essayer de lui expliquer quels sont les soins les plus appropriés. Le patient est en droit de refuser le traitement ou de préférer une technique par rapport à une autre (anesthésie locorégionale ou anesthésie générale, intervention par cœlioscopie ou par voie classique, etc.).

Le mot « information » est ici particulièrement chargé de sens. En effet, un consentement qui serait donné en fonction d'une information erronée ou lacunaire ne serait pas valide.

Les données relatives à l'information du patient, tant dans son contenu que dans sa preuve, ont subi une profonde mutation. Nous étudierons dans les trois premiers chapitres l'obligation d'informer, la preuve de l'information et du consentement et les conséquences en termes de responsabilité d'un défaut d'information puis, dans le quatrième chapitre, nous nous intéresserons au consentement.

I. L'obligation d'informer

Le médecin, pour obtenir le consentement de son patient, doit lui apporter toute l'information sur son état et sur ce qui lui a été proposé. Cette nécessité, reconnue par la jurisprudence depuis 1937, a été réaffirmée par la loi du 4 mars 2002.

A. Nature et étendue de l'information

Classiquement, il est établi que l'information doit être « loyale, claire et appropriée », c'est-à-dire qu'elle doit être explicite et adaptée au niveau de compréhension du patient.

La loi du 4 mars 2002 rappelle que cette information doit notamment être donnée avant les soins et porter sur :

- l'état de santé du patient ;
- le pronostic ;
- les traitements et les investigations proposées ;
- les alternatives possibles ;
- les risques pris en cas de refus du traitement.

La loi rappelle que l'information doit également porter sur les conditions financières de prise en charge des soins.

B. Information sur les risques des traitements

Classiquement, il était admis que le médecin ne devait informer le patient que des risques normalement prévisibles. Ainsi, on s'appuyait sur des critères statistiques mais qui n'étaient pas réellement définis.

Cependant, il est apparu que ce critère était insuffisant car les patients n'étaient pas informés des risques très graves (mortels ou à l'origine de séquelles lourdes). En 1997, la Cour de cassation, lors d'un arrêt célèbre dit arrêt « Hédreul » a établi que le patient devait être informé non seulement des risques fréquents mais également des risques graves, même si ceux-ci étaient exceptionnels.

Il est évident que l'obligation d'informer sur tous les risques même exceptionnels comporte également des limites. Le catalogue des risques normalement prévisibles est impossible à faire de manière exhaustive et chacun ressentait la nécessité d'une définition plus précise. On pouvait penser que seuls les risques « spécifiques » d'un acte donné étaient à prendre en compte.

La loi du 4 mars 2002 reprend à son compte l'évolution jurisprudentielle, faisant obligation au médecin d'informer son patient sur « *les différentes investigations, traitements ou actions de prévention qui sont proposés, leur utilité, leur urgence éventuelle, leurs conséquences, les risques fréquents ou graves normalement prévisibles qu'ils comportent ainsi que sur les autres solutions possibles et sur les conséquences prévisibles en cas de refus.* ». Notons le qualificatif « normalement prévisibles » pour les risques qui doivent être portés à la connaissance du patient. La jurisprudence confirme la nécessité de toujours informer sur les risques exceptionnels s'ils sont graves.

Les risques graves sont les risques de décès, d'invalidité, voire même les risques esthétiques importants, selon la jurisprudence.

Par ailleurs, la loi précise que le patient doit être informé des risques nouveaux qui apparaissent postérieurement au traitement. On songe ici aux affaires de contamination par le virus de l'immunodéficience humaine (VIH) ou le virus de l'hépatite C, entre autres, mais également à la découverte ultérieure d'effets secondaires des traitements médicamenteux ou de matériel prothétique.

À titre d'illustration, un hôpital a dû rappeler tous les patients ayant subi une coloscopie aux cours des six mois précédant la vérification de son laveur-désinfecteur d'endoscope. Une vérification a mis en évidence le fait qu'aucun produit décontaminant n'avait été délivré au cours des lavages des endoscopes en raison de la défaillance d'une pièce du laveur-désinfecteur d'endoscope. Une traçabilité efficace permet alors de contacter tous les patients concernés.

C. Mode de délivrance de l'information

L'information est orale. Elle doit être délivrée au cours d'un entretien individuel préalablement à la prise en charge.

Elle doit être adaptée à chaque patient. C'est pour cette dernière raison qu'une information uniquement écrite n'est pas satisfaisante et ne remplit pas les conditions de bonne qualité de l'information. En effet, l'information doit être personnalisée et, si une information écrite, délivrée ultérieurement, peut être un complément intéressant, l'information orale est la seule garante d'une bonne compréhension du patient.

D. Limites de l'obligation d'informer

La jurisprudence retient deux exceptions au devoir d'information :

- l'urgence : il faut retenir ici l'urgence vitale avec en particulier un patient qui n'est pas en état de recevoir l'information. Tous les patients consultant aux urgences, en état physique de recevoir une information, doivent être informés de façon adaptée ;
- le refus du patient d'être informé sur le diagnostic ou le pronostic de sa maladie. Toutefois, ce droit à ne pas savoir disparaît lorsque des tiers sont exposés à un risque de transmission.

E. Information des mineurs

En vertu des dispositions relatives à l'exercice de l'autorité parentale, les parents sont destinataires de l'information médicale qui doit les placer en mesure d'accepter ou de refuser les soins puisqu'ils sont responsables de leur enfant.

La loi du 4 mars 2002 prévoit que les mineurs ont le droit de recevoir eux-mêmes une information et de participer à la prise de décision les concernant « d'une manière adaptée à leur degré de maturité ». Plus un mineur approche de ses 18 ans, plus il peut participer à la décision le concernant.

Il peut aussi s'opposer expressément à ce que ses parents soient consultés mais il doit alors être accompagné d'une personne majeure de son choix. Dans ce cas, le mineur est informé afin d'obtenir son consentement. Le médecin doit cependant insister sur l'utilité d'informer au moins un de ses deux parents.

F. Obligation d'information renforcée

En matière de chirurgie esthétique, traditionnellement, la jurisprudence est plus exigeante vis-à-vis du médecin en matière d'information, confinant à une obligation d'exhaustivité, ce qui parfois a fait croire, à tort, à l'exigence d'une obligation de résultat dans cette chirurgie. La loi ne prévoit pas d'obligation particulière dans ce domaine, si ce n'est que l'information doit être accompagnée de la remise d'un devis détaillé (article L.6322-2 du Code de la santé publique), mesure qui existait déjà par voie réglementaire. Un délai minimum de quinze jours doit être respecté par le praticien entre la remise de ce devis et l'intervention éventuelle.

D'autres catégories d'actes médicaux ont un régime renforcé en matière d'information (encadré 1.5) Pour ces actes médicaux particuliers, un consentement écrit doit être fourni par la personne concernée.

Encadré 1.5

Obligation d'information renforcée : information exhaustive

- Chirurgie esthétique (voir texte).
- Interruption volontaire de grossesse.
- Don d'organe sur personne vivante.
- Recherche biomédicale sur la personne.
- Stérilisation contraceptive.
- Procréation médicalement assistée.
- Prélèvements de sang ou de ses composants pour une utilisation thérapeutique.
- Étude des caractéristiques génétiques.
- Don et utilisation d'éléments du corps humain.

II. La preuve de l'information

A. La charge de la preuve

Depuis 1951, il était classiquement admis que c'était au patient d'apporter la preuve qu'il n'avait pas été informé. Ceci était conforme au principe que c'est au demandeur, c'est-à-dire à celui qui prend l'initiative du procès, de prouver ses prétentions. Mais demander au patient de prouver qu'il n'avait pas été informé, d'apporter une preuve négative, n'était-ce pas lui imposer une tâche impossible, paralysant toute demande en ce sens ?

C'est pourquoi, lors du célèbre arrêt « Hédreul », en 1997, la Cour de cassation a établi qu'il appartenait au médecin d'apporter la preuve qu'il avait bien informé le patient. Il y a donc eu un renversement de la charge de la preuve.

La loi du 4 mars 2002 confirme cette évolution : « En cas de litige, il appartient au professionnel ou à l'établissement de santé d'apporter la preuve que l'information a été délivrée à l'intéressé [...] Cette preuve peut être apportée par tout moyen. »

Dans les hôpitaux publics, c'est donc à l'administration de l'hôpital d'apporter la preuve que l'information a bien été délivrée, ce qui nécessite bien sûr le concours des médecins.

Pour les examens complémentaires invasifs par exemple, c'est le médecin qui prescrit mais aussi celui qui réalise l'acte qui doivent informer le patient (par exemple, le médecin qui demande un scanner avec injection et le radiologue).

B. Les modes de preuve

1. Cas général

Comme nous l'avons dit précédemment et contrairement à ce que l'on croit parfois, la preuve de la délivrance de l'information ne résulte pas obligatoirement d'un écrit. Tout au contraire, l'écrit peut être, si on l'utilise mal, contre-productif dans ce domaine. Faire signer un document au patient témoigne d'une méfiance à son égard et peut l'inciter à douter, à son tour, de son médecin. De plus, ces écrits signés, qui ont souvent l'allure d'une « décharge de responsabilité », sont dénués de toute valeur juridique. Enfin, s'ils sont remis au patient comme substitut d'une information personnalisée, ils peuvent fournir la preuve contraire à leur but.

L'écrit ne peut être utile, pour certains actes, que comme auxiliaire d'une information orale personnalisée au cours d'un entretien avec le médecin. La loi le précise : « *Cette information est délivrée au cours d'un entretien individuel* ». L'écrit est donc utile s'il vient corroborer l'existence d'un dialogue oral.

Un document très stéréotypé, énumérant une liste de complications générales et utilisé dans le seul objectif de se protéger des poursuites, s'avère parfois contre-productif.

La signature du patient sur un consentement permet cependant de lui faire comprendre qu'aucune intervention chirurgicale n'est dénuée de risques, en particulier pour une chirurgie fonctionnelle sans aucun caractère obligatoire. Il faut faire comprendre au patient qu'il ne s'agit pas de retirer la responsabilité au médecin. Il faut surtout laisser un délai de réflexion au patient avant de signer. Toute remise de documentation doit s'accompagner de commentaires adaptés au patient.

Dès lors, comment prouver que l'information a été délivrée ? « Par tout moyen » disent à la fois les tribunaux et la nouvelle loi. Quels sont ces moyens ? Ce sont les « présomptions de fait » ou un « faisceau de présomptions » à partir desquels le juge se forge une conviction (encadré 1.6).

Encadré 1.6

Moyens permettant d'apporter la preuve d'une information

- La trace d'un entretien.
- Un schéma explicatif dans le dossier médical.
- Le nombre de consultations avant l'intervention chirurgicale ou l'acte médical et le délai entre les consultations.
- L'avis d'éventuels médecins spécialisés.
- Les examens complémentaires prescrits.
- Une consultation supplémentaire en présence de la personne de confiance ou d'un parent.
- Le témoignage d'un membre de l'équipe soignante.
- Une mention sur le dossier médical.
- Une mention sur un courrier adressé à un confrère.
- Un délai de réflexion laissé au patient.
- L'existence de procédures relatives aux modalités d'information des patients (des réunions collectives d'information pour des patients qui vont être opérés pour une prothèse de genou, par exemple).

2. Situations particulières

On traite ici des situations dans lesquelles des lois spéciales exigent des modalités particulières pour l'information et le consentement. Ces situations sont aussi celles où, compte tenu du caractère propre à l'acte envisagé, il a été nécessaire de légiférer pour le rendre licite (encadrés 1.5 et 1.7). L'écrit est alors exigé. Parfois même, le formalisme est plus grand : intervention d'un magistrat pour vérifier la réalité de l'information et du consentement dans le cas du don d'un organe, par exemple d'un rein, par une personne vivante.

III. Conséquences d'un défaut d'information

Un défaut d'information est responsable d'une perte de chance (perte de la chance d'avoir refusé le traitement et donc de la chance de ne pas avoir subi le dommage). Le dommage indemnisé en cas de reconnaissance d'un défaut d'information n'est donc que la perte de chance et non l'entier dommage. De plus, si le juge estime que la perte de chance n'existe pas (par exemple lors d'un traitement ou d'un acte indispensable), le patient n'est pas indemnisé au titre de la perte de chance car aucun dommage n'est reconnu.

Depuis 2010, le défaut d'information peut également conduire à la reconnaissance d'un préjudice moral d'impréparation, du fait d'une atteinte aux droits fondamentaux de la personne, dans l'hypothèse où le risque passé sous silence s'est réalisé.

Le défaut d'information est indemnisé au titre des dommages et intérêts par une somme d'argent.

Le défaut d'information ne constitue pas une faute pénale, sauf exception (par exemple, une interruption de grossesse contre la volonté de la patiente, une recherche médicale sans le consentement du patient, etc.).

Des sanctions devant le conseil de l'Ordre des médecins sont possibles en cas de défaut d'information.

IV. Le consentement du patient

Nous avons vu que l'information n'est délivrée que dans un seul but : obtenir le consentement du patient. En effet, il n'est pas possible d'intervenir sans le consentement de celui-ci.

Le recueil du consentement ne nécessite aucun formalisme. Seules quelques situations légalement codifiées comportent l'obligation de recueillir le consentement par écrit (encadré 1.7).

Encadré 1.7

Situations nécessitant de recueillir le consentement écrit du patient

- Les personnes se prêtant à des recherches impliquant la personne humaine ou à des prélèvements d'organes chez la personne vivante.
- L'interruption volontaire de grossesse.
- Le prélèvement de sang ou de ses composants en vue d'une utilisation thérapeutique pour autrui ou de l'étude des caractéristiques génétiques.
- Le don et l'utilisation d'éléments et de produits du corps humain.
- La procréation médicalement assistée.

A. Cas particuliers

1. Mineur et majeur protégé

La loi dispose que le consentement du mineur ou du majeur protégé doit être systématiquement recherché si ceux-ci sont aptes à exprimer leur volonté et à participer à la décision. L'information se fait en fonction de leur degré de discernement.

Pour les mineurs, dans la pratique, il est nécessaire d'obtenir le consentement d'au moins un des parents pour les actes usuels. Pour les actes non usuels, le consentement des deux parents est nécessaire.

Pour les majeurs sous tutelle, selon le Code de santé publique, il est nécessaire d'obtenir le consentement du tuteur.

La loi indique par ailleurs que le médecin peut :

- intervenir sans avoir obtenu le consentement des parents ou du tuteur en cas d'urgence ;
- passer outre le refus d'un traitement par les parents ou le tuteur si ce refus risque d'entraîner des conséquences graves pour la santé du mineur ou du majeur sous tutelle.

2. Personne hors d'état d'exprimer sa volonté

La loi dispose que lorsqu'une personne est hors d'état d'exprimer sa volonté, en dehors des cas précédents, la personne de confiance désignée à cet effet par le patient (création de la loi du 4 mars 2002), ou sa famille, ou à défaut ses proches, doivent être consultés.

Toute personne majeure peut désigner une personne de confiance qui est consultée dans les cas où la personne est hors d'état de recevoir une information ou d'exprimer sa volonté (voir le sous-chapitre « L'apport de la loi du 4 mars 2002 : droits individuels et droits collectifs »).

On remarquera que le mot « consulté » qui est employé préserve la possibilité pour le médecin d'agir malgré une opposition de la personne référente, en cas de risque grave, comme dans le cas précédent. En effet, il s'agit de consulter le proche et non de la nécessité d'obtenir son consentement.

La situation est différente lors d'une décision d'arrêt ou de limitation de traitement pouvant entraîner le décès. L'avis de la personne de confiance doit être recherché.

B. Le refus de soins

La loi dispose de manière explicite que même lorsque la vie d'un patient est en danger, sa volonté doit être respectée dès lors qu'il est en état de l'exprimer, après l'avoir informé des conséquences de ses choix et de leur gravité (article L.1111-4 du Code de la santé publique).

Cet aspect du respect du consentement est à l'origine de difficultés, notamment pour la prise en charge des Témoins de Jéhovah lorsqu'ils refusent toute transfusion.

Deux situations peuvent se poser :

- le pronostic vital est engagé ;
- le pronostic vital n'est pas engagé.

1. Situations où le pronostic vital n'est pas engagé

Le médecin doit respecter le choix du patient. Il faut toutefois que l'information sur les risques de ce refus soit exhaustive, que le médecin prenne le temps de s'entretenir avec le patient, qu'il s'assure que celui-ci a bien compris les conséquences de son choix.

Des précautions doivent être prises :

- répéter l'entretien ou faire intervenir d'autres personnes (infirmière, étudiant) et ne pas se résoudre trop vite au refus ;
- écrire sur le dossier l'information qui a été apportée et la réaction du patient ;
- ne pas hésiter à informer la famille (si elle est présente) de la nécessité du traitement et du refus du patient, sauf si le patient s'y est opposé.

Dans les établissements de santé, il convient également de faire signer au patient un document de sortie contre avis médical. Il ne s'agit pas d'une « décharge de responsabilité ». C'est un document qui est prévu dans la réglementation des établissements publics. Dans ce document le patient reconnaît avoir été averti des risques du refus du traitement. Attention : ce document n'est pas la preuve indéniable que le patient a bien compris les risques qu'il encourt en cas de refus de soin, mais il peut constituer un des éléments de preuve.

Mais il est indispensable d'assurer la prise en charge et le suivi du patient. En effet, le patient refuse souvent un type de traitement, mais il ne refuse généralement pas tout traitement (par exemple : plâtre ou attelle, prescription d'anticoagulant et consultation de contrôle en cas de refus du traitement chirurgical indiqué, antibiothérapie même en cas de refus de parage et de suture d'une plaie, lettre au médecin traitant, etc.). La prise en charge peut être « dégradée » par rapport à la prise en charge idéale mais est adaptée en fonction de l'acte refusé. Il convient d'indiquer au patient, sorti contre avis médical, qu'il pourra à tout moment venir à nouveau consulter.

2. Situations où le pronostic vital est engagé

Ces situations sont plus problématiques car le risque pour le médecin est le décès du patient et de se voir reprocher une non-assistance à personne en danger.

Plusieurs arrêts de jurisprudence ont toutefois estimé qu'il n'était pas possible de poursuivre le médecin pour non-assistance, le refus du patient étant une cause d'exonération de responsabilité.

À l'inverse, que risque le médecin s'il agit contre la volonté du patient ? Il est vrai que le devoir du médecin est d'essayer de sauver la vie. Il est difficile de lui reprocher ce geste. C'est ce qu'a jugé une Cour administrative d'appel en 1998 (patiente Témoin de Jéhovah présentant une hémorragie). Dans cette même affaire, le Conseil d'État, saisi en cassation, a cependant rappelé que la nécessité de respecter le consentement du patient, et donc son choix, est un devoir plus absolu pour le médecin que de sauver la vie. La non-condamnation du médecin n'était due qu'au fait que l'acte était vraiment la seule solution possible et que, sans cet acte, la mort était certaine et imminente.

Ainsi (même si ça n'a pas été le cas dans cette affaire), on peut penser qu'un médecin qui agirait contre la volonté clairement exprimée de son patient, sans analyse souveraine de la situation, pourrait être condamné pour violences volontaires.

Points clés

- L'information du patient est nécessaire pour qu'il consente à l'acte de soin de manière éclairée.
- L'information doit être orale et réalisée au cours d'un entretien individuel pour être adaptée à la compréhension du patient.
- L'information doit porter sur le pronostic, les traitements et les investigations proposés, les alternatives possibles, les risques graves et les risques pris en cas de refus du traitement.
- Le consentement du patient est principalement oral. Le recueil écrit du consentement n'est nécessaire qu'à l'occasion de certains actes médicaux.
- Lors d'une recherche en responsabilité, le médecin doit apporter la preuve qu'il a bien informé le patient. Cette preuve peut être apportée par des présomptions.
- Lorsque le patient refuse un soin ou la poursuite d'un traitement, son refus doit être respecté après une information exhaustive sur les conséquences de ce refus.

Pour en savoir plus

	Article R.4127-35 du Code de la santé publique.
	Articles L.1111-2 à L.1111-4 du Code de la santé publique.
	Haute autorité de santé. Délivrance de l'information à la personne sur son état de santé. Principes généraux (mai 2012).

Partage des données de santé : le secret professionnel

I. Fondement du secret médical et sanctions

L'obligation au secret professionnel n'est pas spécifique au médecin (y sont également soumis les avocats, les magistrats, les ecclésiastiques et la défense nationale, par exemple).

Le respect du secret est un droit de l'usager du système de santé et un devoir des professionnels et des établissements de santé. Le secret est indispensable à une relation de confiance qui permet de recueillir les confidences du patient et le symbole du respect par le médecin de la vie privée du patient.

La violation du secret professionnel est une infraction dont la sanction est prévue par le Code pénal. C'est un délit qui relève du tribunal correctionnel (encadré 1.8).

Encadré 1.8

Article 226-13 du Code pénal

Le Code pénal, dans son article 226-13, dispose que « *la révélation d'une information à caractère secret par une personne qui en est dépositaire soit par état soit par profession, soit en raison d'une fonction ou d'une mission temporaire, est punie d'un an d'emprisonnement et de 15 000 euros d'amende.* »

Le respect du secret professionnel est également un pilier de la déontologie médicale (encadré 1.9). La déontologie impose au médecin de respecter mais aussi de faire respecter le secret médical par ceux qui l'entourent (encadré 1.10). Le médecin doit veiller à protéger ses dossiers médicaux (encadré 1.11).

Encadré 1.9

Article R.4127-4 du Code de la santé publique (déontologie du médecin)

« *Le secret professionnel, institué dans l'intérêt des patients, s'impose à tout médecin dans les conditions établies par la loi.* »

Encadré 1.10

Article R.4127-72 du Code de santé publique

« *Le médecin doit veiller à ce que les personnes qui l'assistent dans son exercice soient instruites de leurs obligations en matière de secret professionnel et s'y conforment.* »

Encadré 1.11

Article R.4127-73 du Code de santé publique

« *Le médecin doit protéger contre toute indiscrétion les documents médicaux concernant les personnes qu'il a soignées ou examinées* [...] »

La violation du secret médical est également sanctionnable sur le plan disciplinaire par le conseil de l'Ordre des médecins. Les répressions pénales et ordinales ne sont pas exclusives l'une de l'autre. Les deux responsabilités peuvent être engagées contre un médecin qui aurait violé le secret professionnel. Un médecin peut être condamné à une amende, à une peine d'emprisonnement ou à une interdiction d'exercice par la juridiction pénale et dans le même temps être sanctionné par l'Ordre des médecins (sanctions qui vont de l'avertissement à la radiation).

À cela peut également s'ajouter une responsabilité disciplinaire pour les médecins salariés, diligentée par leur employeur et qui peut aboutir au licenciement.

La divulgation des informations peut prendre des formes diverses :

- des propos tenus en public ou en privé et qui peuvent avoir été filmés ou enregistrés ;
- un contenu inapproprié de certificats ;
- des certificats ou attestations fournis à des tiers ;
- la circulation d'informations sur des supports informatiques non protégés ;
- la diffusion de messages électroniques ;
- la publication sur les réseaux sociaux ;
- la divulgation lors d'une interview par un média ;
- la publication d'articles dans la presse grand public ou d'ouvrage.

Le patient ne peut pas délier le médecin du secret. Un médecin pourrait être condamné pour violation du secret même si le patient l'avait autorisé à donner des informations. Le secret est institué dans l'intérêt du patient mais aussi de la santé publique et il ne doit pas pouvoir être imposé au patient de délier le médecin de son secret.

II. Contenu du secret médical

Le secret médical couvre l'ensemble des informations venues à la connaissance du professionnel de santé durant son exercice professionnel, c'est à dire non seulement ce qui lui a été confié, mais aussi ce qu'il a vu, entendu et compris. Le secret couvre l'ensemble des informations médicales et individuelles au sens large. On attend donc du médecin une discrétion totale, même sur ce qu'il peut déduire des propos du patient ou de ses constatations et sur les éléments non médicaux.

III. Les professionnels tenus au secret professionnel

Le secret professionnel s'impose à tous les professionnels intervenant dans le système de santé. Sont donc assujettis non seulement les médecins et les professions médicales mais aussi les paramédicaux, les étudiants et toutes les personnes intervenant soit au cabinet d'un médecin libéral, soit au sein des établissements de santé. Sont également astreints au secret les assistantes sociales, les secrétaires, les informaticiens, les agents administratifs, le personnel d'entretien ménager, les éducateurs, etc.

IV. Le secret, le patient et les proches

Le secret doit être absolu vis-à-vis de toute personne étrangère au patient, y compris la famille et les proches (sauf les parents d'enfants mineurs et le tuteur d'une personne majeure sous tutelle).

Le patient peut demander à ce que personne ne soit informé de sa pathologie, ni même de son hospitalisation ou de sa prise en charge, et cette demande doit être respectée. Il convient de le noter dans le dossier médical.

Il n'y a pas de secret vis-à-vis du patient. L'information sur son état de santé doit lui être donnée. « Toutefois, lorsqu'une personne demande à être tenue dans l'ignorance d'un diagnostic ou d'un pronostic, sa volonté doit être respectée, sauf si des tiers sont exposés à un risque de contamination » (article R.4127-35 du Code de la santé publique). L'information peut dont être réservée vis-à-vis du patient sauf en cas de découverte de maladie transmissible par voie sexuelle (infection par le VIH, par exemple) ou aérienne (la tuberculose pulmonaire, par exemple). Dans cette situation, le patient doit être informé, même s'il ne le souhaite pas.

Il est possible de partager des informations avec un proche choisi par le patient ou avec la famille, sauf opposition du patient (encadrés 1.12 et 1.13).

Le proche informé est prioritairement la personne de confiance (encadré 1.14).

Encadré 1.12

Article R.4127-35 du Code de la santé publique

« Un pronostic fatal ne doit être révélé qu'avec circonspection, mais les proches doivent en être prévenus, sauf exception ou si le malade a préalablement interdit cette révélation ou désigné les tiers auxquels elle doit être faite. »

Encadré 1.13

Article L.1110-4 du Code de la santé publique

« En cas de diagnostic ou de pronostic grave, le secret médical ne s'oppose pas à ce que la famille, les proches de la personne malade ou la personne de confiance reçoivent les informations nécessaires destinées à leur permettre d'apporter un soutien direct à celle-ci, sauf opposition de sa part. »

Encadré 1.14

La personne de confiance

Toute personne majeure peut désigner une personne de confiance qui peut être un parent, un proche ou le médecin traitant et qui sera consultée dans le cas où elle-même serait hors d'état d'exprimer sa volonté et de recevoir l'information nécessaire à cette fin. Elle rend compte de la volonté de la personne. Son témoignage prévaut sur tout autre témoignage si le patient est dans le coma ou ne peut plus s'exprimer. Cette désignation est faite par écrit et cosignée par la personne désignée comme personne de confiance. Si le patient le souhaite, la personne de confiance l'accompagne dans ses démarches et assiste aux entretiens médicaux afin de l'aider dans ses décisions.

Lors de toute hospitalisation dans un établissement de santé, il est proposé au patient de désigner une personne de confiance. Cette désignation est valable pour la durée de l'hospitalisation, à moins que le patient n'en dispose autrement. Elle est révisable et révocable à tout moment.

La mention de l'identité et des coordonnées de la personne de confiance est faite dans le dossier médical. La présence de la personne de confiance est particulièrement utile en matière de pathologie grave (lorsque l'émotion provoquée par l'annonce d'un diagnostic perturbe le discernement) ou de difficultés de compréhension liées, par exemple, au grand âge. Elle permet de pallier l'absence de famille ou même de la substituer si tel est le souhait du patient.

V. Le secret partagé

Entre médecins, le secret n'est pas aboli, mais le secret partagé existe quand ils participent à la prise en charge d'un patient, sous réserve de l'accord du patient.

Un professionnel peut échanger avec un ou plusieurs professionnels des informations relatives à une même personne prise en charge à condition :

- de participer à sa prise en charge ;
- d'échanger uniquement des informations strictement nécessaires à la coordination ou à la continuité des soins, à la prévention ou à son suivi médico-social et social.

Si les professionnels appartiennent à la même équipe de soins, ils peuvent partager les informations concernant une même personne qui sont strictement nécessaires à la coordination ou à la continuité des soins ou à son suivi médico-social et social. Ces informations sont réputées confiées par la personne à l'ensemble de l'équipe.

Le partage, entre des professionnels ne faisant pas partie de la même équipe de soins, d'informations nécessaires à la prise en charge d'une personne requiert son consentement préalable recueilli par tout moyen.

Depuis 2016, la notion de secret partagé a été étendue largement au-delà du domaine strict de la santé et donc au-delà des professionnels de santé, mais seules les informations nécessaires à la mission de chacun sont communiquées.

Les professionnels susceptibles d'échanger ou de partager des informations relatives à la même personne prise en charge sont cités dans le Code de santé publique (encadré 1.15).

Des informations peuvent être fournies à certains médecins mêmes s'ils ne participent pas directement aux soins du patient, si ces informations sont nécessaires à l'exercice de leurs missions :

- médecin responsable de l'information médicale dans un établissement de santé public ou privé ;
- médecin-conseil de la Sécurité sociale ;

- médecin inspecteur de santé publique ;
- médecin de l'Agence régionale de santé (ARS) ;
- médecin membre de l'Inspection générale des affaires sociales (IGAS) ;
- médecin expert de la Haute autorité de santé (HAS) dans le cadre de sa mission de certification lors de ses visites des établissements de santé ;
- médecin de la Commission nationale de l'informatique et des libertés (CNIL).

L'accord du patient n'est alors pas recherché.

Encadré 1.15

Professionnels pouvant échanger des informations de santé

- Les professionnels de santé mentionnés dans le Code de la santé publique, quel que soit leur mode d'exercice (médecin, chirurgien-dentiste, sage-femme, pharmacien, physicien médical, infirmier, masseur-kinésithérapeute, pédicure-podologue, ergothérapeute, psychomotricien, préparateur en pharmacie, orthophoniste, orthoptiste, manipulateur d'électroradiologie médicale, technicien de laboratoire médical, audioprothésiste, opticiens-lunetier, prothésiste, orthésiste, diététicien, aide-soignant, auxiliaire de puériculture et ambulancier).
- Les professionnels suivants (qui ne sont pas des professionnels de santé selon le Code de la santé publique) :
  - assistants de service social,
  - ostéopathes, chiropracteurs,
  - psychologues et psychothérapeutes,
  - aides médico-psychologiques et accompagnants éducatifs et sociaux,
  - assistants maternels et assistants familiaux,
  - éducateurs et aides familiaux, personnels pédagogiques occasionnels des accueils collectifs de mineurs, permanents des lieux de vie,
  - particuliers accueillant des personnes âgées ou handicapées,
  - mandataires judiciaires à la protection des majeurs (tuteur et curateur) et délégués aux prestations familiales,
  - salariés des établissements et services et lieux de vie et d'accueil,
  - professionnel intervenant dans le secteur social, médico-social et sanitaire auprès des personnes âgées en perte d'autonomie,
  - professionnels membre de l'équipe médico-sociale compétente pour l'instruction des demandes d'allocation personnalisée d'autonomie (APA).

VI. Cas particuliers d'exercice médical

A. La santé au travail

Le médecin du travail ne fournit à l'employeur que ses conclusions concernant l'aptitude ou l'inaptitude du salarié à son poste, sans renseignements médicaux qui justifieraient sa décision. Toutes les informations doivent transiter par le salarié. Un médecin traitant ne peut pas communiquer directement d'informations au médecin du travail à l'insu de son patient.

B. Médecin conseil de compagnie d'assurances

Le médecin est mandaté par une compagnie d'assurances pour la renseigner sur les conséquences d'un accident, pour savoir si les conditions prévues dans le cadre d'un contrat d'assurance sont remplies. Ce médecin communique les informations utiles à l'assureur qui l'a désigné.

Le médecin traitant ne doit jamais communiquer directement d'informations à une assurance, ni même au médecin mandaté par une compagnie d'assurances. Les informations sont communiquées au patient (ou à ses ayants droit s'il est décédé) et c'est le patient qui décide de ce qu'il communique à l'assurance.

C. Médecin expert judiciaire

Il n'existe pas de dérogation légale du secret professionnel vis-à-vis de l'expert judiciaire.

En matière civile, le médecin expert peut obtenir la communication du dossier médical directement auprès du patient ou, s'il est décédé, auprès de ses ayants droit.

En matière pénale, une saisie du dossier peut être ordonnée par un juge d'instruction dans le cadre d'une procédure pénale avec ouverture d'une information judiciaire.

D. Expertises en accidents médicaux pour les commissions de conciliation et d'indemnisation et les dommages sériels

La loi du 4 mars 2002 a instauré une nouvelle procédure d'indemnisation des accidents médicaux. Pour que les demandes puissent être étudiées, les membres des Commissions de conciliation et d'indemnisation (CCI) et de l'Office national d'indemnisation des accidents médicaux (ONIAM) sont amenés à prendre connaissance notamment de rapports d'expertise. Ils sont astreints au secret professionnel.

La loi a prévu une dérogation au secret pour les médecins désignés comme experts par les CCI.

Dans le cadre d'une demande d'indemnisation auprès de l'ONIAM, des informations sont communiquées par le patient ou par ses ayants droit à l'ONIAM dont les membres doivent respecter le secret.

De même, des dérogations existent concernant l'indemnisation des victimes de l'amiante par le Fonds d'indemnisation des victimes de l'amiante (FIVA) et les victimes des essais nucléaires français.

E. Médecine pénitentiaire

Les détenus sont pris en charge par des médecins hospitaliers concernant leur suivi médical au sein des unités sanitaires. En détention, certaines informations doivent être communiquées à l'administration pénitentiaire lorsque des mesures sont à prendre concernant les codétenus mais aussi le personnel pénitentiaire :

- si un détenu travaille en cuisine ;
- si un détenu présente un risque suicidaire majeur ;
- si un détenu présente une maladie contagieuse.

Il existe une obligation pour les personnels soignants intervenant dans les établissements pénitentiaires d'informer le directeur de l'établissement s'il existe un risque sérieux pour la sécurité des personnes (article L.6141-5 du Code de la santé publique). Seules les informations utiles à la mise en œuvre de mesures de protection sont transmises.

En dehors des « risques sérieux », l'administration pénitentiaire doit respecter le droit au secret médical des personnes détenues ainsi que le secret de la consultation.

VII. Dérogations légales au secret médical

Les médecins doivent être vigilants dès qu'ils rédigent un certificat, car de nombreux contentieux ont lieu devant l'Ordre des médecins, suite à des violations du secret médical dans le cadre de certificats.

Il n'y a pas de violation du secret lorsqu'un certificat est remis au patient ou aux parents d'un mineur ou encore au mandataire judiciaire à la protection d'un majeur. Il ne faut jamais remettre un certificat à un tiers, y compris au conjoint ou à l'enfant du patient.

Les certificats demandés par le patient doivent être établis s'ils sont prescrits par la loi et s'ils sont indispensables pour faire valoir un droit.

A. Déclaration des naissances

Le médecin est tenu de déclarer à l'officier d'état civil dans les cinq jours la naissance d'un enfant à laquelle il a assisté, si cette déclaration n'a pas déjà été faite par le père (articles 55 et 56 du Code civil).

B. Déclaration des décès

Le médecin qui constate le décès doit établir un certificat médical qui comporte deux parties :

- la partie supérieure nominative est transmise à l'état civil de la mairie ;
- la partie inférieure anonyme doit comporter la ou les causes de décès (voir le chapitre 3 « Certificats médicaux / décès et législation / prélèvements d'organes et législation »).

C. Maladies à déclaration obligatoire (MDO)

La loi prévoit que pour certaines maladies infectieuses nécessitant une intervention urgente des pouvoirs publics, la transmission de données incombe aux médecins et aux responsables de laboratoires d'analyses médicales. Elle doit être faite à l'autorité sanitaire anonymement (à l'Agence régionale de santé). Des formulaires spécifiques existent. En revanche, si le directeur de l'Agence nationale de santé publique (ANSP), ultime destinataire, le souhaite, il peut accéder aux informations couvertes par le secret médical (article L.1413-5 du Code de la santé publique). Le secret n'est pas opposable aux médecins de l'ANSP (encadré 1.16).

Encadré 1.16

Maladies faisant l'objet d'une transmission obligatoire à l'autorité sanitaire

Catégorie 1

Les maladies qui nécessitent une intervention urgente locale, nationale ou internationale, notamment :

- fièvres hémorragiques africaines ;
- fièvre jaune ;
- fièvres typhoïdes et paratyphoïdes ;
- hépatite A aiguë ;
- infection invasive à méningocoque ;
- légionellose ;
- listériose ;
- poliomyélite ;
- rage ;
- rougeole ;
- tuberculose.

Le signalement est adressé au médecin de l'Agence régionale de santé qui évalue la nécessité de mettre en place d'urgence des mesures de prévention et, le cas échéant, de déclencher des investigations pour identifier l'origine de la contamination ou de l'exposition.

Le déclarant est tenu de fournir au médecin de l'ARS toute information nécessaire, notamment l'identité et l'adresse du patient.

Catégorie 2

Les maladies dont la surveillance est nécessaire à la conduite et à l'évaluation des politiques de santé publique :

- infection aiguë symptomatique par le VHB (virus de l'hépatite B) ;
- infection par le VIH, quel que soit le stade ;
- tétanos ;
- mésothéliomes.

La notification obligatoire des données individuelles à l'autorité sanitaire se fait auprès des médecins des ARS qui transmettent ensuite à l'Agence nationale de santé publique (ANSP). Un numéro d'anonymat est établi par codage informatique à partir des trois premières lettres des nom, prénom, date de naissance et sexe de la personne. L'établissement du numéro d'anonymat est assuré par le déclarant ou par le médecin de l'ARS.

D. Infections nosocomiales et événement indésirable grave

Tout professionnel de santé ou établissement de santé ou établissement et service médico-social ayant constaté une infection associée aux soins, dont une infection nosocomiale, ou tout autre événement indésirable grave associé à des soins réalisés doit en faire la déclaration au directeur général de l'ARS (article L.1413-14 du Code de la santé publique).

En réalité, il ne s'agit pas de déclarer toutes les infections nosocomiales mais uniquement les plus graves et de façon anonyme. Sont déclarées les infections associées aux soins :

- qui surviennent sous forme de cas groupés ;
- qui ont provoqué un décès ;
- qui relèvent d'une transmission obligatoire de données individuelles à l'autorité sanitaire (encadré 1.16).

La déclaration doit comporter :

- la nature de l'infection et les dates et circonstances de sa survenue ou, à défaut, de sa constatation ;
- la mention des investigations réalisées à la date de la déclaration ;
- l'énoncé des premières mesures prises pour lutter contre cette infection et prévenir sa propagation.

Cette déclaration est faite dans des conditions qui garantissent l'anonymat du ou des patients et des professionnels concernés à l'exception du déclarant. Elle ne doit pas comporter les noms et prénoms des patients, ni leur adresse, ni leur date de naissance, ni les noms et prénoms des professionnels ayant participé à leur prise en charge.

E. Toxicomanie et alcoolisme

Le médecin peut déroger au secret médical pour une personne usant d'une façon illicite de stupéfiants afin qu'elle bénéficie d'une prise en charge sanitaire organisée par l'ARS (article L.3411-1 du Code de la santé publique).

Il n'existe pas de dérogation au secret médical pour signaler les personnes alcooliques. Cela a existé dans les années 1950 mais a été abrogé depuis très longtemps.

F. Injonctions thérapeutiques, obligation de soins et injonction de soins

La Justice peut imposer des soins à des personnes qui ont commis des infractions sous l'effet de l'alcool ou de stupéfiants et aux auteurs d'infractions de nature sexuelle. Il existe des dérogations au secret pour permettre à la Justice de s'assurer que la personne suive les soins.

Le médecin traitant est habilité à informer le juge de l'application des peines ou l'agent de probation si la personne a interrompu son suivi. Le médecin traitant peut également informer de toute difficulté survenue dans l'exécution du traitement le médecin coordonnateur, qui est habilité à prévenir le juge de l'application des peines ou l'agent de probation.

G. Certificats d'hospitalisation sous contrainte en psychiatrie

L'hospitalisation en psychiatrie sous contrainte, c'est-à-dire sans le consentement du patient, n'est possible que sous réserve d'un ou de deux certificats médicaux. Ces certificats instaurent de fait une dérogation au secret médical puisqu'ils contiennent des informations nominatives et notamment des symptômes motivant l'hospitalisation sans le consentement de la personne.

Il existe deux grands cadres :

- soins psychiatriques à la demande d'un tiers ou en cas de péril imminent ;
- soins psychiatriques sur décision du représentant de l'État.

Les membres de la commission départementale des hospitalisations psychiatriques ont accès au dossier administratif de chaque patient hospitalisé sous contrainte. Les établissements communiquent aux membres de la commission, à leur demande, les données médicales nécessaires à l'accomplissement de leur mission de suivi des hospitalisations sous contrainte. À cette fin, le dossier médical est accessible aux médecins membres de la commission.

H. Majeurs protégés

1. Certificat médical circonstancié

Une demande de mesure de protection nécessite l'établissement d'un certificat par un médecin inscrit sur une liste spécifique établie par le procureur de la République, C'est le plus souvent une personne de l'entourage du patient qui sollicite ce « certificat médical circonstancié ».

Le certificat circonstancié est remis par le médecin aux demandeurs sous pli cacheté, à l'attention exclusive du procureur de la République ou du juge des tutelles. C'est le juge des tutelles qui décide de la mesure de protection en s'appuyant notamment sur ce certificat circonstancié.

2. Signalement des patients nécessitant une mesure de protection

Le médecin qui suit un patient ne peut pas directement informer le juge des tutelles s'il constate que son patient a besoin d'être protégé dans les actes de la vie civile. Il peut en faire la déclaration au procureur de la République, qui décide ou non de saisir le juge des tutelles.

I. Relations avec les CPAM

Des informations peuvent être fournies aux praticiens-conseils de la Sécurité sociale, même s'ils ne participent pas directement aux soins du patient, si ces informations sont nécessaires à l'exercice de leur mission (demandes concernant des arrêts maladie, accidents de travail et maladies professionnelles, affection de longue durée, etc.). Le médecin doit compléter différents documents et formulaires de la Sécurité sociale qui sont remis au patient afin qu'il puisse faire valoir ses droits et il peut répondre aux sollicitations des praticiens-conseils de la Sécurité sociale. Ces informations médicales sont fournies au service médical de la CPAM mais pas au service administratif de la CPAM, ni à l'employeur.

J. Signalement des maltraitances sur les mineurs et les majeurs vulnérables

Pour les mineurs (moins de 18 ans) ou les personnes vulnérables, c'est-à-dire hors d'état de se protéger en raison de leur âge ou de leur incapacité physique ou psychique (encadré 1.17), le médecin a la possibilité de signaler les sévices ou les privations sans avoir besoin de leur accord préalable.

Pour les mineurs, le signalement se fait près des autorités judiciaires (le procureur de la République) ou administratives (le Conseil départemental et la Cellule de recueil, de traitement et d'évaluation des informations préoccupantes [CRIP] relative aux mineurs en danger ou qui risquent de l'être).

Encadré 1.17

Critères de vulnérabilité selon le Code pénal (article 222-14 du Code pénal)

- Âge (la plupart des études considère qu'il s'agit des personnes de plus de 65 ans).
- Maladie (personne fragilisée, grabataire, etc.).
- Infirmité.
- Déficience physique ou psychique (handicap, maladie mentale ou psychiatrique).
- État de grossesse.
- La minorité de la victime est considérée en soi comme un état de vulnérabilité.

Pour les majeurs protégés, le signalement se fait près des autorités judiciaires (procureur) ou des autorités administratives (dans certains départements, le Conseil départemental a mis en place des « guichets » spécifiques).

Le médecin, s'il n'a pas l'obligation de signaler et donc de déroger au secret, a une obligation de protéger son patient. Parfois, le seul moyen de protéger passe par le signalement, par exemple si des parents refusent d'hospitaliser leur enfant victime de maltraitances qui nécessite des soins.

Nous insistons sur le fait que c'est le danger qui est signalé et non l'auteur supposé des faits de maltraitance. Le médecin ne doit pas noter sur son certificat de signalement l'identité de l'agresseur supposé.

Dans le cadre de la protection de la maltraitance sur les mineurs, le secret partagé est étendu et des informations peuvent circuler notamment avec les assistantes sociales. Ce partage est strictement limité à ce qui est nécessaire à l'accomplissement de la mission de protection de l'enfance.

Le père, la mère, toute autre personne exerçant l'autorité parentale, le tuteur, l'enfant en fonction de son âge et de sa maturité sont préalablement informés, selon des modalités adaptées, sauf si cette information est contraire à l'intérêt de l'enfant.

K. Signalement des violences concernant un majeur non protégé

Le médecin peut signaler ces violences (il n'en a pas l'obligation) au procureur de la République, avec l'accord de la victime. Cette possibilité peut permettre d'aider certaines victimes (contexte de violences intrafamiliales).

L. Révélation de crimes et délits

Le Code pénal punit la non dénonciation de crimes : « Le fait pour quiconque ayant connaissance d'un crime dont il est encore possible de prévenir ou limiter les effets, ou dont les auteurs sont susceptibles de commettre de nouveaux crimes qui pourraient être empêchés, de ne pas informer les autorités judiciaires ou administratives est puni de trois ans d'emprisonnement et de 45 000 euros d'amende » (article 434-1 du Code pénal). Mais ces dispositions ne s'appliquent pas aux personnes astreintes au secret professionnel.

En revanche, le médecin, comme tout citoyen, a une obligation de porter secours et d'agir pour empêcher un crime ou un délit contre une personne (encadré 1.18).

Il s'agit ici de crime ou de délit que l'on peut encore « empêcher par son action » et non d'infractions passées.

Le médecin peut être condamné s'il est coupable du délit d'omission d'empêcher une infraction mais, en pratique, le médecin est rarement témoin de l'infraction elle-même. Il constate *a posteriori* les conséquences des violences sur la personne de la victime.

Une dérogation au secret médical peut se justifier par l'état de nécessité dans certains cas particuliers : le médecin déroge au secret professionnel car son patient s'avère potentiellement dangereux et justifie cette violation du secret par la nécessité d'agir. Cela a été évoqué dans le cadre des médecins qui suivent un patient radicalisé qui prépare un attentat. Le conseil de l'Ordre des médecins a également suggéré d'éventuellement s'affranchir du secret en informant le procureur si le médecin est intimement persuadé que son intervention va pouvoir éviter une catastrophe, au sujet du copilote suicidaire qui a crashé volontairement son avion dans les Alpes le 24 mars 2015. Cela pourrait s'appliquer à un médecin qui suit un patient devenu épileptique et non équilibré, exerçant le métier de chauffeur de bus scolaire et qui refuse d'avertir le médecin du travail et le médecin de la commission du permis de conduire.

Encadré 1.18

Article 223-6 du Code pénal

« Quiconque pouvant empêcher par son action immédiate, sans risque pour lui ou pour les tiers, soit un crime, soit un délit contre l'intégrité corporelle de la personne s'abstient volontairement de le faire est puni de cinq ans d'emprisonnement et de 75 000 euros d'amende. »

M. Armes à feu

Le médecin peut informer le préfet du caractère dangereux pour elles-mêmes ou pour autrui des personnes qui le consultent et dont il sait qu'elles détiennent une arme ou qu'elles ont manifesté leur intention d'en acquérir une.

N. Dopage

Le médecin qui est amené à déceler des signes évoquant une pratique de dopage doit informer son patient des risques qu'il court et lui proposer soit de se diriger vers une antenne médicale spécialisée, soit en liaison avec celle-ci lui prescrire les examens et les traitements nécessaires. Le médecin a une obligation de transmettre des informations concernant une suspicion de dopage au médecin responsable de l'antenne médicale de prévention du dopage.

Le médecin doit informer son patient de cette obligation de transmission selon l'article L.232-3 du Code du sport.

Il ne s'agit pas ici d'un signalement à des autorités judiciaires (le procureur de la République) ni administratives (le préfet). L'objectif est que la personne puisse être prise en charge médicalement.

O. Accès à des instances locales ou nationales

1. Commission des usagers (CDU)

La Commission des usagers au sein des établissements de santé (publics ou privés) est informée de l'ensemble des plaintes et des réclamations ainsi que des suites qui leur sont données. Les membres de la CDU sont astreints au secret professionnel.

La CDU peut avoir accès aux données médicales relatives aux plaintes et aux réclamations formées par les usagers de l'établissement, sous réserve de l'obtention préalable de l'accord écrit de la personne concernée ou de ses ayants droit si elle est décédée.

2. Le défenseur des droits

Le défenseur des droits a pour mission de défendre les droits et libertés de chacun dans le cadre des relations avec les établissements publics que sont les hôpitaux et les organismes investis d'une mission de service public. Le défenseur des droits doit également défendre et promouvoir les droits de l'enfant.

Les informations couvertes par le secret médical peuvent être communiquées au défenseur des droits sous réserve d'une demande expresse de la personne concernée. Cependant, des données médicales peuvent lui être communiquées sans consentement pour la victime mineure ou une personne qui n'est pas en mesure de se protéger en raison de son âge ou de son incapacité physique ou psychique et subissant des privations, sévices ou violences physiques et sexuelles.

3. Le contrôleur des lieux de privation de liberté

Le contrôleur intervient dans le cadre des hospitalisations sous contrainte en psychiatrie. Des informations couvertes par le secret médical peuvent être communiquées, avec l'accord de la personne concernée, aux contrôleurs ayant la qualité de médecin.

P. Relations avec les autorités judiciaires

1. Le médecin requis

La réquisition d'un médecin est une possibilité pour l'autorité judiciaire d'obtenir des informations médicales concernant une personne. Un médecin ne doit pas délivrer d'information médicale à la Justice en dehors du cadre de la réquisition ou d'une saisie, ou lorsqu'il est interrogé en tant que témoin (voir la sous-partie « 4. Le médecin témoin »).

La réquisition peut émaner d'un magistrat ou d'un officier de police judiciaire, qui peut requérir « toute personne compétente ».

Une réquisition est une injonction, c'est-à-dire que le médecin est tenu de déférer à cette réquisition. S'il refuse d'y répondre, il s'expose à une amende. Les motifs légitimes de refus classiquement admis sont la maladie, l'inaptitude physique, l'incompétence technique avérée ou une relation familiale ou amicale avec la personne concernée. La réquisition est une dérogation ponctuelle au secret : le médecin doit répondre uniquement aux questions posées dans la réquisition. Le médecin doit prévenir le patient qu'il l'examine dans le cadre d'une réquisition judiciaire.

2. La remise d'un dossier médical

En dehors de la saisie du dossier (voir le sous-chapitre « Le dossier médical », sous-partie « F. La Justice »), il est possible de communiquer des documents médicaux pour répondre à la réquisition écrite d'un officier de police judiciaire (OPJ) mais le médecin est libre d'accepter ou de refuser de fournir les documents. Il se détermine en fonction de ce qu'il connaît de l'intérêt de son patient. Il est noté à l'article 60-1 du Code de procédure pénale : « *le fait de s'abstenir de répondre à la réquisition d'un OPJ en matière de remise de documents est puni d'une amende de 3 750 euros. Mais cette sanction ne s'applique pas aux médecins. Lorsqu'une réquisition concerne des médecins, la remise des documents ne peut intervenir qu'avec leur accord.* »

3. Le médecin en défense

Lorsqu'une action en responsabilité est intentée contre un médecin, celui-ci est autorisé à faire les révélations ou à communiquer les documents médicaux nécessaires à sa défense, que ce soit au pénal, au civil, en administratif ou devant la chambre disciplinaire du conseil de l'Ordre. Cette dérogation au secret ne figure pas dans la loi, mais est admise par des magistrats dans le cadre de la jurisprudence.

La situation du médecin qui est appelé pour un témoignage en justice est différente. Le médecin peut alors choisir de se taire pour respecter le secret ou de répondre aux questions d'un magistrat s'il estime que c'est dans l'intérêt de son patient.

4. Le médecin témoin

Si un médecin est convoqué en tant que témoin, il est tenu de se présenter et de prêter serment, mais il a la possibilité de ne pas répondre à toutes les questions pour préserver le secret de son patient.

Un médecin peut estimer devoir témoigner en justice si son témoignage peut empêcher de condamner un innocent. Cependant, contrairement à tout citoyen, il n'est pas sanctionné s'il s'abstient.

Par ailleurs, sa profession ne lui interdit pas de témoigner à titre de simple citoyen, indépendamment de tout élément recueilli au cours de son exercice professionnel.

Q. Administration fiscale

Les agents de l'administration fiscale, dans le cadre d'une vérification ou d'un contrôle d'un médecin libéral, peuvent avoir accès à la partie identité du patient, au montant et à la forme du paiement des honoraires.

R. Dossier médical

Voir le sous-chapitre « Le dossier médical ».

S. Compagnies d'assurances

Aucun certificat ne doit être remis directement à l'assurance, ni même au médecin de la compagnie d'assurances.

Le médecin est autorisé à remettre aux ayants droit ou au concubin ou au partenaire de PACS un certificat indiquant les causes du décès.

T. Patient mineur

Des examens obligatoires pour tous les enfants de moins de 6 ans et des certificats sont établis dans les huit jours suivant la naissance et au cours du neuvième et du vingt-quatrième mois de la vie. Le médecin adresse ces certificats au médecin responsable du service départemental de protection maternelle et infantile (PMI).

Le mineur est sous l'autorité de ses parents jusqu'à ses 18 ans ou jusqu'à son émancipation (qui dépend d'une décision du juge des tutelles). Le médecin doit donner les informations aux deux parents qui sont les titulaires de l'autorité parentale.

Le mineur peut s'opposer expressément à ce que le médecin informe ses parents et leur donne accès à son dossier médical. Toutefois, le médecin doit dans un premier temps s'efforcer d'obtenir le consentement du mineur. Dans le cas où le mineur maintient son opposition, le mineur se fait accompagner d'une personne majeure de son choix.

Sauf si le mineur s'est opposé à ce qu'on informe ses parents, le droit d'accès au dossier médical est exercé par ses parents.

U. Après le décès du patient

Le décès d'un patient ne lève pas l'obligation de respect du secret professionnel.

En cas de décès du patient, peuvent demander la communication du dossier :

- les ayants droit du défunt (ses héritiers directs, c'est-à-dire son conjoint non divorcé, ses enfants ou à défaut ses parents...);
- le concubin ou le partenaire lié par un pacte civil de solidarité (PACS) du défunt.

Le demandeur du dossier doit motiver sa demande par un des trois motifs suivants :

- connaître les causes de la mort;
- défendre la mémoire du défunt;
- faire valoir ses droits.

Il faut vérifier que la personne ne s'était pas opposée de son vivant à l'accès à son dossier après sa mort.

Points clés

- **Le secret médical est indispensable à la relation de confiance entre le médecin et son patient.**
- **Le secret concerne toutes les informations venues à la connaissance du médecin.**
- **Le secret professionnel ne peut pas être opposé au patient.**
- **Le secret partagé permet l'échange d'information avec d'autres professionnels uniquement avec l'accord du patient et lorsque ces professionnels participent à la prise en charge générale du patient.**
- **Le partage d'information avec les proches ne peut se faire qu'avec l'accord du patient, sauf situations particulières.**
- **Il existe plusieurs situations de dérogations légales au secret professionnel.**

Pour en savoir plus

Article 226-14 du Code pénal.
Article 434-11 du Code pénal.
Article L.226-2-2 du Code de l'action sociale et des familles.
Article L.226-3 du Code de l'action sociale et des familles.
Article L.1110-4 du Code de la santé publique.
Article L.1111-6 du Code de la santé publique.
Article L.1112-3 du Code de la santé publique.
Article L.1142-12 du Code de la santé publique.
Article L.1413-14 du Code de la santé publique.
Article L.3411-1 du Code de la santé publique.
Article L.4163-7 du Code de la santé publique.
Article R.1110-2 du Code de la santé publique.
Article R.3223-6 du Code de la santé publique.
Article R.4127-4 du Code de la santé publique.
Article R.4127-35 du Code de la santé publique.
Article R.4127-108 du Code de la santé publique.
Loi n° 2016-41 du 26 janvier 2016 relative à la modernisation de notre système de santé.
Voir https://www.legifrance.gouv.fr

Le dossier médical

Le dossier médical contient l'ensemble des informations recueillies à l'occasion de la prise en charge du patient.

Il n'y a pas de propriétaire du dossier au sens strict. Le patient dispose d'un pouvoir de contrôle sur les données et leur utilisation mais il n'en a pas la propriété. Le médecin ou l'établissement de santé est le dépositaire du dossier et est, par conséquent, responsable de sa conservation.

I. Élaboration et tenue du dossier médical

La création d'un dossier médical pour chaque patient est une obligation autant pour les établissements de santé publics que privés, que ce soit pour une personne accueillie en consultation externe, aux urgences ou hospitalisée.

Les médecins libéraux sont également tenus de constituer et de conserver des dossiers recueillant des informations sur la santé de leurs patients.

La tenue d'un dossier médical a plusieurs objectifs :

- assurer la continuité et la qualité des soins ;
- partager des informations entre les différents acteurs de soins ;
- garantir le droit d'accès aux informations de santé par le patient ;
- servir de preuve en cas de recherche de responsabilité (c'est un élément essentiel pour assurer la défense du médecin et/ou de l'établissement de santé si sa responsabilité est recherchée).

II. Conservation du dossier

Le délai de conservation du dossier médical dans les établissements de santé est de vingt ans à compter de la dernière prise en charge. On ne retient pas les huit premières années de vie du patient pour le calcul du délai. Ainsi, pour le patient de 0 à 8 ans, le délai est reporté à son vingt-huitième anniversaire.

À titre d'exemple, un dossier d'accouchement doit être conservé durant vingt-huit ans si le nouveau-né n'a jamais consulté dans l'établissement par la suite. En cas de passage unique aux urgences à l'âge de 11 ans, le dossier sera conservé vingt ans, soit jusqu'aux 31 ans de la personne.

En cas de décès du patient, le dossier doit être conservé pendant dix ans à compter de la date du décès.

Passé ce délai, l'élimination du dossier se fait sur décision du directeur de l'établissement de santé après avis du médecin responsable de l'information médicale. Cependant, concernant les établissements publics de santé, les archives publiques peuvent s'opposer à cette suppression et décider de conserver les dossiers pour des raisons d'intérêt scientifique, statistique ou historique.

Ces délais sont suspendus par l'introduction de tout recours tendant à mettre en cause la responsabilité médicale de l'établissement de santé ou de professionnels de santé. Si une procédure est débutée, il convient de conserver le dossier jusqu'à la clôture de cette procédure.

Il n'existe pas de délai prévu pour les médecins libéraux. Pour autant, il est conseillé d'appliquer les mêmes délais que ceux prévus pour les établissements de santé, soit vingt ans après le dernier passage et dix ans après le décès.

Il existe des cas particuliers pour lesquels la durée de conservation des informations est étendue à trente ans (comptes rendus des caractéristiques génétiques d'une personne, identification par empreintes génétiques à des fins médicales ou dossiers de transfusion).

III. Dossier médical informatisé (encadré 1.19)

Plusieurs obligations pèsent sur le professionnel de santé. En effet, le dossier médical informatisé relève du traitement de données personnelles dont le médecin est responsable. Il doit donc le déclarer à la Commission nationale de l'informatique et des libertés (CNIL) et informer le patient du traitement de ses données personnelles.

Le dossier médical informatisé peut avoir la même valeur probante qu'un document papier.

Il est possible de ne pas conserver le dossier papier original s'il existe un dossier informatique qui en est la copie fidèle et durable.

Les établissements de santé, ainsi que les professionnels de santé, ont la possibilité de conserver les dossiers médicaux dans leurs propres locaux ou bien de les déposer auprès d'un hébergeur agréé.

Encadré 1.19

Dossier médical informatisé

Intérêts du dossier médical informatisé

- Meilleure lisibilité.
- Accès plus sécurisé (mot de passe ou carte de professionnel de santé CPS).
- Sécurisation des actes et des produits de santé, des prescriptions.
- Coordination des soins médicaux et paramédicaux.
- Partage des informations entre les professionnels de santé pour la continuité des soins.
- Accès à distance possible pour les médecins (en particulier lors des astreintes au domicile).
- Traçabilité notamment de l'identité de l'auteur s'il s'est correctement identifié.
- Horodatage.
- Réduction de la perte d'informations et de la modification *a posteriori*.
- Suivi de la gestion et de la facturation des actes.

Inconvénients :

- Temps nécessaire pour rentrer les données.
- Doublons en l'absence d'interface entre logiciels.
- Bugs.
- Nécessité d'un apprentissage, changement des habitudes.
- Perte de données par manque d'exhaustivité : on tape spontanément moins qu'on écrit sur le dossier papier, en particulier pour le personnel paramédical.
- Risque de piratage informatique.

IV. Contenu du dossier

Il existe une liste réglementaire des documents qui doivent apparaître dans le dossier médical. Il doit contenir les éléments suivants, ainsi classés :

- les informations formalisées recueillies lors des consultations externes dispensées dans l'établissement, lors de l'accueil au service des urgences ou au moment de l'admission et au cours du séjour hospitalier (encadré 1.20);
- les informations formalisées établies à la fin du séjour (encadré 1.21);
- les informations mentionnant qu'elles ont été recueillies auprès de tiers n'intervenant pas dans la prise en charge thérapeutique ou concernant de tels tiers.

Cette liste n'est pas exhaustive. Ainsi le dossier médical doit être adapté au patient selon son mode de prise en charge et la spécialité médicale dont il relève. La raison d'une telle structuration est d'organiser au mieux l'information et de classer les éléments relevant du séjour, de la sortie et de la continuité des soins.

Le dossier médical doit mentionner l'identité de la personne de confiance, si elle a été désignée, et celle de la personne à prévenir.

Les informations données par les tiers ou les concernant devraient être mises à part dans le dossier médical. Cette séparation devrait en faciliter le retrait, pour éviter leur communication, mais est rarement faite. Les informations recueillies auprès de tiers ou concernant un tiers ne sont pas communicables. Il s'agit des confidences de l'entourage sur les conduites addictives du patient, par exemple, mais aussi les confidences du patient concernant ses proches. Par exemple, les comptes rendus des entretiens avec la famille du patient ne sont pas communicables.

Les informations « formalisées » sont celles auxquelles est donné un support écrit avec l'intention de les conserver (arrêté du 5 mars 2004).

Encadré 1.20

Informations recueillies lors des consultations externes

- La lettre du médecin qui est à l'origine de la consultation ou, en cas d'admission, la lettre de liaison.
- Les motifs d'hospitalisation.
- La recherche d'antécédents et de facteurs de risques.
- Les conclusions de l'évaluation clinique initiale.
- Le type de prise en charge prévu et les prescriptions effectuées à l'entrée.
- La nature des soins dispensés et les prescriptions établies lors de la consultation externe ou du passage aux urgences.
- Les informations relatives à la prise en charge en cours d'hospitalisation : état clinique, soins reçus, examens paracliniques, notamment d'imagerie.
- Les informations sur la démarche médicale.
- Le dossier d'anesthésie.
- Le compte rendu opératoire ou d'accouchement.
- Le consentement écrit du patient pour les situations où ce consentement est requis sous cette forme par voie légale ou règlementaire.
- La mention des actes transfusionnels pratiqués sur le patient et, le cas échéant, une copie de la fiche d'incident transfusionnel.
- Les éléments relatifs à la prescription médicale, à son exécution et aux examens complémentaires.
- Le dossier de soins infirmiers ou, à défaut, les informations relatives aux soins infirmiers.
- Les informations relatives aux soins dispensés par les autres professionnels de santé.
- Les correspondances échangées entre professionnels de santé.
- Les directives anticipées ou, le cas échéant, la mention de leur existence ainsi que les coordonnées de la personne qui en est détentrice.

Encadré 1.21

Informations établies à la fin d'un séjour

- La lettre de liaison remise à la sortie.
- La prescription de sortie et les doubles de l'ordonnance de sortie.
- Les modalités de sortie (domicile, autre structure).
- La fiche de liaison infirmière.

V. Les notes personnelles

Les notes personnelles permettent aux médecins d'identifier plus facilement un patient, de noter des impressions subjectives. Pour l'Ordre des médecins, les notes personnelles, relatant des comportements et des propos non directement liés à un acte médical, appartiennent au médecin et ne sont donc pas communicables.

Les notes personnelles sont des informations :

- non formalisées ;
- non transmissibles au patient ou aux tiers ;
- propres à chaque médecin et qui ne font pas l'objet d'échanges écrits entre professionnels de santé.

À retenir

Il existe deux catégories d'informations non communicables :

- celles recueillies auprès de tiers n'intervenant pas dans la prise en charge thérapeutique ou concernant de tels tiers ;
- les notes personnelles du professionnel de santé.

VI. Personnes ayant accès au dossier médical

En vertu du secret médical, seules certaines catégories de personnes sont autorisées à avoir accès au dossier médical (encadré 1.22).

Encadré 1.22

Personnes ayant un accès direct au dossier médical

- Le patient (majeur et non protégé).
- Les parents pour un mineur.
- Le tuteur ou le curateur d'un patient majeur protégé.
- Un ayant droit, un concubin ou un partenaire lié par un pacte civil de solidarité en cas de décès du patient.
- Les professionnels qui font partie de l'équipe de soins qui prend en charge un patient hospitalisé.

A. Les professionnels de santé

Les professionnels qui participent à la prise en charge d'un patient peuvent échanger des informations médicales à condition que ce soit strictement nécessaire à la coordination ou à la continuité des soins ou au suivi médico-social. Ainsi, les professionnels de santé, mais aussi les étudiants et d'autres intervenants (assistantes sociales et psychologues ne sont pas des professionnels de santé, par exemple) peuvent compléter le dossier médical.

Les professionnels appartenant à la même équipe de soins peuvent partager les informations qui sont réputées confiées par la personne à l'ensemble de l'équipe.

Le partage entre des professionnels qui ne font pas partie de la même équipe de soins nécessite le consentement préalable du patient.

En revanche, le médecin responsable du département d'information médicale (DIM) peut se voir transmettre les données médicales nominatives nécessaires à l'analyse de l'activité.

B. Le patient majeur

Le patient peut accéder directement ou par l'intermédiaire d'un praticien qu'il désigne à l'ensemble des informations concernant sa santé à l'exception des informations recueillies auprès d'un tiers ou concernant un tel tiers. Il n'a pas à justifier sa demande mais doit prouver son identité. Il peut effectuer sa demande d'accès à tout moment et peut consulter le dossier seul ou accompagné d'un tiers.

Aucun professionnel de santé ne peut limiter le droit d'accès aux informations concernant le patient, cette possibilité appartient au législateur seulement.

Cas particulier : le patient en soins psychiatriques sans consentement

L'exercice de son droit d'accès peut être limité lorsqu'il a fait l'objet d'une hospitalisation sans consentement « en cas de risques d'une gravité particulière ». Dans ce cas, la consultation des informations par le patient peut être subordonnée à la présence d'un médecin qu'il choisit. Si le patient refuse la présence d'un médecin, la Commission départementale des soins psychiatriques (CDSP) peut être saisie afin de rendre un avis sur le droit d'accès. Cet avis s'impose au patient et à l'établissement psychiatrique.

C. Le patient mineur

La loi ne prévoit pas que le mineur puisse demander la communication directe de son dossier médical, sauf s'il a été émancipé par un juge des tutelles car, dans ce cas, il est considéré comme majeur.

L'accès au dossier médical du mineur revient à ses parents ou représentants légaux tant qu'il n'a pas atteint l'âge de 18 ans révolus.

Même s'il n'a pas d'accès direct à son dossier, le mineur doit être informé de sa situation de santé, selon son degré de maturité et sa capacité à participer à la décision.

Le droit d'accès des parents reste aménageable par le mineur. Celui-ci peut s'opposer à l'accès direct de ses parents à son dossier médical. Ce droit d'opposition peut être :

- total, si le mineur a préalablement sollicité et obtenu du médecin qui l'a pris en charge le secret des soins. Le médecin doit mentionner, par écrit, l'opposition du mineur à l'accès aux informations par ses parents. Le médecin doit s'efforcer d'obtenir le consentement du mineur mais s'il persiste dans son refus, ses parents ne pourront pas accéder au dossier ;
- partiel, si le mineur souhaite que ses parents ne puissent accéder à son dossier que par l'intermédiaire d'un médecin. Les parents doivent alors désigner un médecin intermédiaire pour accéder au dossier de leur enfant. Le mineur doit exprimer de manière spontanée s'il souhaite une opposition partielle. Il peut décider qu'un seul de ses deux parents ait accès à son dossier.

D. Le patient majeur protégé

Lorsque la personne majeure fait l'objet d'une mesure de protection juridique, la personne en charge de l'exercice de la mesure peut faire partie de sa famille ou être un « mandataire judiciaire à la protection des personnes ». Cette personne est habituellement nommée tuteur (si elle représente le patient) ou curateur (si elle assiste le patient).

Le dossier médical ne peut pas être communiqué à la personne sous tutelle, sauf avec l'accord ou en la présence du tuteur.

Le tuteur a la possibilité d'obtenir le dossier sans qu'il soit nécessaire que le patient concerné ait donné son accord. Pour le curateur, l'accès au dossier reste discuté et il est préférable d'obtenir l'accord du patient.

Dans tous les cas, le majeur protégé reste informé sur son état de santé selon son degré de discernement et sa capacité à participer à la décision.

E. Le patient décédé

Les ayants droit, le concubin et le partenaire de PACS peuvent avoir accès au dossier du patient s'ils remplissent quatre conditions cumulatives :

- le patient doit être décédé. S'il est vivant mais hors d'état d'exprimer sa volonté (patient comateux, en réanimation, dément), l'accès au dossier ne peut pas être accordé au tiers ;
- les personnes doivent prouver leur qualité d'ayant droit, de concubin ou de partenaire de PACS. Cette preuve se fait par tout moyen (certificat d'hérédité obtenu en mairie, acte d'un notaire, livret de famille, mention des deux noms sur le bail locatif, etc.) ;
- la demande doit être motivée par au moins une des raisons suivantes :
  - connaître les causes de la mort,
  - défendre la mémoire du défunt,
  - faire valoir ses droits ;
- il faut vérifier que le patient ne se soit pas opposé à l'accès à son dossier médical de son vivant.

Cas particulier

Dans le cas du décès d'un mineur, les titulaires de l'autorité parentale conservent le droit d'accès à la totalité des informations médicales le concernant sauf pour les éventuels actes médicaux dont le mineur avait refusé l'information de ses parents.

F. La Justice

En matière civile ou administrative, le médecin expert peut obtenir la communication du dossier médical directement auprès du patient ou de ses ayants droit s'il est décédé.

En matière pénale, le dossier, saisi à la demande du juge d'instruction, est mis à disposition de l'expert sans rechercher le consentement du patient.

La saisie de dossier est le seul cas où le médecin ou l'établissement détenteur du dossier doit fournir l'original du dossier et non des photocopies. La saisie de dossier est réalisée uniquement dans le cadre des procédures pénales (information judiciaire lorsqu'un juge d'instruction est chargé de l'enquête ou plus rarement à la demande du procureur).

En général, c'est un officier de police judiciaire (OPJ) qui procède à la saisie du dossier sur commission rogatoire (à la demande du juge d'instruction).

La saisie de dossier doit toujours être réalisée en présence d'un membre du conseil de l'Ordre des médecins qui veille à son bon déroulement (encadré 1.23).

Personne ne peut s'y opposer, ni le patient, ni le médecin qui détient le dossier. Le patient n'est pas informé de la saisie de son dossier.

C'est le dossier original et intégral qui est saisi et mis sous scellés. Les scellés ne peuvent être ouverts que par un médecin expert chargé d'étudier le dossier.

Encadré 1.23

La saisie du dossier médical

Elle est effectuée par un OPJ en présence :

- d'un médecin qui détient le dossier et représentant de l'Ordre au cabinet médical ;
- d'un médecin qui détient le dossier ou du médecin chef du service hospitalier ou de son représentant, du directeur de l'établissement de santé public ou privé et représentant de l'Ordre dans un établissement de santé (hôpital/clinique).

VII. Modalités de communication

Il est important de vérifier l'identité et la qualité de l'auteur de la demande de dossier.

Le patient a accès à son dossier médical au plus tôt après un délai de 48 heures suivant sa demande. Le délai maximum de communication est de huit jours à compter de la réception de la demande si les données de santé demandées datent de moins de cinq ans.

Si elles datent de plus de cinq ans, le délai de communication est porté à deux mois. Ce délai de deux mois intervient aussi en cas de saisine de la Commission départementale des soins psychiatriques (CDSP) lors d'une demande d'accès au dossier par le patient soigné sous contrainte en psychiatrie.

La consultation des informations sur place est possible. Dans ce cas, l'établissement doit proposer la présence d'un médecin. Le demandeur du dossier peut le refuser. S'il l'accepte, un rendez-vous est pris avec le patient pour qu'un médecin soit présent.

La consultation sur place est gratuite. Si le patient souhaite une copie de son dossier, les frais de reproduction sont à sa charge, ce qui nécessite de l'informer du coût de la reproduction.

Le patient peut demander à recevoir une copie (papier ou numérisée) directement à son domicile. Dans ce cas, la copie est envoyée par lettre recommandée avec accusé de réception afin de garantir la confidentialité. Les frais d'envoi sont à la charge du patient.

VIII. Respect des délais et refus de communication du dossier

Aucune sanction pénale n'est prévue en cas de non-respect des délais de communication. Cela ne constitue pas une infraction. Mais il est toujours possible de faire une procédure civile pour solliciter des dommages et intérêts en cas de manquement.

Si le dossier n'est pas communiqué dans les délais légaux ou si le refus de le communiquer paraît injustifié au demandeur, il peut demander à la direction de l'établissement à être mis en relation avec le médiateur-médecin. Celui-ci examine sa demande avant de la présenter à la Commission des usagers.

Pour les établissements publics de santé et les établissements privés participant à une mission de service public, il est par ailleurs possible pour le patient de saisir la Commission d'accès aux documents administratifs (CADA) qui est compétente pour déterminer si les délais de communication ont été respectés ou si le refus est justifié. Enfin, il est possible de saisir le Défenseur des droits.

IX. Dossier médical partagé (DMP)

Le DMP a été instauré par la loi du 13 août 2004 (à l'origine sous le nom de dossier médical personnel) afin de favoriser la coordination, la qualité et la continuité des soins. Il ne se substitue pas au dossier médical informatisé mais peut contenir les mêmes informations dupliquées :

- le DMP est géré par la Caisse nationale d'assurance maladie des travailleurs salariés ;
- il est gratuit pour les bénéficiaires de l'assurance maladie ;
- le consentement exprès du patient est un préalable nécessaire à la création du DMP ;
- le patient est le titulaire de son DMP et le gère sur le site mon-dmp.fr ;
- le patient est averti par e-mail chaque fois qu'un nouveau document est déposé dans son DMP.

Le patient a un libre accès à son DMP et doit donner personnellement son autorisation pour que les professionnels de santé qu'il consulte puissent y avoir accès et ajouter du contenu.

Il peut ainsi :

- consulter la liste des professionnels de santé qui y ont accès (leurs actions et leurs accès au DMP sont enregistrés, donc traçables et consultables par le patient) ;
- décider quel professionnel de santé a accès à son DMP ;
- donner le statut de médecin traitant à celui de son choix ;
- bloquer l'accès de son DMP à un professionnel de santé ;
- décider de rendre certaines données inaccessibles à certains professionnels de santé (à noter que le médecin traitant a accès à la totalité du DMP, y compris aux données rendues inaccessibles par le patient) ;
- demander à son médecin traitant qu'un document soit supprimé ou ne soit pas intégré au DMP ;
- y désigner sa personne de confiance ;
- préciser sa position sur le don d'organes et ses directives anticipées.

En cas d'urgence, les professionnels de santé ainsi que le 15 (SAMU) peuvent avoir accès au DMP, sauf opposition préalable du patient.

Le législateur a décidé que les médecins du travail et les assureurs ne peuvent pas avoir accès au DMP, ce qui peut paraître curieux concernant les médecins du travail qui pratiquent les vaccinations, notamment.

Le patient a la possibilité de clôturer son DMP à tout moment et son DMP est conservé dix ans à compter de sa clôture. Au-delà de dix ans, le DMP est supprimé par la CNAMTS.

En cas de décès, les ayants droit, le concubin et le partenaire de PACS peuvent en demander l'accès dans les mêmes conditions que celles prévues pour le dossier médical.

X. Dossier médical de santé au travail (DMST)

Le DMST permet d'apprécier le lien entre l'état de santé et les conditions de travail. Il est élaboré au moment de la première visite d'information et de prévention pour chaque travailleur. Il contient les avis et propositions du médecin du travail. Il peut être complété par les personnels de santé du service de santé au travail.

Le DMST ne peut être communiqué qu'au médecin choisi par le patient et à sa demande.

Le médecin du travail peut le communiquer à un autre médecin du travail afin d'assurer la continuité de la prise en charge, sauf opposition du travailleur.

Points clés

- Toute personne a accès à l'ensemble des informations concernant sa santé détenues, à quel titre que ce soit, par des professionnels de santé, qui sont formalisées ou ont fait l'objet d'échanges écrits entre professionnels de santé, à l'exception des informations mentionnant qu'elles ont été recueillies auprès de tiers n'intervenant pas dans la prise en charge thérapeutique ou concernant un tel tiers.
- En cas de décès du patient, le dossier est accessible aux ayants droit ou au concubin ou au partenaire de PACS, sauf volonté contraire exprimée par la personne avant son décès et à condition d'en indiquer le motif (connaître les causes de la mort, défendre la mémoire du défunt ou faire valoir ses droits).
- Au sein des établissements de santé, le dossier doit être conservé pendant vingt ans à compter de la dernière prise en charge et dix ans à compter du décès.
- La saisie de dossier est possible lors d'une procédure pénale et en présence d'un membre du conseil de l'Ordre des médecins.
- Le dossier médical partagé (DMP) est désormais géré par la Caisse nationale d'assurance maladie des travailleurs salariés (CNAMTS).

Pour en savoir plus

Article L.1110-4 du Code de la santé publique.
Article L.1110-12 du Code de la santé publique.
Article L.1111-2 du Code de la santé publique.
Article L.1111-7 du Code de la santé publique.
Article L.1111-18 du Code de la santé publique.
Article R.1111-1 du Code de la santé publique.
Article R.1112-2 du Code de la santé publique.
Article R.1112-7 du Code de la santé publique.

Commission d'accès aux documents administratifs, www.cada.fr.
Commission nationale de l'informatique et des libertés, www.cnil.fr.
Site officiel de l'administration française. Connaître vos droits, effectuer vos démarches : https://www.service-public.fr/particuliers/vosdroits.

CHAPITRE

2

Item 8 – UE 1 – Éthique médicale

Objectifs pédagogiques

Principes de l'éthique médicale et de l'argumentation éthique d'une décision
- Comprendre ce qu'est l'éthique.
- Comprendre ce qu'est une démarche éthique en médecine.
- Comprendre l'intérêt et l'apport d'une démarche éthique en médecine.

Principes éthiques et légaux de l'assistance médicale à la procréation (AMP)
- Connaître la législation et les modalités concernant l'AMP.
- Réfléchir sur les principes éthiques et le questionnement posé par le diagnostic prénatal et le diagnostic préimplantatoire.

Principes éthiques et argumentation d'une décision d'interruption de grossesse
- Connaître la législation concernant les différentes interruptions de grossesse.
- Connaître les modalités pour la réalisation des différentes interruptions de grossesse.
- Comprendre les enjeux éthiques des interruptions de grossesse dans le cadre du diagnostic prénatal.

Principes éthiques de la recherche biomédicale

- Comprendre les fondements juridiques et éthiques de l'encadrement de la recherche sur la personne humaine.
- Avoir des notions sur les textes normatifs internationaux et les lois françaises encadrant la recherche biomédicale.
- Connaître les grands principes législatifs qui encadrent la recherche biomédicale (loi du 9 août 2004 et loi Jardé).
- Connaître les règles de protection des personnes.
- Comprendre comment les principes éthiques s'appliquent à la recherche biomédicale.

Principes éthiques des tests génétiques

- Connaître les situations pour lesquelles peuvent être demandés des tests génétiques.
- Connaître l'encadrement légal des tests génétiques.
- Comprendre les enjeux éthiques des tests génétiques.

Principes de l'éthique médicale et de l'argumentation éthique d'une décision

I. Sens de la démarche éthique, différente de la morale et de la déontologie

Les questions induites dans la pratique médicale par l'évolution de la science et de notre société (droits des patients, accès aux soins, conception de la famille, usage de la génétique, conservation des gamètes et des embryons, prélèvements d'organes, informatisation des données du dossier médical, recherche biomédicale, perte d'autonomie, fin de la vie, etc.) imposent une réflexion individuelle et collective qui permet de penser les conséquences bonnes ou mauvaises des décisions et d'arbitrer des choix parfois complexes dans les pratiques de soins ou l'organisation du système de santé.

Chaque décision relève aujourd'hui d'un arbitrage entre les données scientifiques médicales, les droits des personnes (protection des personnes, information, consentement), les désirs individuels, les valeurs et normes collectives et les contraintes économiques qui guident notre société.

La démarche éthique vise à organiser, face à chaque situation, la façon dont sont prises les décisions en fonction de ces différents éléments, parfois contradictoires. L'éthique n'est donc pas un jugement de valeur (comme la morale qui prescrit ou interdit), ni un code de bonnes pratiques (comme la déontologie), mais une démarche. Ces distinctions sont importantes. La morale reflète l'état de pensée d'une société (ou d'une partie de la société) à un moment donné ou traduit un dogme. Elle découle d'un ensemble de principes qui déterminent le bien au sens d'Aristote : elle est normative, approuve ou réprouve, récompense ou sanctionne. La déontologie réunit, au sein d'un code, les règles de bonnes pratiques professionnelles qui balisent la relation soignant-soigné. Elle définit un cadre pour la responsabilité professionnelle et découle de principes issus du serment d'Hippocrate et de textes législatifs régissant la pratique médicale. Le droit, quant à lui, englobe l'ensemble des règles qui régissent notre société, les obligations et devoirs de chacun. Appliqué au système de soins et de santé publique, on parle de droit de la santé. Il émane de nombreux textes législatifs (loi sur les droits des patients, lois de bioéthiques, lois organisant le système de santé…) et trouve place dans des codes (Code de santé publique, Code civil, Code pénal). Il est conçu pour gérer les conflits, décider de sanctions et d'indemnisations. Son application relève de la Justice. Déontologie et droit sont intimement mêlés et peuvent évoluer au fil du temps. L'éthique, quant à elle, est une démarche. Elle a pour but de réinterroger les principes moraux et les règles déontologiques et juridiques, en particulier quand ils ne permettent pas de donner des réponses conformes aux souhaits des personnes concernées ou que la situation qui se présente n'y trouve pas de réponse. L'éthique procède ainsi d'une réflexion active, collective, interactive, sur les valeurs humaines et sur les tensions entre des volontés et d'autres logiques. Elle étudie les valeurs, les tensions, les critères de choix et les différents scénarii possibles. Elle fonctionne par argumentations et débats. Dans la pratique médicale, elle est essentielle, car elle aide à guider les choix vers des décisions concrètes qui concernent au premier plan une personne singulière : le patient. À un niveau plus collectif, elle participe aux questionnements sur les choix de société et contribue à l'évolution des normes et règles qui nous régissent. C'est donc un processus dynamique d'interrogations et de questionnements dont la visée est une aide à la décision.

II. Éthique de la responsabilité

Dans l'éthique de la responsabilité, il s'agit d'aller plus loin en se sentant responsable de toutes les conséquences de nos actes, avec en particulier la nécessité d'une analyse critique d'une règle ou d'une décision si celles-ci ne sont pas acceptées par tous ou adaptées pour tous, *a fortiori* si on sait qu'elles peuvent avoir des conséquences néfastes sur l'équilibre d'une personne ou d'un groupe de personnes. Ainsi, l'éthique de la responsabilité débouche sur la volonté d'agir non pas par des choix automatiques, mais à chaque fois de manière singulière et raisonnée, en faveur d'une approche conséquentialiste.

Cela nous impose de maximiser la connaissance des conséquences de nos choix et de nos actions. Ainsi, comme l'exige l'objectif de la responsabilité, toute éthique anticipative devient une branche de la recherche avec une obligation d'analyse collective qu'il convient de cultiver en suscitant la coopération de nombreux experts dans les domaines les plus divers, invitant le plus souvent à une approche de logiques croisées, pluridisciplinaires. Mais il convient aussi de débattre avec les personnes concernées, les patients ou plus largement les citoyens. Il y a donc nécessité que toute décision impliquant l'avenir d'une ou de plusieurs personnes, *a fortiori* de tous, soit au cœur d'une démarche qui regarde les conséquences futures, partageant les informations sur les bénéfices, les doutes, les incertitudes et les risques. Toute pratique qui comporte risque ou incertitude, pouvant mettre en cause une valeur particulière de l'humain, doit être débattue.

Cette approche s'applique totalement au domaine médical. Compte tenu des nombreux bouleversements qu'induit la médecine sur le cours de nos vies et sur l'organisation de la société (qualité de vie, avenir de la personne, handicap, mort, souffrance, procréation, dépistage et prédiction, etc.), la question d'un biopouvoir sur les individus a été posée et aujourd'hui, les risques et les pratiques médicales sont regardés à la loupe.

Si l'on souhaite promouvoir une démarche démocratique autour des questions de santé et promouvoir la liberté et la responsabilité des personnes dans ce domaine, il est nécessaire de lier progrès médical et reconnaissance des attentes sociales. Cette liaison est particulièrement importante dès que l'on touche à des pratiques ayant un fort impact sur la vie des citoyens, d'autant plus si les bénéfices sont débattus et/ou qu'il existe des risques. C'est dans ce contexte que se construit dans les années 1970 le concept de bioéthique.

III. Bioéthique et éthique appliquée

Van Rensselaer Potter est le fondateur du terme bioéthique, « bio » désignant la science des systèmes vivants et « éthique » la conscience morale. Le mouvement bioéthique vise à établir un lien réflexif entre la science et la philosophie de manière à construire une démarche

« portant sur l'utilisation du savoir pour la survie et l'amélioration de la condition humaine ». La bioéthique repose sur l'étude des valeurs en jeu face à une situation individuelle ou à un choix collectif et sur la volonté d'aider à la prise de décision.

La bioéthique a en effet pour objet d'analyser le passage entre ce « qui est possible » et « ce qui doit être ». Elle se veut pratique, opérationnelle, c'est à dire une éthique qui ne soit pas que conceptuelle, mais qui débouche sur des avis permettant de guider l'action et les choix. C'est pourquoi on parle d'éthique appliquée. La bioéthique se fonde sur les résultats d'analyses descriptives, sur des enquêtes de situations, sur des études sociologiques ou ethno-médicales. Elle propose d'une part l'analyse de pratiques professionnelles, visant à aborder les attitudes et les comportements de tous les acteurs concernés face à une situation qui pose problème, et d'autre part une argumentation sur les conséquences des différents choix possibles. Quand elle s'applique à des cas particuliers, on parle de « micro-éthique », et quand il s'agit de choix de société ou de politiques de soins, on parle de « macro-éthique ».

IV. La nécessité d'une éthique procédurale pour guider l'éthique appliquée

A. L'approche par principes

Pour étudier les questions d'ordre éthique, il faut des outils et des règles d'analyse et de débat. L'approche par principes est une approche intéressante, en particulier pour réfléchir dans le cadre des pratiques de soins. Elle propose une démarche dite d'analyse par principes, qualifiée de principisme. L'étude des enjeux éthiques présents dans une pratique médicale ou un choix d'organisation de santé est menée sous l'angle de quatre grands principes : la bienfaisance, la non-malfaisance, le respect de l'autonomie et la justice.

La bienfaisance et la non-malfaisance découlent directement de la tradition médicale. Dans sa conception hippocratique, la relation soignant–soigné se fonde sur la morale aristotélicienne et sur le « *primum non nocere* ». Historiquement, l'action médicale ayant pour finalité de faire du bien, en s'abstenant de nuire, elle se réfère au principe de bienfaisance : il s'agit d'un principe moral selon lequel on fait ce qui est avantageux pour un patient. Ceci suppose que l'action médicale se veut forcément bonne par nature. Ceci suppose également qu'un acte médical soit validé médicalement (on dirait aujourd'hui scientifiquement) et qu'il ait fait ses preuves au sens positif du terme. Mais comme tel n'est pas toujours le cas et que la balance bénéfice/risque peut être incertaine, on append avec le principe de bienfaisance celui de non-malfaisance car, en effet, le risque de nuire à un patient peut exister. Il faut le prendre en considération, le mettre en balance.

Le principe d'autonomie découle philosophiquement de la période de la philosophie dite « moderne » du XVIIe siècle et qui préfigure la philosophie des Lumières au XVIIIe siècle. Dans son ouvrage *Discours de la méthode*, Descartes affirme la souveraineté de l'esprit sur le corps. C'est pour lui la condition de la liberté. Cette condition, permettant à toute personne de juger ce qui est juste ou bon pour elle, repose sur l'acte de l'esprit. L'autonomie du sujet se conçoit alors comme la liberté individuelle d'avoir des préférences singulières à travers une délibération interne reposant sur une capacité d'analyse. Dans le domaine du soin, l'application d'un tel espace de liberté du patient a pu être ignorée. Très longtemps, des décisions médicales ont été mises en œuvre sans l'aval du patient, voire même sans son information. Cette attitude a été qualifiée de paternaliste et, depuis les années 1970, on assiste à une légitime demande visant à associer les patients aux choix qui les concernent. En pratique clinique, aujourd'hui, la reconnaissance de l'autonomie du patient se traduit par une construction partagée de la décision médicale. Cette approche est communément appelée processus de codécision.

Elle s'appuie sur une reconnaissance de l'autonomie et s'élabore dans une démarche qui impose désormais aux soignants d'informer les patients et de prendre en compte leurs interrogations, leurs désirs et leurs valeurs. Cette autonomie doit être reconnue, mais elle ne doit parfois pas être considérée comme un absolu, soit car le patient est en perte d'autonomie et donc en perte de capacité d'analyse et de décision, soit car les revendications qu'il avance au nom de sa liberté ne sont pas conciliables avec les valeurs ou l'organisation de notre système de santé ou de notre société.

Le principe de justice découle d'un idéal collectif. Il peut varier d'une société à une autre. Dans notre société et dans le cadre de la santé, il transparaît classiquement à travers des termes illustrant la non-discrimination, l'universalité et l'accès aux soins pour tous, la solidarité. C'est donc un concept ouvert, large et évolutif. Il recoupe incontestablement une dimension morale forte autour du respect de la personne. Mais il est aussi le lieu de nombreuses tensions éthiques, car ce qui peut être jugé juste par certains peut être considéré comme non légitime par d'autres. Ce sera incontestablement le lieu de nombreux débats dans les années à venir : jusqu'où sera-t-il juste de limiter l'accès à certains soins onéreux ? Jusqu'où sera-t-il juste de répondre à toutes les demandes faisant appel à la solidarité collective ? Cette notion recoupe ainsi très directement des choix politiques. La nature de l'acte juste est donc un choix avant tout démocratique. La justice dite redistributive (façon dont on répartit les richesses) renvoie à arbitrer ce qui est moralement souhaitable et ce qui est matériellement possible. Elle peut aussi poser la question de savoir pourquoi certains citoyens pourraient avoir plus ou moins que d'autres et selon quels critères (âge, mérite, fragilité, revenus, valeur pour la société…). Ce serait le passage de la notion d'universalité à celle d'universalisme proportionné (offrir une prestation, mais avec des modalités ou une intensité qui varient selon les besoins). La notion de justice est donc intimement liée à la question de la lutte contre les inégalités ou de leur renforcement. S'y inscrit aussi la question des droits et des devoirs : comment construire un équilibre entre ce que chacun est en droit d'attendre et ce qu'on est en droit d'attendre de chacun ? Derrière le concept de justice, on trouve enfin la notion de responsabilité professionnelle, au sens strict du terme : agir dans le respect des règles établies par une société, donc de la loi commune, avec comme corolaire l'obligation de devoir rendre des comptes devant la Justice. Ceci souligne que tout professionnel doit connaître et intégrer dans sa démarche par principes la règle de droit, pour évaluer s'il la respecte ou, le cas échéant, pour justifier de la ou des raisons qui peuvent amener à sa non-application, voire à sa transgression. On retrouve particulièrement cette démarche dans les décisions de fin de vie, dans les refus de soins, dans les hospitalisations sous contraintes en gériatrie ou en psychiatrie, ou dans les décisions complexes d'interruptions de grossesses.

La démarche de l'éthique par principes nous oblige donc à interroger chacun d'entre eux, en particulier bienfaisance, non-malfaisance, respect de l'autonomie et justice. Deux points sont à souligner. Tout d'abord, cette démarche n'interdit en rien que d'autres principes que certains voudraient décliner s'ajoutent. D'autre part, l'idée n'est pas que ces quatre principes soient forcément respectés dans un choix ou une action, mais qu'ils soient systématiquement interrogés de manière à voir pourquoi et comment on les transgresse s'ils ne peuvent être tous respectés et comment ils se compensent l'un l'autre. Ainsi, une décision peut être acceptable si l'un des principes est mis en défaut mais compensé par la force des trois autres. L'exemple le plus classique est le cas de la perte d'autonomie du sujet, où l'action est néanmoins possible sans le consentement de la personne, car la démarche est bienfaisante, non malfaisante et jugée juste. Des philosophes comme Emmanuel Levinas ou Hans Jonas mettent en avant les principes de bienfaisance et de responsabilité pour autrui, qui fondent la moralité de l'action vis à vis de la fragilité de l'autre. Hans Jonas revendique un principe de responsabilité à l'égard des plus fragiles et l'action au nom de la seule bienfaisance. Ceci évite l'abandon de ceux qui sont en perte d'autonomie. Mais cette action doit se faire dans le respect d'une compréhension mutuelle, d'un accompagnement digne et de la recherche permanente non pas du consentement mais de l'assentiment de l'autre, c'est à dire la construction d'un chemin vers une forme d'adhésion. Ainsi, dans l'approche du principisme, il ne faut donc pas concevoir chaque principe comme un absolu mais comme un point à débattre, dont l'éventuelle transgression ou adaptation doit être éthiquement validée.

B. L'éthique de la discussion

Nous venons de le voir, la décision médicale peut être source de tensions entre plusieurs valeurs (les valeurs individuelles, les points de vue scientifiques, la morale, la famille, le groupe de pensée, la religion, la dimension économique, etc.). La démarche vers la décision doit alors passer par l'éthique de la discussion.

L'éthique de la discussion repose sur le respect de règles de mise en œuvre pour chaque personne qui souhaite entrer dans cette démarche :

- comprendre que l'éthique réside dans la recherche de la négociation des conflits (démarche d'exploration et si possible de résolution, visant à chercher à trouver une issue au conflit au-delà de son propre point de vue);
- prendre en compte les intérêts des personnes qui peuvent être affectées par la situation examinée;
- tenir compte des jugements de chaque partie prenante, admettre le pluralisme, respecter l'autre dans son autonomie et sa liberté (reconnaître tout individu comme agent moral, au sens kantien);
- accepter la décision collective comme la bonne (ou la moins mauvaise) solution.

Au lieu d'imposer à tous les autres une maxime que je veux universelle, je dois soumettre ma maxime à tous les autres afin d'examiner par la discussion sa validité collective. Ainsi s'opère un glissement : le centre de gravité ne réside plus dans ce que chacun souhaite faire valoir, sans être contredit, mais dans ce que tous peuvent unanimement reconnaître comme une norme partagée. Il s'agit de construire ainsi un espace de démocratie délibérative.

En pratique, des étapes à suivre peuvent être proposées pour le bon déroulement de l'analyse dans le modèle de l'éthique de discussion :

- l'étude (complète, honnête et équilibrée) de la situation à discuter avec repérage et examens des différents éléments en tensions : normes et règles, points de vue, types de conflits et/ou dilemmes, contexte et contraintes;
- l'exposé des différentes hypothèses (choix possibles) afin d'en appréhender les conséquences possibles;
- la délibération :
  - honnête, équitable,
  - exempte de toute domination d'un membre sur le reste du groupe,
  - exempte de tout phénomène de pensée groupale,
  - respectant les dissensions au sein du groupe.

Le consensus est le premier type de résultante possible d'une éthique de la discussion bien menée. Ce peut être long d'y aboutir, car le consensus est le produit patient de toutes les meilleures idées et volontés dans un groupe, dans un esprit de cohésion et d'équilibre.

Le compromis, quant à lui, est un terrain d'entente minimal. On se range à l'avis du plus grand nombre ou de la majorité ou bien on s'en remet à une autorité de décision (exemple : expert extérieur, chef de service, juge, autorité administrative). Il convient dans cette situation de respecter et de protéger ceux qui n'adhèrent pas au choix final (il n'y a pas violence ou de rejet de l'autre, pas de sentiments de victoire ou d'échec). Ceci peut se traduire dans la mise en œuvre de la décision par le respect d'une clause de conscience pour ceux qui n'adhèrent pas, afin de confier le ou les gestes à ceux qui adhèrent. Ainsi, le compromis permet l'action, le désaccord de certains ne bloque pas l'agir confié à d'autres.

Enfin, l'échec est aussi une possibilité. Il faut l'accepter, mais il convient de se remettre au travail.

Point clés

- La démarche éthique est reconnue comme une compétence professionnelle.
- Les pouvoirs publics et les associations de malades se préoccupent de promouvoir les droits et la représentativité des patients.
- La place de la démarche éthique comme outil de compétence pour les professionnels et les usagers du système de santé est de plus en plus reconnue. Il convient de la faire vivre collectivement, en se servant des principes et des procédures qui peuvent structurer une démarche d'éthique appliquée dans les pratiques au quotidien.

Pour en savoir plus

Foucault M. Dits et écrits 1954–1988. Paris : Gallimard ; 1994.
Habermas J. De l'éthique de la discussion. Paris : Flammarion ; 1992.
Jonas H. Le principe responsabilité. Paris : Traduction française Éditions du Cerf ; 1990.
Nilstum H. Paternalisme. In : Hottois G, Missa JN, editors. Nouvelle Encyclopédie de Bioéthique. Bruxelles : De Boeck Université ; 2001.
Rapport de l'Union Européenne. Réduction des inégalités de santé en Europe, http://bookshop.europa.eu ; 2010.
Van Rensselaer P. Humility with Responsibility – A Bioethic for Oncologists : Presidential Address. Cancer Research 1975 ; 35.
Weber M. Le savant et le politique. Paris : Plon ; 199310–8.

Principes éthiques du consentement aux soins

Traité dans l'item 7 :

- L'apport de la loi du 4 mars 2002 : droits individuels et droits collectifs.
- Information et consentement du patient.

Principes éthiques et légaux de l'assistance médicale à la procréation (AMP)

Selon les termes de la loi de bioéthique, l'assistance médicale à la procréation (AMP) s'entend des pratiques cliniques et biologiques permettant la conception in vitro, la conservation des gamètes et des embryons, le transfert d'embryons et l'insémination artificielle.

L'assistance médicale à la procréation (AMP) est parfois dénommée procréation médicalement assistée (PMA) dans le Code de la santé publique.

Les procédés biologiques utilisés en assistance médicale à la procréation sont des méthodes de préparation et de conservation, que ce soit à des fins d'assistance médicale à la procréation ou de préservation de la fertilité.

Nous exposons dans ce sous-chapitre l'état de la situation et les règles issues des dernières lois de bioéthique, sachant que ces dernières pourraient évoluer en 2019 et 2020.

I. L'accès à l'AMP

L'assistance médicale à la procréation a pour objet de remédier à l'infertilité d'un couple ou d'éviter la transmission à l'enfant ou à un membre du couple d'une maladie d'une particulière gravité. Le caractère pathologique de l'infertilité doit être médicalement diagnostiqué.

Le couple ayant accès à l'AMP est défini comme suit dans le texte de 2011 : « L'homme et la femme formant le couple doivent être vivants, en âge de procréer et consentir préalablement au transfert des embryons ou à l'insémination. » Ces termes pourraient évoluer dans les années à venir, en particulier concernant l'accès ou non de l'AMP aux couples de femmes homosexuelles. Le Conseil consultatif national d'éthique (CCNE) s'est montré favorable en 2018 à l'ouverture de l'insémination artificielle à toutes les femmes.

Font obstacle à l'insémination ou au transfert des embryons :

- le décès d'un des membres du couple ;
- le dépôt d'une requête en divorce ou en séparation de corps ;
- la cessation de la communauté de vie du couple ;
- la révocation par écrit du consentement par l'homme ou la femme auprès du médecin chargé de mettre en œuvre l'AMP.

II. Fécondation in vitro et devenir des embryons

Les embryons peuvent être obtenus par fécondation in vitro classique ou ICSI (injection intracytoplasmique de spermatozoïde). La fécondation in vitro avec ICSI consiste en l'injection d'un seul spermatozoïde dans l'ovocyte.

Les embryons doivent être conçus avec des gamètes provenant d'au moins un des membres du couple, ce qui veut dire que les gamètes peuvent provenir d'un don soit de sperme, soit d'ovocytes, mais pas d'un double don.

Les membres du couple doivent consentir par écrit à ce que soit tentée la fécondation d'un nombre d'ovocytes pouvant rendre nécessaire la conservation d'embryons, dans l'intention de réaliser ultérieurement leur projet parental. Dans ce cas, ce nombre est limité à ce qui est strictement nécessaire à la réussite de l'AMP, compte tenu du procédé mis en œuvre.

Les embryons dits surnuméraires à l'issue d'une première fécondation in vitro suivie d'un transfert peuvent être conservés en vue d'une autre tentative de transfert :

- en cas d'échec du précédent transfert ;
- en cas de désir d'un autre enfant.

Un couple dont des embryons ont été conservés ne peut bénéficier d'une nouvelle tentative de fécondation in vitro avant le transfert de ceux-ci, sauf si un problème de qualité affecte ces embryons.

Une information détaillée est remise aux membres du couple sur les possibilités de devenir de leurs embryons conservés qui ne feraient plus l'objet d'un projet parental.

En pratique, concernant le devenir des embryons :

- les deux membres du couple dont des embryons sont conservés sont consultés chaque année par écrit pour savoir s'ils maintiennent leur projet parental ;
- s'ils n'ont plus de projet parental ou en cas de décès de l'un d'entre eux, les deux membres d'un couple, ou le membre survivant, peuvent consentir à ce que :
  - leurs embryons soient accueillis par un autre couple (voir ci-après),
  - leurs embryons fassent l'objet d'une recherche dans les conditions prévues par la loi,
  - il soit mis fin à la conservation de leurs embryons.

Dans tous les cas, le consentement ou la demande est exprimé par écrit et fait l'objet d'une confirmation par écrit après un délai de réflexion de trois mois. En cas de décès de l'un des membres du couple, le membre survivant ne peut être consulté avant l'expiration d'un délai d'un an à compter du décès, sauf initiative anticipée de sa part.

La loi précise que dans le cas où l'un des deux membres du couple, consulté à plusieurs reprises, ne répond pas sur le point de savoir s'il maintient ou non son projet parental, il est mis fin à la conservation des embryons si la durée de celle-ci est au moins égale à cinq ans. Il en est de même en cas de désaccord des membres du couple sur le maintien du projet parental ou sur le devenir des embryons.

III. AMP avec don de gamètes

Le don de gamètes consiste en l'apport par un tiers donneur de spermatozoïdes ou d'ovocytes.

Le consentement des donneurs est recueilli par écrit et peut être révoqué à tout moment jusqu'à l'utilisation des gamètes. Si le donneur vit en couple, l'autre membre du couple doit aussi donner son consentement.

Le don est gratuit et, selon les termes de la loi de 2011, demeure anonyme.

Les époux ou les concubins qui, pour procréer, recourent à une assistance médicale nécessitant l'intervention d'un tiers donneur, doivent préalablement donner leur consentement au juge ou au notaire, qui les informe des conséquences de leur acte au regard de la filiation.

Le consentement donné à une procréation médicalement assistée interdit toute action aux fins d'établissement ou de contestation de la filiation, à moins qu'il ne soit soutenu que l'enfant n'est pas issu de la procréation médicalement assistée ou que le consentement a été privé d'effet.

Le consentement est privé d'effet en cas de décès, de dépôt d'une requête en divorce ou en séparation de corps ou de cessation de la communauté de vie, survenant avant la réalisation de la procréation médicalement assistée. Il est également privé d'effet lorsque l'homme ou la femme le révoque, par écrit et avant la réalisation de la procréation médicalement assistée, auprès du médecin chargé de mettre en œuvre cette assistance. Celui qui, après avoir consenti à l'assistance médicale à la procréation, ne reconnaît pas l'enfant qui en est issu, engage sa responsabilité envers la mère et envers l'enfant.

Enfin, en cas de procréation médicalement assistée avec tiers donneur, aucun lien de filiation ne peut être établi entre l'auteur du don et l'enfant issu de la procréation. Aucune action en responsabilité ne peut être exercée à l'encontre du donneur.

Reste en débat pour les années à venir une double question concernant le secret de l'AMP avec don :

- d'une part, celle de la vérité à dire ou non à l'enfant sur le fait qu'il est issu d'une AMP avec don de gamète (ce choix relève aujourd'hui des seuls parents légaux);
- d'autre part, la question de la transmission de données sur le donneur avec le fait de savoir si des données informatives sur le donneur pourraient être transmises à l'enfant, avec à terme la possibilité ou non d'une levée de l'anonymat (dans les textes de lois de bioéthique de 2011, le principe de l'anonymat reste absolu).

IV. Conservation de gamètes à usage autologue (autoconservation)

La préservation de sa fertilité dans le cadre d'une situation médicale risquant d'altérer la capacité procréative est un droit. Il est du devoir de tout médecin de proposer à un homme ou une femme une préservation de la fertilité lorsque la situation médicale l'exige, en particulier avant la mise en œuvre de traitements qui peuvent avoir pour effet d'altérer la fertilité (par exemple une radiothérapie ou le traitement d'un cancer de testicule). Ne pas le proposer peut constituer un préjudice pour le patient ou la patiente et donc une faute médicale.

Toute personne dont la prise en charge médicale est susceptible d'altérer la fertilité ou dont la fertilité risque d'être prématurément altérée peut bénéficier du recueil et de la conservation de ses gamètes (spermatozoïdes ou ovocytes) ou de ses tissus germinaux, en vue de la réalisation ultérieure, à son bénéfice, d'une assistance médicale à la procréation, ou en vue de la préservation et de la restauration de sa fertilité.

Le recueil de gamètes et la conservation sont subordonnés au consentement de l'intéressé et, le cas échéant, de celui de l'un des titulaires de l'autorité parentale, ou du tuteur, lorsque l'intéressé, mineur ou majeur, fait l'objet d'une mesure de tutelle.

La conservation peut être poursuivie tant que le patient ou la patiente le souhaite dans l'attente de l'accomplissement de son projet parental, avec le nombre d'enfants souhaité.

Il est mis fin à la conservation des gamètes en cas de décès de la personne.

V. Don et accueil d'embryons

Les embryons issus de fécondation in vitro ne faisant plus l'objet d'un projet parental peuvent faire l'objet d'un don en vue d'accueil par un autre couple. Ce don peut provenir d'un couple ou du membre restant d'un couple en cas de décès de l'autre partenaire.

Ce don doit respecter les principes de gratuité et d'anonymat. Le Code pénal précise que le fait d'obtenir des embryons humains contre un paiement, quelle qu'en soit la forme, est puni de sept ans d'emprisonnement et de 100 000 euros d'amende.

Seuls les centres autorisés peuvent conserver les embryons en vue de leur accueil et mettre en œuvre celui-ci.

Les centres non autorisés à conserver les embryons remettent les embryons conservés à un centre autorisé ainsi qu'une copie du dossier du couple, dans le respect de la confidentialité.

Seul un praticien exerçant au sein d'un de ces centres peut organiser une démarche d'accueil. Il s'enquiert des antécédents personnels et familiaux des deux membres du couple à l'origine de la conception des embryons et des données cliniques qu'il estime nécessaire de recueillir. Le cas échéant, il fait pratiquer les examens complémentaires qu'il juge utiles.

Si la recherche des marqueurs biologiques pour les VIH 1 et 2, le VHB, le VHC et la syphilis n'a pas été réalisée au moins six mois après la date de la congélation des embryons, une nouvelle recherche de ces marqueurs est prescrite à chaque membre du couple. Les embryons ne peuvent être accueillis si cette recherche est impossible à réaliser chez l'un ou l'autre des membres du couple.

Le praticien s'assure que les résultats des examens de biologie médicale pratiqués chez les deux membres du couple à l'origine de la conception des embryons ne révèlent pas un risque de transmission virale ou bactérienne responsable d'une pathologie infectieuse et notamment des affections suivantes :

- infection par les virus VIH 1 et 2 ;
- infection par les virus des hépatites B et C ;
- syphilis.

L'embryon ne peut être cédé en vue de son accueil lorsqu'il existe :

- un risque de transmission identifié ;
- un risque potentiel de transmission de la maladie de Creutzfeldt-Jakob ou d'autres encéphalopathies subaiguës spongiformes.

Le consentement écrit à un accueil de l'embryon par un couple tiers est précédé d'au moins un entretien entre, d'une part, les deux membres du couple à l'origine de la conception de l'embryon ou le membre survivant et, d'autre part, l'équipe médicale clinico-biologique pluridisciplinaire du centre d'assistance médicale à la procréation.

Ces entretiens permettent notamment :

- d'informer les deux membres du couple ou le membre survivant des dispositions législatives et réglementaires relatives à l'accueil de l'embryon et notamment des prescriptions s'opposant à ce que le couple accueillant l'embryon et celui y ayant renoncé connaissent leurs identités respectives, ainsi que des conséquences de ces dispositions au regard de la filiation ;
- de leur préciser la nature des examens à effectuer en vue d'assurer le respect des règles de sécurité sanitaire ;
- de leur indiquer que leur consentement à l'accueil de l'embryon par un couple tiers implique leur consentement à la conservation des informations relatives à leur santé ;
- de les informer que leur consentement doit être confirmé par écrit après un délai de réflexion de trois mois à compter de la signature du consentement initial.

La loi précise enfin que lorsque les deux membres d'un couple, ou le membre survivant, ont consenti à l'accueil de leurs embryons et que ceux-ci n'ont pas été accueillis dans un délai de cinq ans à compter du jour où ce consentement a été exprimé par écrit, il est mis fin à la conservation de ces embryons.

VI. Gestation pour autrui (GPA)

La gestation pour autrui (GPA) est le fait pour une femme, désignée généralement sous le nom de « mère porteuse », de porter un enfant pour le compte d'un « couple de parents d'intention » à qui il sera remis après sa naissance. C'est une forme d'assistance médicale à la procréation qui consiste en l'implantation dans l'utérus de la mère porteuse d'un embryon issu d'une fécondation in vitro (FIV) ou d'une insémination. Selon les techniques utilisées, soit les membres du couple sont les parents génétiques de l'enfant, soit le couple d'intention n'a qu'un lien génétique partiel avec l'enfant, soit le couple d'intention n'a aucun lien génétique avec l'enfant.

Depuis la première loi de bioéthique de 1994 en France (relative au respect du corps humain), la GPA est interdite. La loi dispose en effet que toute convention portant sur la procréation ou la gestation pour le compte d'autrui est nulle.

Le Code pénal sanctionne d'une peine d'emprisonnement et d'une amende le fait de s'entremettre entre une personne ou un couple désireux d'accueillir un enfant et une femme acceptant de porter en elle cet enfant en vue de le leur remettre.

L'interdit actuel repose sur les arguments suivants :

- la GPA constituerait une marchandisation du corps de la femme mais aussi de l'enfant ;
- même si la GPA ne donnait pas lieu à échange financier, est évoqué le fait que l'on ne donne ni n'échange un enfant au nom de l'intérêt supérieur de l'enfant ;
- la complexité et les incertitudes de la rupture des liens entre l'enfant et la mère porteuse ;
- les difficultés éventuelles de développement de l'enfant et de la place de la femme porteuse pour l'avenir.

Mais d'autres évoquent la possibilité d'une « GPA éthique » où l'altruisme et la gratuité seraient présents, en particulier pour des femmes infertiles.

Enfin, en tant que citoyens, certains plaident pour la reconnaissance des enfants nés par GPA à l'étranger, afin de donner un statut juridique à ces enfants. En 2018, le Conseil d'État a considéré que cette pratique devait rester interdite. Les principes d'indisponibilité du corps humain et de l'état des personnes s'opposent, en effet, à « une contractualisation de la procréation ». Quant à la situation des enfants nés à l'étranger de GPA, le Conseil d'État estime que le droit actuel assure « un équilibre entre la prise en compte de l'intérêt de l'enfant et le maintien de l'interdiction de la GPA » en permettant à la France de reconnaître la filiation des enfants nés de mères porteuses à l'étranger.

VII. La question du clonage

Dans le contexte procréatif, la loi de bioéthique dans sa version de 2004 a interdit le clonage comme suit : « *Nul ne peut porter atteinte à l'intégrité de l'espèce humaine.* » Le non-respect de ce principe s'accompagne de sanctions pénales.

Toute pratique eugénique tendant à l'organisation de la sélection des personnes est interdite. Est ainsi interdite toute intervention ayant pour but de faire naître un enfant génétiquement identique à une autre personne vivante ou décédée.

Il est fait mention par ailleurs que la conception in vitro d'embryons ou la constitution par clonage d'embryons humains à des fins de recherche est interdite et que la création d'embryons transgéniques ou chimériques est interdite.

VIII. Révision des lois de bioéthique

La procréation fait partie d'un des nombreux axes de révision de la loi de bioéthique que sont la recherche sur les embryons et les cellules souches embryonnaires, la fin de vie, les examens génétiques et la médecine génomique, la santé et le numérique, les neurosciences et les dons et transplantations d'organes.

Le Conseil consultatif national d'éthique (CCNE) a publié en septembre 2018 l'avis 129 intitulé « Contribution du Comité consultatif national d'éthique à la révision de la loi de bioéthique ». Cet avis fait suite à une réflexion éthique engagée par le CCNE depuis sa création en 1983 et ayant abouti en 1994 à l'adoption de lois de bioéthique qui, par un mécanisme original, doivent être révisées à échéances régulières. Ainsi, les lois de bioéthique ont été révisées en 2004 et 2011.

En outre, la loi du 6 août 2013 a partiellement modifié la loi de 2011 afin d'autoriser la recherche sur les embryons.

La loi de bioéthique de 2011 ayant prévu que sa révision devait intervenir dans un délai de sept ans, des États généraux de la bioéthique ont été organisés début 2018 afin de permettre aux citoyens de débattre des enjeux bioéthiques.

La révision des lois de bioéthique a en effet la mission délicate de « concilier rapidité d'évolution scientifique, évolution du débat sociétal, maintien des principes éthiques fondamentaux et encadrement législatif adapté ».

Points clés

- **La régulation de l'accès à l'aide médicale à la procréation (AMP) et les conditions du don et de conservation de gamètes et d'embryons sont au cœur de débats de société qui font que les règles évoluent au fil du temps, en fonction de l'évolution des techniques et des demandes sociales.**
- **Le couple ayant accès à l'AMP est défini comme étant composé d'un homme et d'une femme. Ceux-ci doivent être vivants, en âge de procréer mais infertiles et consentir préalablement au transfert des embryons ou à l'insémination.**
- **Une révision des lois de bioéthique est prévue pour 2019 avec un accès à l'AMP pour les couples de femmes.**
- **Depuis la première loi de bioéthique de 1994 en France (relative au respect du corps humain), la GPA (gestation pour autrui) est interdite. De même, le clonage est interdit.**

Pour en savoir plus

Article L.2141-1 du Code de la santé publique.

Avis n° 129 du Comite consultatif national d'éthique intitulé « Contribution du Comité consultatif national d'éthique à la révision de la loi de bioéthique 2018–2019 ». Septembre 2018.

Conseil consultatif national d'éthique, www.ccne-ethique.fr.

Loi n° 2011-814 du 7 juillet 2011 relative à la bioéthique.

Principes éthiques et argumentation d'une décision d'interruption de grossesse

En France, une femme peut demander à interrompre sa grossesse.

Il convient de distinguer deux cadres bien distincts :

- celui de la femme qui ne veut pas poursuivre sa grossesse pour des motifs personnels (et qui devra intervenir avant la fin de la douzième semaine de grossesse) : l'interruption volontaire de grossesse (IVG) ;
- celui où il existe un motif médical à l'interruption (et qui pourra intervenir à tout moment de la grossesse) : l'interruption pour motif médical (IMG), qui est cependant elle aussi volontaire, passant dans tous les cas par la demande et le consentement de la femme.

Légalisée en France depuis 1975, à travers la loi dite loi Veil, du nom de Simone Veil, Ministre de la santé de l'époque, sous certaines conditions, l'interruption volontaire de grossesse provoque toujours des débats. Ce contexte impose au médecin, directement concerné par ce problème, d'être attentif au sens et aux termes de la loi, afin d'orienter au mieux les patientes concernées.

I. Cas de l'IVG : interruption pratiquée avant la fin de la douzième semaine de grossesse

A. Cadre médical, délais et procédure à respecter

Selon les termes de la loi, une femme enceinte qui ne veut pas poursuivre une grossesse peut demander à un médecin ou à une sage-femme l'interruption de sa grossesse. Cette interruption ne peut être pratiquée qu'avant la fin de la douzième semaine de grossesse. Toute personne a le droit d'être informée sur les méthodes abortives et d'en choisir une librement. Cette information incombe à tout professionnel de santé dans le cadre de ses compétences et dans le respect des règles professionnelles qui lui sont applicables.

L'interruption volontaire d'une grossesse ne peut être pratiquée que par un médecin ou, pour les seuls cas où elle est réalisée par voie médicamenteuse, par une sage-femme. Elle ne peut avoir lieu sans la demande et le consentement de la femme. Elle ne peut avoir lieu que dans un établissement public ou privé de santé agréé à cette fin.

Toute interruption de grossesse doit faire l'objet d'une déclaration établie par le médecin ou la sage-femme et adressée par l'établissement où elle est pratiquée à l'Agence régionale de santé (ARS). Cette déclaration ne fait aucune mention de l'identité de la femme. C'est une dérogation au secret mais anonyme.

B. Information préalable

Lors de l'accueil de la patiente, le médecin ou la sage-femme sollicité doit, dès la première visite, informer celle-ci des méthodes médicales et chirurgicales d'interruption de grossesse et des risques et des effets secondaires potentiels.

Le médecin ou la sage-femme doit lui remettre un dossier-guide, mis à jour au moins une fois par an, comportant notamment les principes de la loi et la liste des établissements de la région où sont effectuées des interruptions volontaires de grossesse.

Il doit systématiquement être proposé à la femme majeure une consultation avec une personne ayant satisfait à une formation qualifiante en conseil conjugal ou toute autre personne qualifiée dans un établissement d'information, de consultation ou de conseil familial, un centre de planification ou d'éducation familiale, un service social ou un autre organisme agréé. Cette consultation préalable comporte un entretien particulier au cours duquel une assistance ou des conseils appropriés à la situation de l'intéressée lui sont apportés.

Après l'IVG, une deuxième consultation, ayant notamment pour but une nouvelle information sur la contraception, doit être proposée.

C. Recueil du consentement : la décision incombe à la femme et à elle seule

À l'issue de cet accueil et des informations reçues, si la femme renouvelle sa demande d'interruption de grossesse, le médecin ou la sage-femme doit lui demander une confirmation écrite. Cet écrit assure la traçabilité de sa demande et de son consentement.

Cette confirmation ne peut intervenir qu'après un délai de deux jours suivant l'entretien initial.

Il importe que la femme soit totalement libre de son choix et non sous influence d'un tiers. Cependant, la loi précise que chaque fois que cela est possible, le couple participe à la consultation et à la décision à prendre ; ceci veut dire que la présence du partenaire est possible, mais que les équipes médicales s'assurent par ailleurs de l'autonomie de décision de la femme.

Si la femme est mineure non émancipée, le consentement de l'un des titulaires de l'autorité parentale ou, le cas échéant, du représentant légal doit être recherché et recueilli. Ce consentement est joint à la demande qu'elle présente au médecin ou à la sage-femme en dehors de la présence de toute autre personne.

Dans les cas où la femme mineure désire garder le secret, le médecin ou la sage-femme doit s'efforcer de la convaincre sans la contraindre. *In fine*, si la mineure ne veut pas informer au moins l'un de ses parents ou si le consentement n'est pas obtenu, l'IVG peut être pratiquée à la demande de la seule intéressée, à condition que la mineure soit accompagnée dans sa démarche par une personne majeure de son choix. Cet accompagnement est important pour le soutien de la patiente (encadré 2.1).

Encadré 2.1

Les délais de l'IVG

- IVG médicamenteuse « en ville » : cinq semaines de grossesse.
- IVG médicamenteuse pratiquée en établissement de santé : sept semaines de grossesse :
  - par un médecin ou une sage-femme,
  - consultation de contrôle et de vérification de l'interruption de la grossesse réalisée entre quatorze et vingt-et-un jours suivant l'IVG,
  - consentement écrit de la femme.
- IVG chirurgicale : douze semaines de grossesse.

D. Clause de conscience d'un professionnel de santé

La loi précise qu'un médecin ou une sage-femme n'est jamais tenu de pratiquer une interruption volontaire de grossesse. De même, aucun infirmier, aucun auxiliaire médical, quel qu'il soit, n'est tenu de concourir à une interruption de grossesse. Cette disposition a été mise en place pour prendre en compte et respecter les convictions des professionnels.

Cependant, en aucun cas le ou les professionnels ne doivent alors exercer de pression sur la patiente. La loi précise qu'ils doivent l'informer, sans délai, de leur refus et lui communiquer immédiatement le nom et les coordonnées de praticiens ou de sages-femmes susceptibles de réaliser cette intervention. Il y a donc une obligation d'information et de ne pas retarder le délai d'accès et de prise en charge de la patiente.

II. Cas de l'IMG : interruption pour motif médical de la grossesse

La loi précise que l'interruption volontaire d'une grossesse pour motif médical peut avoir lieu sans limitation de délai, c'est à dire à tout moment d'une grossesse :

- soit si la poursuite de la grossesse met en péril grave la santé de la femme ;
- soit s'il existe une forte probabilité que l'enfant à naître soit atteint d'une affection d'une particulière gravité reconnue comme incurable au moment du diagnostic.

Ces deux points de la loi renvoient à deux cadres bien distincts :

- d'une part une situation où la femme présente une pathologie incompatible avec la grossesse mettant en péril sa santé (par exemple cancer, infection, hypertension sévère, état psychiatrique, etc., la loi ne faisant pas l'énoncé de ces pathologies, ni n'établissant de liste, impossible à prévoir) ;
- d'autre part une affection de l'enfant, issue de la démarche de suivi de la grossesse et de diagnostic prénatal, ouvrant le débat sur la poursuite ou non de la grossesse. La loi ne précise pas ce que recouvrent les termes « particulière gravité reconnue comme incurable » et n'établit pas de liste, impossible là aussi à prévoir.

L'acceptation de la demande de la femme est conditionnée par l'avis (validation) de la demande par une procédure collégiale pluridisciplinaire. En pratique, cette procédure est menée au sein d'un centre pluridisciplinaire de diagnostic prénatal (CPDPN).

Lorsque l'IMG est envisagée au motif que la poursuite de la grossesse met en péril grave la santé de la femme, l'équipe pluridisciplinaire comprend au moins quatre personnes :

- un médecin qualifié en gynécologie-obstétrique, membre d'un centre pluridisciplinaire de diagnostic prénatal ;
- un praticien spécialiste de l'affection dont la femme est atteinte ;
- un médecin choisi par la femme ;
- une personne qualifiée qui peut être un assistant social ou un psychologue.

Le médecin qualifié en gynécologie-obstétrique et le médecin qualifié dans le traitement de l'affection dont la femme est atteinte doivent exercer leur activité dans un établissement de santé.

La loi précise aussi que lorsque l'interruption de grossesse est envisagée au motif qu'il existe une forte probabilité que l'enfant à naître soit atteint d'une affection d'une particulière gravité reconnue comme incurable au moment du diagnostic, l'équipe pluridisciplinaire chargée d'examiner la demande de la femme est celle d'un centre pluridisciplinaire de diagnostic prénatal. Lorsque l'équipe du centre précité se réunit, un médecin choisi par la femme peut, à la demande de celle-ci, être associé à la concertation. Hors urgence médicale, la femme se voit proposer un délai de réflexion d'au moins une semaine avant de décider d'interrompre ou de poursuivre sa grossesse.

À l'issu de la collégialité, deux médecins membres de l'équipe pluridisciplinaire attestent que l'avis pluridisciplinaire a été rendu et que la demande est conforme à la loi.

Dans les deux cas, préalablement à la réunion de l'équipe pluridisciplinaire compétente, la femme concernée ou le couple en est informé et peut, à sa demande, être entendu par tout ou partie des membres de ladite équipe (encadré 2.2).

Encadré 2.2

Trois différences entre IVG et IMG

- L'interruption de grossesse pour motif médical ne peut être pratiquée que par un médecin.
- Il n'y a pas de limitation de délai pour l'IMG : elle peut avoir lieu durant toute la grossesse.
- Les principes concernant le recueil de la demande de la femme et son consentement sont les mêmes que pour l'IVG, mais l'acceptation de la demande d'IMG incombe à l'équipe médicale, après une procédure rigoureuse à respecter.

III. Discussion des enjeux éthiques : les femmes, les couples et les professionnels face à des choix complexes

A. Éthique et diagnostic prénatal (DPN)

Le diagnostic prénatal (DPN) a été défini par la loi dite de bioéthique du 29 juillet 1994 comme l'ensemble des « *pratiques médicales ayant pour but de détecter in utero chez l'embryon ou le fœtus, une affection d'une particulière gravité.* » Cette activité se fait sous le contrôle de l'Agence de biomédecine, établissement public créé par la loi du 6 août 2004.

Ses principaux outils sont l'échographie et l'étude de l'ADN fœtal et/ou du caryotype fœtal faisant suite à un prélèvement invasif (choriocentèse, amniocentèse ou cordocentèse).

Devant la crainte de voir utiliser ces techniques pour satisfaire des désirs d'enfants « parfaits », la réflexion éthique a amené le législateur à encadrer juridiquement le DPN dès 1994 avec la loi de bioéthique et ses révisions successives. Le texte de loi du 6 août 2004 a précisé l'objectif du DPN : « *prévenir ou traiter une affection d'une particulière gravité, dans l'intérêt de l'enfant à naître.* »

L'application à la médecine fœtale des avancées de l'imagerie fœtale et de la génétique humaine questionne fortement. La génétique médicale s'est initialement focalisée sur les maladies monogéniques graves de l'enfant avec, dès 1956, la découverte de l'existence d'une trisomie du chromosome 21 dans les cellules des patients atteints de la maladie alors connue sous le nom de « mongolisme ». Progressivement, il est devenu possible de prélever des cellules fœtales chez les femmes enceintes grâce à la technique de l'amniocentèse. C'est la naissance du diagnostic prénatal, d'abord pour la trisomie 21 puis rapidement pour une dizaine d'autres anomalies chromosomiques. La population concernée par le diagnostic prénatal s'est ensuite considérablement élargie, du fait notamment de l'autorisation par la loi du 17 janvier 1975 de l'interruption de grossesse pour motif médical (IMG), du développement de la surveillance échographique des grossesses, de l'apparition des techniques biologiques d'analyse des marqueurs sériques visant à évaluer le risque de trisomie 21 et des techniques de biologie moléculaire.

Cependant, les progrès du DPN étant beaucoup plus rapides que ceux de la thérapie, reconnaître une maladie revient souvent à faire le constat de l'absence de thérapeutique permettant sa guérison et pousse certains couples à demander l'interruption de la grossesse en raison d'une maladie que leur futur enfant développera (peut-être) précocement, mais aussi, dans certains cas, tardivement après, 30, 40 ou 50 ans.

Il revient alors au Centre pluridisciplinaire de diagnostic prénatal (CPDPN) d'interpréter le sens que l'on donne en pratique à « *une affection d'une particulière gravité reconnue comme incurable au moment du diagnostic* » (article L.2213-1 du Code de la santé publique).

La France est l'un des rares pays à autoriser l'IMG « à tout moment de la grossesse » et le législateur, appuyé par le Comité consultatif national d'éthique (CCNE), n'a jamais souhaité dresser une liste des maladies donnant accès à une IMG, afin notamment d'éviter les automatismes décisionnels (qui ne tiendraient pas compte des situations singulières) et la stigmatisation d'un groupe de personnes. En effet, face à une demande d'IMG, un CPDPN ne peut exclure de considérer le contexte (l'histoire, la culture, les représentations et les convictions de chacun des parents), ce qui peut aboutir à des décisions possiblement différentes d'un couple à un autre, d'un CPDPN à l'autre, et ce pour une même pathologie. La loi laisse donc une large part à la décision au cas par cas et l'expression « particulière gravité » peut être interprétée de façon variable selon les familles et les équipes. Cette liberté permet de prendre en compte l'expérience, la sensibilité et le parcours de chaque couple dans leur décision.

Aujourd'hui, les CPDPN sont confrontés à certaines demandes d'IMG portant sur des maladies génétiques à déclaration tardive et pour lesquelles une prévention et/ou un traitement existent ou non. On peut citer le cas des fœtus porteurs du gène BRCA 1 (qui augmente le risque de développer un cancer du sein et de l'ovaire) dans des familles marquées par des décès nombreux et précoces liés à ces maladies. Dans ces situations, des demandes d'IMG ont été jugées justifiées par l'histoire familiale qui devient alors un critère de « particulière gravité ». Certains s'interrogent cependant sur la légitimité de certaines demandes.

La question sous-jacente à l'ensemble de ce débat est celle des critères légitimant une décision médicale d'arrêt de grossesse. Pour les causes médicales liées à la préservation de la vie de la mère, la question fait peu débat, la médecine privilégiant la personne « présente », en l'occurrence la mère. En revanche, pour l'atteinte fœtale, la question sous-jacente est lourde et rejoint celle de l'acceptation du handicap dans notre société. Certains, y compris des praticiens, bien que non opposés à l'IVG, redoutent le glissement d'une société qui, faute de structures suffisantes d'accueil d'enfants handicapés, inciterait, avec beaucoup de non-dits, les parents à une pratique plus systématique de l'IMG. Une autre question, que l'on évite trop souvent de poser, tant du côté médical que parental est : quelle qualité de vie peut être garantie à des êtres dont il est parfois difficile d'évaluer le niveau de conscience et les capacités d'autonomie ?

Ainsi, les termes mêmes de la loi doivent alors être interrogés dans la démarche éthique visant à accepter ou non d'interrompre une grossesse :

- « forte probabilité » : on n'est pas obligé d'être sûr à 100 % que l'enfant porteur de la mutation développera une maladie grave. Certains couples affirment ne pas vouloir prendre le moindre risque. Mais faire un enfant n'est-il pas déjà prendre un risque ? D'autres considèrent qu'un risque par exemple de 25 % est acceptable car il signifie qu'il y a 75 % de chance que leur bébé aille bien. Ainsi, l'évaluation de la notion de probabilité dépend de chacun et de son histoire ;
- « incurabilité » : il peut exister des maladies curables mais « handicapantes », mais derrière ce handicap, certains mettent des notions variables allant de l'« acceptable » à l'« invivable ». Intervient alors une appréciation du confort et de la qualité de vie. Là encore, l'incurabilité est donc une notion assez subjective dont l'interprétation peut varier d'un individu à un autre ;
- « particulière gravité » : la notion de gravité est également très variable selon les individus. Qu'est-ce qu'une maladie grave, et pour qui ? Qui en décide ? S'agit-il de la gravité pour l'enfant, pour ses parents, pour le médecin, pour la société ? La question se pose notamment pour les maladies responsables de déficiences intellectuelles : le dépistage systématique de la trisomie 21 en est une parfaite illustration. Quand une maladie est-elle grave ? Lorsqu'elle s'exprime à la naissance, dans l'enfance, à l'âge adulte ou encore après 50 ans ? Comment une maladie est-elle grave ? Lorsqu'elle touche un doigt, une main, le corps entier, les fonctions motrices, les fonctions cognitives ? Ces questions montrent la densité et la complexité des discussions conduites au sein des CPDPN. Un dialogue permanent avec le couple est nécessaire, puisqu'il en va de sa perception de la gravité de la maladie mais aussi de sa philosophie de la vie. Ce dialogue requiert beaucoup de temps et d'énergie de la part d'équipes pluridisciplinaires (médecin, généticien, conseiller en génétique, obstétricien, psychologue) dont le rôle principal est d'accompagner le couple dans son cheminement pour arriver à une décision.

B. Le cas spécifique du dépistage prénatal non invasif (DPNI) : de nouveaux enjeux éthiques pour l'accès à l'interruption de grossesse

Depuis 2013 est arrivé progressivement sur le marché, en France, un nouveau test de dépistage de la trisomie 21. Il s'agit du test de dépistage prénatal non invasif (DPNI) par recherche et analyse de l'ADN fœtal circulant dans le sang maternel. Ce test permet, par une simple prise de sang sur la femme enceinte, de dépister la trisomie 21 à un terme beaucoup plus précoce (vers huit à dix semaines d'aménorrhée SA) et avec une performance plus importante. La découverte d'ADN fœtal circulant librement dans le plasma maternel a été décrite en 1997. L'analyse de l'ADN fœtal dans le sang maternel est déjà utilisée depuis de nombreuses années, dans certaines indications du diagnostic anténatal comme la détermination du sexe fœtal dans les maladies récessives liées à l'X et le génotypage du rhésus D fœtal chez les femmes Rhésus D négatives. Jusqu'en 2011, la qualité des techniques ne permettait pas une application fiable à la recherche de la trisomie 21. Aujourd'hui, grâce aux avancées des nouvelles techniques de séquençage à haut débit, le test de dépistage de la trisomie 21 à partir de l'analyse de l'ADN fœtal libre dans le sang maternel permet d'atteindre une sensibilité proche de 99,9 % et une spécificité de 99,8 % dans des populations à haut risque.

Ce progrès révolutionne la pratique du DPN dans la mesure où la technique permet, au-delà de la trisomie 21, d'accéder à l'étude d'autres caractéristiques du génome fœtal avec de nouvelles indications et demandes de prescriptions. Sont ainsi évoquées dans les débats actuels les conditions d'accès à ce test, non seulement pour la trisomie 21, mais également pour la recherche d'autres anomalies (recherche de marqueurs de risque potentiellement prédictifs de maladies telles que des cancers ou autres pathologies) ou l'accès au diagnostic de sexe.

Il a été proposé que la mise en œuvre de l'étude de l'ADN fœtal dans le sang maternel fasse l'objet de recherches appliquées, sur le terrain des pratiques cliniques, afin de mieux comprendre les enjeux et les perceptions des professionnels et des patientes. Les préférences des patientes et des professionnels pourront être différentes et ces derniers « soumis » à la pression de la demande des femmes.

Les règles de prescription de ces nouveaux tests seront-elles consensuelles ? La mondialisation de l'accès à la santé et l'accès à la e-santé via Internet ne feront-ils pas que les femmes réaliseront les tests par leurs propres moyens, puis se présenteront avec les résultats et des demandes de prise en charge auprès de leurs praticiens ? Il conviendra donc d'évaluer ces attitudes et ces évolutions et la nature des demandes, et probablement de penser de nouveaux cadres et de nouvelles règles. Ce sera sans aucun doute un des enjeux de la prochaine révision des lois de bioéthique.

Se pose aussi la question de l'incidence de cette évolution du DPNI sur les demandes d'interruptions de grossesses. La possible réalisation du DPNI avant la fin du premier trimestre pose une question de fond : comme cet examen peut être réalisé à un terme précoce, avant même le terme de réalisation de l'échographie du premier trimestre, le rendu du résultat à la patiente est lui aussi possible très rapidement, c'est à dire avant le terme légal d'interruption volontaire de grossesse de 14 SA (semaines d'aménorrhée), permettant potentiellement un accès direct à une IVG fondée, de fait, sur ce résultat biologique. Cette évolution peut ainsi remettre en question l'esprit de la loi française qui avait souhaité historiquement bien distinguer deux situations : la première, l'IVG (dans un délai limite de 14 SA) où la femme ne souhaitait pas d'enfant ou ne pouvait l'accueillir à ce moment-là de sa vie (situation qualifiée alors de détresse maternelle, c'est à dire à composante psycho-sociale), et la seconde, l'IMG (interruption pour motif médical maternel et/ou fœtal), sans limitation de terme, mais soumise à ce jour à l'accord préalable après une expertise auprès d'un centre de référence CPDPN. Si les résultats du DPNI sont communiqués à la femme avant 14 SA et qu'elle demande une IVG, le cadre éthique de la décision change totalement. Certains couples pourraient être tentés de recourir à une IVG, même lorsque le risque de maladie aurait été jugé faible par les médecins ou « l'anomalie » potentielle jugée de faible gravité.

Du côté des professionnels de santé, le statut du DPNI à l'avenir devra incontestablement être clarifié afin que les femmes soient informées de la place qu'il aura dans la stratégie de suivi des grossesses. À ce jour certains travaux montrent que le nombre de professionnels ne souhaitant pas du tout prescrire ce nouveau test est faible, mais qu'il existe un réel débat sur les indications légitimes et des interrogations associées à son usage.

Points clés

- L'interruption volontaire de grossesse peut être pratiquée suivant différentes modalités :
  - IVG médicamenteuse « en ville » : cinq semaines de grossesse,
  - IVG médicamenteuse pratiquée en établissement de santé : sept semaines de grossesse,
  - IVG chirurgicale : douze semaines de grossesse.
- Le DPN (diagnostic prénatal) est l'ensemble des pratiques médicales ayant pour but de détecter in utero chez l'embryon ou le fœtus une affection grave (anomalie génétique, anomalie chromosomique ou malformation), afin de donner aux futurs parents le choix éventuel d'interrompre ou non la grossesse et de permettre une meilleure prise en charge médicale de la pathologie si la grossesse est poursuivie.
- Lorsqu'une anomalie fœtale est détectée, il appartient au CPDPN (centre pluridisciplinaire de diagnostic prénatal) d'attester qu'il existe une forte probabilité que l'enfant à naître soit atteint d'une affection d'une particulière gravité incurable au moment du diagnostic. Cette attestation permet, si la femme enceinte le décide, de réaliser une interruption volontaire de la grossesse pour motif médical.
- La technique du DPNI (dépistage prénatal non invasif) permettrait précocement dans la grossesse de sélectionner le sexe fœtal ou l'accès au dépistage génétique de marqueurs de pathologies ou de risques. On comprend pourquoi, tout en soutenant l'émergence du DPNI, il peut apparaître nécessaire de bien en cibler les indications et éventuellement de discuter du moment du retour de résultats avant ou au-delà du délai possible pour une interruption volontaire de grossesse.

Pour en savoir plus

Article L.2212-2 du Code de la santé publique.
Article L.2212-4 du Code de la santé publique.
Article L.2212-5 du Code de la santé publique.
Article L.2212-7 du Code de la santé publique.
Article R.2212-10 du Code de la santé publique.
Conseil consultatif national d'éthique, www.ccne-ethique.fr.
Décret n° 2016-743 du 2 juin 2016 relatif aux compétences des sages-femmes en matière d'IVG par voie médicamenteuse et en matière de vaccination.
Loi n° 2016-41 du 26 janvier 2016 relative à la modernisation de notre système de santé.

Principes éthiques de la recherche biomédicale

Désormais, on parle de la recherche impliquant la personne humaine (RIPH) et non la recherche biomédicale.

La RIPH se définit comme une recherche organisée et pratiquée sur l'être humain, qui dépasse l'acte de soin et l'intérêt immédiat du patient. Elle peut viser le développement des connaissances biologiques ou médicales, à partir de procédures qui modifient la prise en charge habituelle et validée.

Son champ couvre tous les essais et expérimentations sur l'homme, qu'il s'agisse de nouveaux médicaments, de nouvelles techniques chirurgicales, de nouvelles méthodes de diagnostic, invasives ou porteuses d'un risque potentiel, ou d'études psychiques ou comportementales.

L'essai clinique se définit comme une étude scientifique réalisée en thérapeutique médicale humaine pour évaluer l'innocuité et l'efficacité d'une méthode diagnostique ou d'un traitement. Il comporte une phase préclinique réalisée in vitro et in vivo chez l'animal et des études pharmacocinétiques et pharmacodynamiques se déroulant en quatre phases.

I. Principes et objectifs de l'éthique de la recherche

L'objectif est l'application des principes éthiques fondamentaux dans le domaine de la recherche. Les principes peuvent être mis en œuvre au moyen de textes normatifs, comme les lois françaises et/ou les déclarations universelles, et par la validation des protocoles par un organisme tel que le Comité de protection des personnes.

Il convient d'être vigilant à la vulnérabilité de certaines populations, à la surveillance tout au long de l'expérimentation, après l'approbation du protocole, et à la commercialisation. La création de brevets, à des fins de valorisation industrielle, ne doit pas aboutir à des conflits d'intérêts financiers ou à des inégalités d'accès aux soins.

En recherche, les principes éthiques guident notamment la méthodologie, les objectifs et les conditions de l'étude, le recueil de consentement, la vigilance envers une population vulnérable, la publication des résultats et la prise en charge au terme de l'étude.

Voir également le sous-chapitre « Principes de l'éthique médicale et de l'argumentation éthique d'une décision ».

Pour rappel, ces principes sont le principe de bienfaisance, le principe de non-malfaisance, le principe d'autonomie et le principe de justice.

A. Principe de bienfaisance

Il consiste à soulager ou à prévenir la douleur physique, psychique, à faire ce qu'il y a de mieux pour le patient (y compris parfois ne rien faire si le bénéfice prévu est minimal), à bien évaluer la balance risque/bénéfice de la prise en charge envisagée.

B. Principe de non-malfaisance

Il consiste à ne pas causer de préjudice par la recherche, à interrompre immédiatement toute recherche ayant des effets néfastes irréversibles ou importants. En France, le Code de santé publique énonce clairement que « *l'intérêt des personnes qui se prêtent à la recherche médicale prime toujours les seuls intérêts de la science et de la société* […] ».

C. Principe d'autonomie

Il consiste à laisser à chacun la capacité de penser, de décider et d'agir librement, selon sa propre initiative, y compris en ce qui concerne les décisions sur son état de santé. Il convient de traiter les sujets comme des personnes autonomes, de protéger ceux dont l'autonomie est diminuée, de toujours rechercher le respect de la volonté du sujet et de garantir la qualité de l'information et du recueil de consentement.

Dans la loi française existe le principe d'inviolabilité du corps humain. Il est donc impossible de pratiquer des soins (qui seraient considérés comme une atteinte au corps humain) si la personne n'a pas donné son consentement aux soins. Pour donner son consentement, la personne doit avoir été préalablement informée. Pour que le consentement soit valable, il doit être libre (sans aucune contrainte de hiérarchie, de pression familiale ou autre) et éclairé, c'est-à-dire que l'information doit être complète, loyale et adaptée. Il faut, de plus, s'assurer qu'elle a été comprise.

D. Principe de justice (ou d'équité)

Face à la baisse et à la pénurie de ressources économiques, il est nécessaire d'établir des priorités pour préserver l'équité dans l'accès aux soins. Il faut que cet accès soit identique, quel que soit le pays où s'exerce le soin. Au sein d'un même pays, les stratégies et politiques de santé doivent tenir compte de ce principe pour déterminer ce qui sera privilégié : santé publique ou santé individuelle. Dans la recherche, la sélection des sujets devra être équitable, tout en protégeant les populations vulnérables. Il ne doit y avoir ni exclusion ni discrimination du fait de l'appartenance religieuse, politique ou ethnique du sujet.

E. Caractère universel

Les principes éthiques ont un caractère universel et se situent au-delà des limites géographiques, culturelles, économiques, juridiques et politiques. À l'inverse, leur procédure d'application n'est pas universelle et dépend des lois ou règlements en vigueur dans le pays. Ainsi, par exemple, la commercialisation des brevets est interdite en France et autorisée dans d'autres pays, d'où des inégalités d'accès aux soins en lien avec ces brevets.

II. Émergence de l'éthique de la recherche

Dès l'Antiquité, le souci et le respect du patient ont été au cœur de la pratique médicale et le serment d'Hippocrate, toujours prêté de nos jours, en témoigne.

Toutefois, le regard que la société porte sur le médecin a évolué. Jusqu'au début du XXe siècle, c'est le souci de faire au mieux pour le malade qui prédominait. Le médecin, qui était le « sachant », le « savant », prenait la décision qu'il estimait la plus adaptée au cas de son malade. De son côté, celui-ci (ou ses proches) plaçaient toute leur confiance dans le médecin, qui apparaissait comme le mieux à même de prendre la décision thérapeutique. Le principe de bienfaisance prédominait et le paternalisme médical était à son apogée.

Au début du XXe siècle, les mentalités évoluent. Dans le domaine scientifique les technologies se développent. On recherche la preuve de l'efficacité autant dans le domaine médical que dans le domaine policier ou industriel. Le principe de bienfaisance s'efface devant le principe d'autonomie. On considère que le recueil de consentement donne une légitimité à la recherche. À la fin de la Seconde Guerre mondiale, les dérives sont mises en évidence et un cadre normatif s'impose. C'est sous la forme du code de Nuremberg que celui-ci est mis en place en 1947.

III. Textes normatifs

A. Code de Nuremberg (1947)

Édicté par des non-médicaux à l'issue du procès de Nuremberg, le Code de Nuremberg établit une déontologie internationale sur l'expérimentation sur l'être humain. Le code respecte les principes de bienfaisance et de non-malfaisance dans le sens où la recherche doit apporter un bienfait pour la société. La balance des bénéfices et des risques encourus par le sujet doit être correctement évaluée. Le code respecte le principe d'autonomie et la règle de base est le consentement libre et éclairé du sujet, ce qui implique que l'expérimentateur délivre avant le recueil de consentement une information fiable, claire et complète. La liberté du sujet est inconditionnelle et inaliénable du début à la fin de l'étude et il peut sortir de l'étude, s'il le souhaite, à tout moment.

B. Déclaration d'Helsinki (1964)

Énoncée par l'Association médicale mondiale, la Déclaration d'Helsinki reprend les principes fondamentaux déjà énoncés dans le Code de Nuremberg. Elle établit une distinction entre recherche clinique et non clinique et recherche de bénéfice direct pour les malades. Elle mentionne que « *les intérêts de la science ou de la société ne doivent jamais prévaloir sur le bien-être du sujet.* »

C. Déclaration de Manille (1981)

Énoncée conjointement par l'Organisation mondiale de la santé (OMS) et le Conseil des organisations internationales des sciences médicales, la Déclaration de Manille établit le principe de la recherche impérative de l'avis d'un comité d'experts indépendants se prononçant sur le recueil de consentement des personnes vulnérables. Parmi celles-ci sont concernés les enfants, les femmes enceintes, les mères allaitant et les majeurs protégés.

D. Directive européenne du 4 avril 2001

Cette directive reprend les principes des déclarations d'Helsinki et de Manille sur le volet protection des personnes. Elle vise également à harmoniser les législations européennes en matière d'essais cliniques sur les médicaments sur la recherche de qualité des essais et à faciliter les procédures et les échanges d'informations sous la forme de bases de données européennes.

E. Révision de la déclaration d'Helsinki (2014)

C'est la dixième révision de cette déclaration. Elle instaure la consultation publique en méthode de travail, évoque la question de l'indemnisation pour les populations vulnérables et rappelle l'obligation en post-étude de la communication des résultats globaux et individuels.

IV. Lois françaises

En France, la législation sur la protection des personnes se prêtant à la recherche biomédicale est apparue dès 1988 avec la loi Huriet-Sérusclat.

A. Avant 1988

La recherche se fait dans une semi-clandestinité avec un niveau de contrôle faible, des essais non comparatifs et une absence de protocole écrit. Les essais sur les non-malades sont illicites. Les visas sont accordés sur la foi d'experts. Dès 1975 émergent les demandes de preuves scientifiques et de méthodologies rigoureuses.

B. Loi Huriet-Sérusclat (20 décembre 1988)

Cette loi énonce le principe d'égalité des participants, malades ou non-malades. On préfère les termes de « *protection des personnes* » à « *expérimentation humaine* ». Elle établit deux types de recherches : avec bénéfice individuel direct et sans bénéfice individuel direct. Les contraintes sont alourdies pour le second type : il est nécessaire d'obtenir une autorisation des lieux de recherche et la responsabilité du promoteur, même sans faute, pourra être recherchée.

Le consentement doit être « libre, éclairé et exprès », en conformité avec les textes internationaux. La protection spéciale des personnes « vulnérables » est recherchée. En accord avec le principe de gratuité la « non-commercialisation » du corps humain est affirmée, il n'y a pas de rémunération possible, mais une « indemnisation » pour les participants « sans bénéfice direct individuel » et non hospitalisés est possible.

La loi prévoit la création des Comités consultatifs de protection des personnes dans la recherche biomédicale (CCPPRB), indépendants de l'autorité administrative. La recherche ne sera pas possible si elle ne se fonde pas sur le dernier état des connaissances, si elle n'est pas précédée d'une expérimentation préclinique suffisante, s'il existe un risque prévisible hors de proportion avec le bénéfice escompté, si elle ne vise pas à étendre les connaissances scientifiques de l'être humain et les moyens susceptibles d'améliorer sa condition, si elle n'est pas conçue pour réduire la douleur, la peur, les désagréments. Toutes ces conditions sont cumulatives.

La mise en œuvre ne peut se faire que sous la direction et la surveillance d'un médecin expérimenté. Les conditions matérielles et techniques doivent être adaptées à l'essai et compatibles avec les impératifs de rigueur scientifique et de sécurité des personnes. L'intérêt des personnes prime toujours sur les seuls intérêts de la science et de la société.

Cette loi est bénéfique dans le sens où elle apporte une sécurité juridique aux investigateurs et impose un examen préalable des protocoles et du recueil de consentement éclairé. Il demeure cependant des difficultés : la qualification avec ou sans bénéfice direct est parfois difficile à déterminer, la protection des malades est dégradée par rapport aux volontaires sains et une révision s'avérera nécessaire.

C. Loi du 9 août 2004

Cette loi vise à une transposition de la directive européenne sur les essais cliniques de 2001. Elle définit la recherche biomédicale : « *une recherche biomédicale est une recherche organisée et pratiquée sur l'être humain en vue du développement des connaissances biologiques ou médicales.* » Il y a recherche lorsque, au-delà de l'acte de soin et de l'intérêt immédiat du patient, le médecin cherche à faire progresser la connaissance scientifique, c'est à dire à dégager et formaliser un enseignement de portée générale. Ceci s'applique non seulement aux essais de techniques et de produits mais aussi aux recherches à visée cognitive.

Les notions de bénéfice direct ou indirect sont abandonnées au profit de la notion d'essais interventionnels et non interventionnels. Les essais non interventionnels sont exclus de la réforme (enquête observationnelle, épidémiologie). Les recherches portant sur des soins courants font l'objet de procédures simplifiées. Les protocoles sont évalués sur la balance bénéfice/risque et non plus sur le bénéfice thérapeutique. La protection est renforcée et les régimes différents de protection disparaissent.

Les rôles des acteurs sont bien définis. Le promoteur est la personne physique ou morale à l'initiative d'une recherche, qui assure la gestion et vérifie le financement. L'investigateur est la personne physique qui dirige et surveille la réalisation de la recherche sur un lieu. Lorsqu'il y a plusieurs investigateurs, un coordonnateur est nommé.

Les Comités de protection des personnes (CPP) remplacent les CCPPRB. Le CPP est composé de quatorze membres en deux collèges. Le collège médical comprend quatre personnes qualifiées en recherche dont au moins deux médecins et un épidémiologiste ou biostatisticien, un médecin généraliste, un pharmacien hospitalier et un infirmier. Le collège sociétal est composé d'une personne qualifiée en éthique, d'un psychologue, d'un travailleur social, de deux personnes qualifiées en matière juridique et de deux représentants des associations (figure 2.1).

L'avis du CPP devient nécessaire et favorable. Il est décisionnel et non plus consultatif. Cet avis prend en compte l'information du sujet (délai de réflexion, adéquation, exhaustivité et intelligibilité des informations écrites, information orale soutenue par un texte écrit), le titre du protocole, les coordonnées des promoteur et investigateur coordonnateur, l'objectif, la méthodologie et la durée de la recherche, les bénéfices attendus, les contraintes et les risques prévisibles, les alternatives médicales, les modalités de prise en charge en fin de recherche, l'accès aux résultats à la fin de la recherche, la confidentialité des données, la date de l'avis du CPP et de l'autorisation de l'autorité compétente et l'attestation d'assurance prise par le promoteur. Cet avis tient également compte du recueil de consentement qui doit être libre et éclairé, recueilli par l'investigateur, par écrit. Il existe des cas particuliers : pour les mineurs, le recueil se fait auprès du représentant légal, pour les personnes hors d'état de s'exprimer, il se fait auprès de la personne de confiance ou du juge des tutelles, en urgence auprès de la famille ou de la personne de confiance si elles sont présentes. L'avis du CPP repose également sur la pertinence de la recherche (scientifique, méthodologique et éthique), l'adéquation entre les objectifs et les moyens mis en œuvre, le caractère satisfaisant de l'évaluation des bénéfices et des risques attendus et le bien-fondé des conclusions, les modalités de recrutement des participants, le montant et les modalités d'indemnisation des participants, l'inscription sur le Fichier national des volontaires (Internet) visant à éviter les abus, le respect d'une période d'exclusion entre deux recherches, la qualité des lieux de recherche et la qualification des investigateurs.

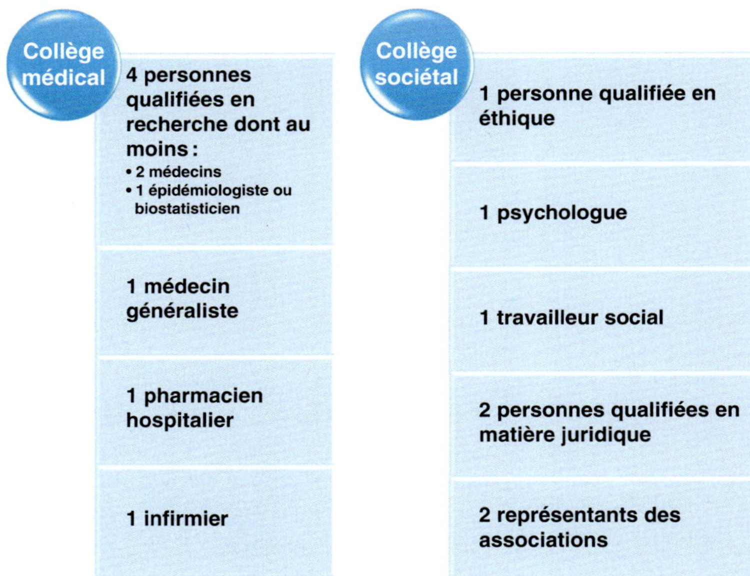

Figure 2.1 Composition d'un comité de protection des personnes (CPP) selon l'article R.1123-4 du Code de la santé publique

L'Agence française de sécurité sanitaire des produits de santé (AFSSAPS) devient l'Agence nationale de sécurité du médicament (ANSM). Pour les produits autres que les médicaments, l'autorité compétente est la Direction générale de la santé (DGS). Le régime de déclaration est remplacé par un régime d'autorisation. L'autorisation est valable une année. L'ANSM peut demander des informations complémentaires ou interrompre une recherche.

Les sujets participant à la recherche doivent bénéficier d'un examen médical préalable, être affiliés à un régime de sécurité sociale, être inscrits sur le fichier national, avoir accès aux résultats globaux et aux informations relatives à leur état de santé. Ils peuvent recevoir une indemnisation plafonnée pour contraintes subies ou pour dommage (par le promoteur en cas de faute ou par un fonds d'indemnisation s'il n'y pas de faute). Ils ne peuvent participer à plusieurs recherches simultanées.

Il existe une représentation des associations de malades et des usagers du système de santé au sein des CPP. La communication des résultats globaux des recherches est obligatoire. Ils peuvent être englobés dans des bases de données de recherches au niveau national et européen (sauf si le promoteur s'y oppose ; figure 2.2).

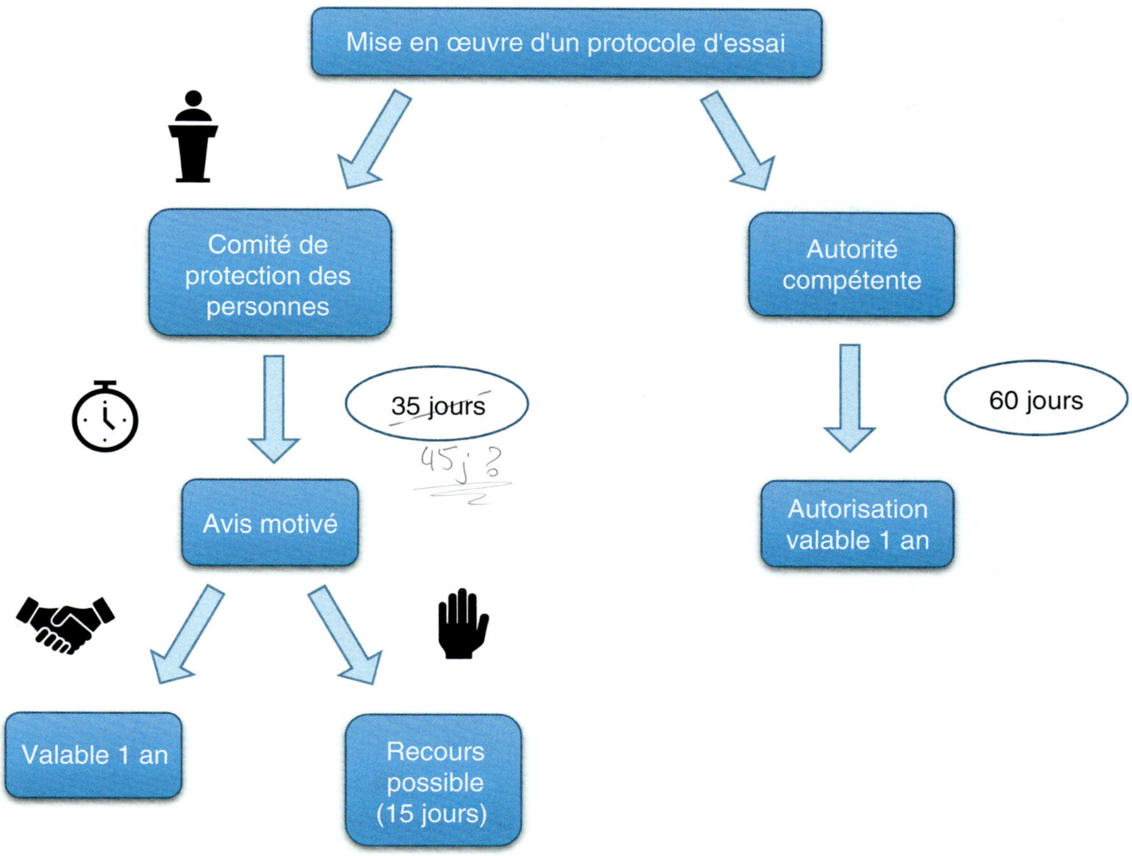

Figure 2.2 **Mise en œuvre d'un protocole d'essai**

D. Loi du 5 mars 2012 (loi Jardé ; figure 2.3)

Dans la loi du 5 mars 2012, aussi intitulée « loi relative aux recherches impliquant la personne humaine » (RIPH), les termes « recherche biomédicale » ont été supprimés. Elle vise à donner un cadre unique aux recherches médicales et à simplifier les démarches. Elle distingue trois types de recherches : la recherche interventionnelle avec risque, la recherche interventionnelle à risque négligeable (visant à évaluer les soins courants) et la recherche non interventionnelle ou observationnelle.

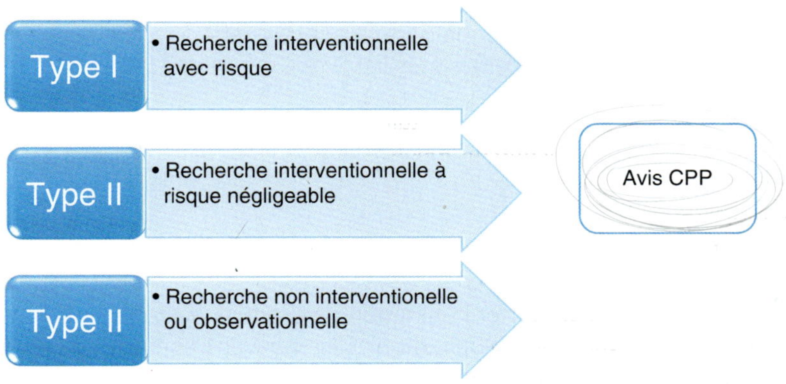

Figure 2.3 **Types de recherches définis par la loi relative aux recherches impliquant la personne humaine**

1. Première catégorie : les recherches interventionnelles qui comportent une intervention sur la personne non justifiée par sa prise en charge habituelle

Dans la recherche interventionnelle avec risque, l'intervention sur la personne ne se justifie pas par sa prise en charge habituelle (utilisation d'une molécule nouvelle, par exemple). Le consentement doit être libre, éclairé et exprès, recueilli par écrit.

Ces recherches portent :

- sur des médicaments ;
- sur les autres produits de santé (mentionnés à l'article L.5311-1 du Code de la santé publique) ;
- sur des denrées alimentaires.

Conditions :

- autorisation de l'Agence européenne des médicaments située à Amsterdam pour les recherches portant sur les médicaments ;
- avis favorable du CPP (Comité de protection des personnes) ;
- souscription d'une assurance spécifique par le promoteur ;
- formalités auprès de la Commission nationale de l'informatique et des libertés (CNIL ; par exemple, engagement de conformité à la méthodologie de référence MR001) ;
- numéro EudraCT (il permet d'identifier chaque recherche réalisée dans l'Union Européenne, le promoteur doit le demander à l'Agence européenne des médicaments).

2. Deuxième catégorie : recherches interventionnelles qui ne comportent que des risques et des contraintes minimes

La recherche interventionnelle à risque négligeable ne porte pas sur des médicaments et présente des risques et des contraintes minimes. Le consentement doit être libre, éclairé et exprès, il peut être recueilli par oral.

Conditions :

- avis favorable d'un CPP ;
- pas d'autorisation de l'Agence nationale de sécurité du médicament (ANSM) mais information (envoi du résumé et avis du CPP) ;
- souscription d'une assurance par le promoteur ;
- démarches auprès de la CNIL ;
- numéro d'enregistrement de la recherche (le promoteur doit le demander à l'Agence nationale de sécurité du médicament) ;
- faire partie de la liste fixée par l'arrêté du 12 avril 2018.

Les recherches de deuxième catégorie portent sur des personnes saines ou malades. Le caractère minime des risques et des contraintes liés à réalisation de la ou des interventions s'apprécie au regard :

- du sexe ;
- de l'âge ;
- de la condition physique ;
- de la pathologie éventuelle de la personne se prêtant à la recherche ;
- de la fréquence, de la durée.

Ces recherches peuvent comporter l'utilisation de produits de santé, mais ceux-ci le sont alors dans les conditions habituelles d'utilisation. Elles peuvent comporter des actes peu invasifs (prélèvements veineux sanguins, imagerie non invasive, etc.).

3. Troisième catégorie : recherches non interventionnelles

La recherche non interventionnelle ne comporte aucun risque ni contrainte. Tous les actes sont pratiqués et tous les produits sont utilisés de manière habituelle.

Le sujet doit être informé, il faut rechercher sa non-opposition.

Conditions :

- avis favorable d'un CPP ;
- pas d'autorisation de l'ANSM mais information (envoi du résumé et avis du CPP) ;
- démarches auprès de la CNIL.

Le CPP intervient pour toutes les recherches, son avis doit être favorable pour les trois types.

La compétence territoriale des CPP est supprimée, le CPP passe sous la tutelle d'une Commission nationale des recherches impliquant la personne humaine qui assure la coordination, l'harmonisation et l'évaluation des pratiques des CPP.

Le CPP se prononce dans un délai de quarante-cinq jours. Le silence gardé par le CPP au terme de ce délai vaut rejet de la demande.

Les recherches portant sur des données rétrospectives (thèses sur des dossiers médicaux, par exemple) sont exclues de ce cadre car elles ne portent pas sur des personnes mais sur des données. Elles relèvent du seul avis de la CNIL, qui repose sur un avis préalable du Comité d'expertise pour les recherches, les études et les évaluations dans le domaine de la santé (CEREES).

Les différents acteurs

- L'Agence nationale de sécurité du médicament et des produits de santé (ANSM) :
  - est responsable de la méthodologie des essais de première catégorie (après la mise en application du RE),
  - donne un numéro d'enregistrement des première, deuxième et troisième catégories de recherches. Attention : le numéro EUDRACT pour les recherches interventionnelles portant sur un médicament est fourni par l'Agence européenne du médicament, le numéro ID-RCB est fourni par l'ANSM pour toutes les autres recherches,
  - reçoit le résumé et l'avis du CPP des recherches de deuxième et troisième catégories.
- La Commission nationale des recherches impliquant la personne humaine (CNRIPH), créée en 2018, est chargée de la coordination, de l'harmonisation et de l'évaluation des pratiques des CPP.
- Le Comité de protection des personnes (CPP) est composé de quatorze membres titulaires répartis en deux collèges.
- Le promoteur est la personne physique ou la personne morale qui est responsable d'une recherche impliquant la personne humaine, en assure la gestion et vérifie que son financement est prévu. Le promoteur ou son représentant légal doit être établi dans l'Union Européenne. Le promoteur est le plus souvent un laboratoire pharmaceutique, un centre de recherche ou un établissement de santé tel un CHU.
- L'investigateur est la ou les personnes physiques qui dirigent et surveillent la réalisation de la recherche sur un lieu. C'est le plus souvent un médecin.

E. Questionnement éthique

Malgré le cadre normatif strict de la recherche, des situations imprévisibles, des effets néfastes et des dérives non éthiques peuvent encore être observés.

Le principe de protection des populations vulnérables peut avoir un effet paradoxal en excluant ces populations des essais cliniques, et donc en leur interdisant l'accès aux nouvelles thérapeutiques. Dans ce cas, l'équité dans l'accès aux soins n'est pas respectée.

Dans certaines études, l'effet indésirable, qui n'avait pas été observé chez l'animal, entraîne des dommages importants chez les sujets humains, car il est spécifique à l'homme. Cet effet néfaste imprévisible se produit alors que la recherche a été correctement menée après un essai chez l'animal.

Comment peut-on s'assurer que le consentement éclairé est bien réel chez un sujet analphabète ou ne comprenant pas la langue, chez un enfant ou chez un incapable majeur ? Quelle peut alors être la valeur du consentement recueilli ? Il ne peut y avoir de rémunération mais le remboursement de frais est possible, existe-il une forme de contrôle dans ce cas ? Lors de la mise sur le marché, le coût des produits étudiés garantira-t-il l'accès au produit pour tous de manière équitable ? Quelle sera l'accessibilité au produit pour les sujets qui ont souhaité ou ont dû sortir de l'étude ?

Bien des questions demeurent encore, malgré toute l'attention portée aux sujets se prêtant à la recherche biomédicale (figure 2.4).

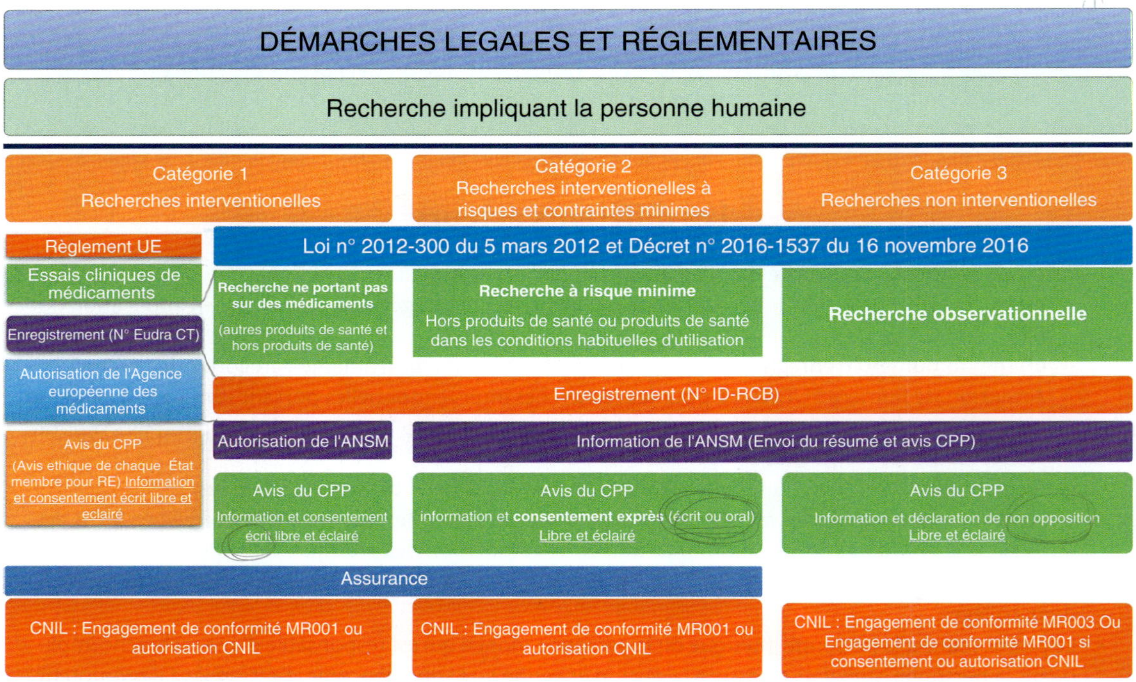

Figure 2.4 Tableau de synthèse de l'organisation de la recherche sur la personne

Règlement UE n° 536/2014 du Parlement européen et du Conseil du 16 avril 2014 relatif aux essais cliniques de médicaments à usage humain.
Arrêtés du 12 avril 2018 fixant la liste des recherches 2e catégorie et 3e catégorie.
Art. R 1121-1 CSP : définitions.
ANSM : Agence nationale de sécurité du médicament et des produits de santé.
EudraCT : numéro établi par l'Agence européenne des médicaments.
MR 01 : recherches dans le domaine de la santé avec recueil du consentement / délibération n° 2018-153 du 3 mai 2018.
MR 03 : recherches dans le domaine de la santé sans recueil du consentement / délibération n° 2018-154 du 3 mai 2018.
CPP : Comité de protection des personnes.
ID-RCB : numéro d'enregistrement de la recherche par l'ANSM.
Source : © Inserm.

Points clés

- La recherche impliquant la personne humaine est très encadrée juridiquement. Cet encadrement est indispensable pour permettre à la recherche de se développer tout en respectant les personnes.
- Depuis 2012, il existe un cadre législatif unique pour toutes les recherches impliquant la personne. Les recherches sont classées en trois types selon le caractère interventionnel ou non de cette recherche et selon le risque encouru.
- Le rôle des acteurs impliqués dans un protocole de recherche est bien défini (investigateur, promoteur).
- Les Comités de protection des personnes ont un rôle important et rendent un avis décisionnel.
- L'autorité compétente est l'Agence nationale de sécurité du médicament.

Pour en savoir plus

AAP Recherche en santé, www.aap-recherchesante.fr.
Agence nationale de la recherche, www.agence-nationale-recherche.fr.
Agence nationale de sécurité du médicament et des produits de santé, https://ansm.sante.fr.
Commission nationale de l'informatique et des libertés, www.cnil.fr.
Commission nationale des recherches impliquant la personne humaine, https://cnriph.sante.gouv.fr/#.
Ministère des Solidarités et de la Santé, www.sante.gouv.fr/recherche-et-innovation.

Principes éthiques des tests génétiques

En France, selon les termes de la loi, issue des lois dites de bioéthiques, l'examen des caractéristiques génétiques d'une personne ne peut être entrepris qu'à des fins médicales ou de recherche scientifique. C'est le cas le plus fréquent et qui répond à des objectifs cliniques. Il existe, par ailleurs, le cas particulier de l'usage de la génétique à visée d'identification d'une personne : les empreintes génétiques.

I. Cas particulier de l'identification d'une personne par ses empreintes génétiques

Ce peut être le cas par exemple en médecine légale, afin de procéder à l'identification du corps d'un défunt, ou pour une recherche de paternité.

Selon les termes de la loi, l'identification ne peut être recherchée que dans trois cadres.

A. Premier cadre

En premier lieu, l'identification peut être recherchée dans le cadre de mesures d'enquête ou d'instruction diligentées lors d'une procédure judiciaire ou aux fins d'établir, lorsqu'elle est inconnue, l'identité d'une personne décédée.

Les missions d'identification par empreintes génétiques ne peuvent alors être réalisées que sur instruction d'un magistrat et dans un laboratoire agréé à cet effet. Par ailleurs, elles ne peuvent être réalisées que par des personnes physiques ou morales inscrites sur une liste d'experts.

Le consentement exprès de la personne doit être recueilli par écrit préalablement à la réalisation de l'identification, après qu'elle a été dûment informée de sa nature et de sa finalité.

Sauf accord exprès de la personne manifesté de son vivant, aucune identification par empreintes génétiques ne peut être réalisée après sa mort.

Les locaux affectés à la conservation des scellés, des échantillons biologiques et des résultats d'analyses doivent être équipés d'installations propres à garantir :

- une protection contre le vol ou la dégradation ;
- une confidentialité absolue ;
- la sauvegarde des scellés, des prélèvements et des résultats d'analyses.

B. Deuxième cadre

En deuxième lieu, l'identification peut être recherchée dans le cadre de tests dits de paternité, diligentés lors d'une procédure judiciaire.

Ces tests sont autorisés uniquement dans le cadre d'une procédure judiciaire visant à établir ou contester un lien de filiation et/ou à obtenir ou supprimer des subsides.

Le consentement du père présumé est obligatoire (consentement recueilli préalablement et expressément). Le test de paternité est ordonné par un juge du tribunal de grande instance. Procéder à un test de paternité en dehors de ce cadre est illégal.

Le test est accompli selon deux méthodes : l'examen comparé des sangs et l'identification par les empreintes génétiques. Les conditions de lieux et les personnes habilitées à réaliser ces tests reposent sur les mêmes règles d'agréments que celles mentionnées précédemment.

C. Troisième cadre

Enfin, l'identification peut être recherchée dans le cadre de prévu par le Code de la défense nationale, c'est-à-dire pour identifier des personnes décédées lors d'actions de combat, des personnes capturées par les forces armées, des personnes dont il existe des raisons précises et sérieuses de penser qu'elles présentent une menace pour la sécurité des forces ou des populations civiles.

Lorsque la recherche d'identité concerne soit un militaire décédé à l'occasion d'une opération conduite par les forces armées, soit une victime de catastrophe naturelle, soit une personne faisant l'objet de recherches relatives à la sécurité et dont la mort est supposée, des prélèvements destinés à recueillir les traces biologiques de cette personne peuvent être réalisés dans des lieux qu'elle est susceptible d'avoir habituellement fréquentés, avec l'accord du responsable des lieux ou, en cas de refus de celui-ci ou d'impossibilité de recueillir cet accord, avec l'autorisation du juge des libertés et de la détention du tribunal de grande instance. Des prélèvements aux mêmes fins sur les ascendants, descendants ou collatéraux supposés de cette personne peuvent être également réalisés. Le consentement exprès de chaque personne concernée est alors recueilli par écrit préalablement à la réalisation du prélèvement, après que celle-ci a été dûment informée de la nature de ce prélèvement, de sa finalité ainsi que du caractère à tout moment révocable de son consentement. Le consentement mentionne la finalité du prélèvement et de l'identification.

II. Cas le plus fréquent de l'examen des caractéristiques génétiques d'une personne dans un cadre de soins ou d'une recherche médicale

Lorsque l'identification est effectuée à des fins médicales ou de recherche scientifique, le consentement exprès de la personne doit être recueilli par écrit préalablement à la réalisation de l'identification, après qu'elle a été dûment informée de sa nature et de sa finalité. Le consentement mentionne la finalité de l'identification. Il est révocable sans forme et à tout moment.

Cette analyse a pour objet :

- soit de poser, de confirmer ou d'infirmer le diagnostic d'une maladie à caractère génétique chez une personne ;
- soit de rechercher les caractéristiques d'un ou plusieurs gènes susceptibles d'être à l'origine du développement d'une maladie chez une personne ou chez les membres de sa famille potentiellement concernés (permettant par exemple la mise en œuvre d'une démarche de conseil génétique visant à construire une démarche de prévention, de dépistage ou de soins pour une personne et éventuellement ses apparentés) ;
- soit d'adapter la prise en charge médicale d'une personne selon ses caractéristiques génétiques (en particulier les thérapies ciblées, par exemple en cancérologie en fonction de la caractéristique génétique de la tumeur).

La prescription et la réalisation de l'examen des caractéristiques génétiques d'une personne à des fins médicales, ainsi que les modalités particulières des consultations adaptées en matière de génétique, font l'objet de règles de bonnes pratiques définies par arrêté du ministre chargé de la santé. Ces règles sont les suivantes :

- l'obligation du consentement initial du patient, recueilli par écrit et précédé d'une information complète sur les objectifs, les conséquences et les limites du test ;
- le fait que la personne peut refuser de connaître le résultat de son test génétique ;
- le fait que la personne est tenue d'informer les membres de sa famille en cas de diagnostic d'une anomalie génétique grave susceptible de mesures de prévention ou de soins (c'est ce que l'on appelle l'information de la parentèle). La loi précise en outre que si la personne ne souhaite pas informer elle-même les membres de sa famille, elle peut demander au médecin qui a réalisé l'examen qu'il procède à cette information tout en préservant l'anonymat du patient.

Il existe un cadre particulier, celui où les tests s'inscrivent dans un projet de grossesse pour un couple. Deux situations sont alors possibles pour la réalisation de ces tests :

- pour mener un diagnostic sur le fœtus in utero : on parle alors de diagnostic prénatal (DPN) dont l'objectif est de détecter avant la naissance une affection d'une particulière gravité et ainsi soit de pouvoir proposer aux parents de soigner l'enfant à naître, soit de les aider à se préparer à l'accueillir, soit parfois d'avoir recours à une interruption de grossesse (voir en complément le sous-chapitre « Principes éthiques et argumentation d'une décision d'interruption de grossesse ») ;
- avant l'implantation de l'embryon : on parle alors de diagnostic préimplantatoire (DPI). Cette technique ne concerne que les couples à haut risque de maladie génétique grave et incurable, qui recourent à l'assistance médicale à la procréation, en l'occurrence à une fécondation in vitro (FIV), pour réaliser leur projet de grossesse. Le principe est d'identifier les embryons sains au cours de la FIV, afin de ne pas transférer in utéro d'embryons porteurs de la maladie. En France, seuls environ cinquante couples y ont recours chaque année.

III. Discussion des enjeux éthiques de la génétique prédictive

A. La prédiction : un impact majeur sur la vie, la liberté et les droits fondamentaux de la personne

Le test prédictif est loin d'être un acte médical neutre : en effet, le résultat équivaut soit à une « condamnation », soit à une « libération ».

Le diagnostic génétique pré-symptomatique peut être bénéfique quand, en cas de révélation d'anomalie(s), on peut proposer une surveillance, un dépistage et un traitement plus précoces visant à limiter l'expression de la maladie et sa gravité (par exemple mammographies plus rapprochées, IRM, coloscopies, dans les formes familiales de cancers du sein, de l'ovaire ou du colon).

Le test a également un bénéfice réel pour les personnes potentiellement porteuses, quand celui-ci revient normal, c'est à dire sans risque différent par rapport à la population générale, leur évitant ainsi de subir les inconvénients de cette surveillance régulière, pénible et anxiogène.

Cependant, pour certaines pathologies, le bénéfice médical apporté par le diagnostic pré-symptomatique apparaît comme nul en l'état actuel des connaissances pour la santé de l'individu qui a fait le test, car il n'existe aucun traitement permettant d'éviter ou de retarder l'apparition des symptômes.

Cependant, le bénéfice peut être évalué dans d'autres dimensions :

- un bénéfice individuel direct autre que médical (possibilité d'agir et de prendre des décisions sur le déroulé et l'organisation de sa vie);
- un bénéfice social (préparation à la maladie et aménagement des conditions de travail);
- un bénéfice familial (aménagement du projet familial, dynamique du couple face au résultat, possibilité d'informer les enfants et d'autres membres de sa famille potentiellement aussi concernés).

Ainsi, dans tous les cas, dans le cadre d'un projet parental, la connaissance du risque porté par le couple, et potentiellement transmissible à un enfant, a un impact majeur sur la façon dont ce couple va organiser et médicaliser ce projet de grossesse, le poursuivre ou non. La découverte d'anomalies fœtales peut en effet modifier la prise en charge de la grossesse ou de l'accouchement et amener parfois à discuter de la poursuite ou non de la grossesse.

Les questions se posent sur plusieurs niveaux :

- premier niveau : il met l'accent sur l'effet de cette information sur l'individu lui-même et sur ses rapports avec son entourage et met en jeu l'un des principes majeurs de la bioéthique : l'autonomie du sujet, c'est-à-dire sa capacité à se déterminer librement. Cette information prédictive sera-t-elle en mesure de donner plus de liberté à l'individu ou au contraire l'enfermera-t-elle dans un avenir qu'il ne pourra que subir? Cette question reste ouverte;
- deuxième niveau : il s'attache au risque que l'information soit utilisée par des tiers à des fins de discrimination dans la vie sociale, avec un risque d'affaiblissement de la cohésion sociale, de la justice et de la solidarité. Ceci peut ainsi avoir des incidences en termes de peur d'exclusions (professionnelle, familiale, assurantielle, etc.). Il existe donc un risque majeur de dérives de telles informations dès lors qu'elles quitteraient la sphère de la relation médecin-patient et du secret médical. La confidentialité qui fonde le contrat de soin entre le médecin et son patient est ici, comme ailleurs, un impératif. Nous verrons cependant qu'il peut néanmoins exister une forte tension entre le strict respect du secret éventuellement souhaité par la personne chez laquelle on a découvert une mutation et l'intérêt éventuel, parfois majeur, des autres personnes de la famille génétiquement apparentées à connaître cette information pour en tirer un bénéfice personnel. C'est tout le débat d'aujourd'hui, sur la question de l'information de la parentèle.

Pour toutes ces raisons, notre droit encadre cette pratique, pour assurer le respect des droits fondamentaux de la personne :

- le consentement explicite des personnes est nécessaire;
- l'usage est strictement limité à la sphère médicale;
- le secret médical doit être respecté.

Les équipes pluridisciplinaires désirant pratiquer des diagnostics pré-symptomatiques doivent notamment réunir des compétences cliniques et génétiques et être déclarées à l'Agence de biomédecine.

Des règles de bonnes pratiques, concernant la réalisation de tests génétiques, mettent en avant des principes éthiques à respecter :

- le respect de la personne et de son autonomie, qui sous-entend que le demandeur soit majeur, volontaire, soumis à aucune pression ou influence d'un tiers, en pleine capacité de ses fonctions intellectuelles. La personne est libre de ne pas savoir si tel est son choix : ce choix doit être respecté en toutes circonstances;
- le respect de la liberté du demandeur passant par un choix éclairé, informé, authentifié par la signature de son consentement après une information objective et actualisée de la part des médecins et par sa compréhension de la maladie, de son pronostic, du test biologique, de ses limites et de son anticipation des implications psychologiques individuelles et familiales que pourrait avoir ce test, nécessitant un temps de réflexion;
- le principe de justice et d'égalité, c'est-à-dire d'accessibilité du test à tout un chacun sans partialité. Le principe de justice garantit aussi la non-discrimination; celle-ci passe par le secret professionnel, ligne de conduite générale en médecine, un principe capital dans le cadre de la génétique, d'autant qu'il implique non seulement un individu mais toute une famille. Ceci impose l'assurance de la non-utilisation de ces informations par des tiers, par exemple les assureurs et les employeurs;
- le principe de bienfaisance (la personne doit pouvoir tirer un bénéfice du test) ou de non malfaisance avec le souci du médecin de ne pas être néfaste pour la personne. Ce volet néfaste est possible, quand, au-delà d'une annonce, on ne dispose d'aucune prévention, d'aucune thérapeutique curative. La question du droit de ne pas savoir est alors en jeu.

B. Dimension collective de la donnée génétique et enjeux éthiques de l'information de la parentèle

Dans le cadre des maladies génétiques, l'information sur le risque ne concerne pas que le devenir de la personne qui a fait le test et en connaît le résultat. Cette information, peut concerner d'autres membres de la famille, génétiquement apparentés, car s'ils sont également porteurs, ils peuvent avec leur médecin décider de mesures appropriées.

Ne pas bénéficier d'une telle information peut être perçu comme une perte de chance. Le silence (c'est-à-dire la préservation absolue du secret médical) envers les apparentés d'une personne porteuse d'une maladie génétique pour laquelle des mesures de prévention ou curatives existent soulève en premier lieu la question de la responsabilité morale vis-à-vis d'autrui.

Cette question revient à se demander à qui appartient l'information médicale d'ordre génétique, dès lors qu'au-delà d'un patient source, elle peut rendre compte de l'état de santé de plusieurs personnes. La question est donc de se demander si l'information génétique demeure une donnée strictement personnelle ou individuelle.

Il y a dilemme et conflit d'intérêts quand la protection d'un droit fondamental individuel (droit au secret) va à l'encontre de l'intérêt d'autrui. C'est là le débat entre responsabilité individuelle et responsabilité collective, le médecin étant alors au cœur de ce débat puisqu'il agit certes dans l'intérêt de son patient, mais aussi dans l'intérêt collectif, comme acteur de prévention et de santé publique.

L'intérêt de la connaissance sur l'affection qui touche l'un des membres de la famille réside dans le fait que pour certaines maladies (par exemple le cancer, les maladies métaboliques, etc.), il existe des traitements préventifs ou des surveillances avec diagnostic précoce qui peuvent prévenir la survenue de la maladie ou qui permettent d'améliorer le pronostic individuel, voire dans certains cas d'éviter un décès. La révélation d'informations relevant du domaine du secret médical peut donc trouver ici une justification.

Cette démarche de révélation est conçue dans une finalité médicale, bienveillante, ayant comme visée l'amélioration de la santé des individus; il est aisé d'y souscrire dès lors que le patient, bien informé, y adhère.

Une femme porteuse d'un risque génétique, par exemple de cancer du sein, peut souhaiter révéler certaines informations à des membres de sa famille, mais cela peut aussi lui être difficile pour des raisons diverses. Elle peut ne pas ne vouloir ou ne peut pas pouvoir aller vers la révélation à autrui du fait d'histoires familiales complexes, de ruptures ou d'impossibilités psychiques ou socio-comportementales. Soulignons ici que la complexité est d'autant plus importante pour le patient que le nombre de personnes à contacter est grand. Certaines ne voudraient pas annoncer le malheur des autres (« l'oiseau de mauvais augure »). D'autres doutent de la volonté d'autrui de recevoir cette information. De ce fait, contacter soi-même les membres de sa famille pour une annonce délicate touchant le domaine de leur santé peut constituer une tâche impossible pour un individu.

Les évolutions des lois de bioéthique ont permis de progresser dans ces situations. Le médecin peut révéler certaines informations avec l'accord du patient mais sous certaines conditions.

Préalablement à la réalisation d'un examen des caractéristiques génétiques d'une personne, le médecin prescripteur informe celle-ci des risques qu'un silence ferait courir aux membres de sa famille potentiellement concernés si une anomalie génétique grave dont les conséquences sont susceptibles de mesures de prévention, y compris de conseil génétique, ou de soins, était diagnostiquée. Il prévoit avec elle, dans un document écrit, les modalités de l'information destinée aux membres de la famille potentiellement concernés. Si la personne ne souhaite pas informer elle-même les membres de sa famille potentiellement concernés, elle peut demander par un document écrit au médecin prescripteur, qui atteste de cette demande, de procéder à cette information. Elle lui communique à cette fin les coordonnées des intéressés dont elle dispose. Le médecin porte alors à leur connaissance l'existence d'une information médicale à caractère familial susceptible de les concerner et les invite à se rendre à une consultation de génétique, sans dévoiler ni le nom de la personne ayant fait l'objet de l'examen, ni l'anomalie génétique, ni les risques qui lui sont associés.

Ces dispositions font suite à l'avis n° 076 du 24 avril 2003 du Comité consultatif national d'éthique (CCNE) qui rappelait alors le strict respect du secret médical tout en informant le patient des risques qu'il ferait courir aux membres de sa famille en gardant le silence. Elles permettent de répondre à certaines des difficultés exposées auparavant et d'accompagner les patients dans une démarche d'information familiale toujours délicate.

Points clés

- L'identification d'une personne par ses empreintes génétiques est possible uniquement :
  - dans le cadre de mesures d'enquête ou d'instruction diligentées lors d'une procédure judiciaire,
  - à des fins médicales ou de recherche scientifique,
  - aux fins d'établir, lorsqu'elle est inconnue, l'identité de personnes décédées,
  - dans les conditions prévues à l'article L.2381-1 du Code de la défense.
- Sauf accord exprès de la personne manifesté de son vivant, aucune identification par empreintes génétiques ne peut être réalisée après sa mort.
- En cas de maladie génétique, le médecin prescripteur d'un examen des caractéristiques génétiques informe le patient des risques qu'un silence ferait courir aux membres de sa famille potentiellement concernés.
- Le médecin prévoit avec le patient, dans un document écrit, les modalités de l'information destinée aux membres de la famille potentiellement concernés.

Pour en savoir plus

Article 16-11 du Code civil.
Article L.1131-1-2 du Code de la santé publique.
Avis n° 076 du 24 avril 2003 du Comité consultatif national d'éthique.

Principes éthiques lors des phases palliatives ou terminales

Traité dans l'item 7 - L'apport de la loi du 04 mars 2002 : droits individuels et droits collectifs.

CHAPITRE

3

Item 9 – UE 1 – Certificats médicaux / décès et législation / prélèvements d'organes et législation

Objectifs pédagogiques

Certificats médicaux, description des blessures et ITT

- Connaître les règles fondamentales de rédaction d'un certificat médical.
- Bien différencier les allégations et les constatations.
- Connaître les définitions des lésions élémentaires observées en médecine légale.
- Connaître la définition de l'ITT pénale, son contenu et ses conséquences sur la compétence du Tribunal.
- Connaître la prévalence des violences conjugales.
- Connaître les différents types de violences conjugales.
- Savoir dépister les situations de violences conjugales.
- Savoir prendre en charge des situations de violences conjugales.
- Savoir repérer les situations d'urgence.
- Savoir identifier les situations de vulnérabilité dans un contexte de violences conjugales.

Décès et législation

- Connaître les signes cliniques de la mort.
- Connaître les signes cliniques permettant de dater un décès.
- Savoir examiner une personne décédée.
- Connaître la législation concernant le décès et l'inhumation.
- Savoir remplir un certificat de décès.
- Préciser les principes de la législation concernant le décès et l'inhumation.

Prélèvements d'organes

- Connaître la législation concernant les prélèvements d'organes.
- Connaître les différentes procédures de prélèvements d'organes.

Certificats médicaux, description des blessures et ITT

I. Caractères généraux des certificats

A. Définitions

Les certificats médicaux sont des documents écrits rédigés par un médecin à la demande d'un particulier et destinés à constater des faits d'ordre médical de nature à influencer directement ou indirectement ses intérêts.

Le certificat médical, qui est un document destiné à faire preuve, est différent du rapport de réquisition ou d'expertise, ces deux types de rapports étant eux directement remis à l'autorité requérante (réquisition) ou commettante (expertise)[1], car il existe dans ces deux cas une dérogation légale et obligatoire au secret professionnel, et non au patient comme c'est le cas pour un certificat médical.

Le terme de « certificat médico-légal » est parfois employé.

B. Intérêts

Le certificat médical ne doit en aucun cas être banalisé, car il engage en toute circonstance la responsabilité du médecin qui l'établit.

Des plaintes (au pénal ou auprès du conseil de l'Ordre) surviennent de plus en plus souvent à la suite de la rédaction hasardeuse de certificats médicaux, notamment à l'occasion de séparations ou de divorces, et en particulier concernant des examens d'enfants.

C. Quand les délivrer ?

1. Rédaction obligatoire

Les certificats doivent être délivrés à chaque fois que leur rédaction est prévue par un texte.

Nous citerons particulièrement les certificats de :

- naissance, décès, grossesse, interruption volontaire ou thérapeutique de grossesse ;
- législation sociale : accident du travail, maladie professionnelle ;
- soins psychiatriques sous contrainte ;
- vaccination, suivi de la santé du patient mineur (Certificats des premières années de vie)

2. Rédaction facultative

Dans tous les autres cas, « Le médecin doit, sans céder à aucune demande abusive, faciliter l'obtention par le patient des avantages sociaux auxquels son état lui donne droit. » Cet article R.4127-50 du Code de la santé publique justifie la rédaction d'un certain nombre de certificats médicaux.

> **Article R.4127-27 du Code de la santé publique**
> *« L'exercice de la médecine comporte normalement l'établissement par le médecin, conformément aux constatations médicales qu'il est en mesure de faire, des certificats [...] dont la production est prescrite par les textes législatifs et réglementaires.*
> *Tout certificat [...] délivré par un médecin doit être rédigé lisiblement en langue française et daté, permettre l'identification du praticien dont il émane et être signé par lui. »*

1 L'expression exacte utilisée par les magistrats est « Ordonnance de commission d'expert ».

> **Article R.4127-28 du Code de la santé publique**
> *« La délivrance d'un rapport tendancieux ou d'un certificat de complaisance est interdite. »*
>
> **Article R.4127-50 du Code de la santé publique**
> *« Le médecin doit, sans céder à aucune demande abusive, faciliter l'obtention par le patient des avantages sociaux auxquels son état lui donne droit.*
> *À cette fin, il est autorisé, sauf opposition du patient, à communiquer au médecin-conseil nommément désigné de l'organisme de sécurité sociale dont il dépend, ou à un autre médecin relevant d'un organisme public décidant de l'attribution d'avantages sociaux, les renseignements médicaux strictement indispensables. »*
>
> **Article 441-7 du Code pénal**
> *« [...] est puni d'un an d'emprisonnement et de 15 000 euros d'amende le fait d'établir une attestation ou un certificat faisant état de faits matériellement inexacts. »*

Mais le médecin peut refuser de délivrer un certificat médical facultatif, selon sa libre appréciation. S'il refuse, il doit alors en informer le patient et lui en expliquer les raisons.

D. Qui peut les rédiger ?

En général, tout médecin peut rédiger un certificat. Les internes, sous réserve d'être autorisé par le chef de service, peuvent établir des certificats.

Pour les certificats de décès, il faut obligatoirement que le médecin soit Docteur en Médecine, c'est-à-dire qu'il ait soutenu sa thèse (en cas de remplacement d'un médecin par un interne ou un médecin non thésé, le remplaçant, autorisé par l'ordre des médecins, peut établir des certificats de décès dans le cadre uniquement de ce remplacement).

Pour certaines fédérations sportives « à risques », le certificat de non contre-indication à la pratique du sport en question doit être rédigé par un médecin titulaire d'un diplôme de médecine du sport, voire un médecin agréé par la fédération sportive.

E. Comment les rédiger ?

Le médecin doit toujours tenter de comprendre les objectifs du certificat demandé par le patient, de juger de sa nécessité et d'en expliciter la portée avant d'en débuter la rédaction.

S'il décide de le rédiger, il doit prendre garde au contenu du certificat, car « la délivrance d'un rapport tendancieux ou d'un certificat de complaisance est interdite ».

1. Conditions de fond

Elles sont très importantes.

Certains éléments sont évidents, mais parfois oubliés dans le certificat :

- l'identité du patient. Si le sujet n'est pas connu du médecin et s'il n'a pas de pièce d'identité, il faut utiliser des formules de prudence : « déclarant se nommer » ;
- l'identité du médecin ;
- la date exacte de l'examen (il ne faut jamais antidater ou postdater un certificat médical) ;
- la date du certificat (si elle est différente de la date de l'examen) ;
- la signature du médecin.

Un examen clinique est obligatoire avant toute délivrance de certificat. Il est indispensable de constater personnellement les faits avant de les retranscrire sur un certificat et d'en tirer une conclusion. La délivrance d'un certificat sans avoir procédé à l'examen préalable du patient est à proscrire absolument.

Il faut distinguer clairement les allégations et les constatations.

Les allégations sont recueillies par l'interrogatoire du patient. Elles concernent aussi bien les antécédents que les faits décrits par le sujet (par exemple lors d'une agression) et les doléances (les symptômes ressentis). Elles sont retranscrites en utilisant le conditionnel et des formules comme « d'après les déclarations du patient », « d'après ses dires », etc. Les allégations du patient peuvent en plus être retranscrites (si certificat dactylographié) en italique pour encore plus de clarté. La plus grande prudence doit s'exercer pour cette partie « allégations », car la responsabilité du médecin peut très vite être engagée, par exemple dans une histoire de violences intrafamiliales. Rappelons l'article R4127-51 du Code du code de la santé publique : « *Le médecin ne doit pas s'immiscer sans raison professionnelle dans les affaires de famille ni dans la vie privée de ses patients.* » Le médecin ne doit pas affirmer la responsabilité d'un tiers ou se prononcer sur la réalité des faits.

Les constatations sont des faits objectifs recueillis lors de l'examen du sujet. Elles peuvent être aussi bien positives que négatives. Elles doivent être exhaustives, scrupuleuses et précises. Elles sont affirmées car observées par le praticien. Le médecin ne doit jamais (hors cadre d'une réquisition) interpréter l'origine des blessures constatées objectivement.

Bien évidemment, la rédaction doit retranscrire avec exactitude les allégations recueillies (description sans omission ni dénaturation) et les constatations objectives effectuées.

Nous rappelons « Tout acte de nature à procurer au patient un avantage matériel injustifié est illicite » (article R 4127-24 du Code de la santé publique).

Habituellement, un diagnostic ne doit pas être indiqué sur un certificat médical. Celui-ci pourra en effet passer ultérieurement par de nombreuses mains non médicales. Il faut donc respecter (sauf certains cas particuliers) ce principe déontologique, en expliquant les difficultés potentielles au patient. Le risque est de nuire aux intérêts du patient et de porter atteinte à sa dignité, ce qui est contraire à la déontologie médicale : « *Le médecin, au service de l'individu et de la santé publique, exerce sa mission dans le respect de la vie humaine, de la personne, et de sa dignité* » (article R.4127-2 du Code de la santé publique).

2. Conditions de forme

- Papier libre, ordonnance avec identification, formulaires pré-imprimés.
- Écriture lisible : la lisibilité est un élément important, souvent non respecté. L'illisibilité de certaines parties du certificat peut nuire au patient et engager la responsabilité du rédacteur.
- Style clair, simple, précis (phrases courtes).
- Rédaction en français.

F. À qui les remettre ?

1. À l'intéressé, en mains propres

Le certificat doit être « *établi à la demande de l'intéressé et remis en mains propres* ». Cette phrase doit être indiquée en conclusion du certificat médical. La remise directe au patient est un impératif absolu pour préserver le secret professionnel (article 226-13 du Code pénal, article R 4127-4 du Code de la santé publique).

Il ne faut jamais remettre un certificat à un avocat, à la police ou la gendarmerie (en dehors des rapports de réquisition), à la Justice (en dehors des rapports de réquisition ou d'expertise), à un parent ou au conjoint (en effet, certains certificats remis au conjoint ont été utilisés par celui-ci dans une procédure de divorce, bien entendu ignorée du médecin : il s'agit d'une violation du secret professionnel et les médecins peuvent être condamnés dans ces circonstances).

2. En cas de dérogation légale

Voir le sous-chapitre de l'item 7 « Partage des données de santé : le secret professionnel ». À titre d'exemple, voir le tableau 3.1.

Tableau 3.1 Quelques exemples de dérogations légales au secret professionnel

Législation sociale	Accidents du travail, maladies professionnelles, pensions militaires
Mineur	Certificat remis au(x) titulaire(s) de l'autorité parentale, avec certaines restrictions prévues par la loi du 4 mars 2002
Majeur protégé	Certificat remis au tuteur
Naissance, décès	Certificat de naissance et certificat de décès destinés à la mairie
Psychiatrie	Soins et hospitalisations sous contrainte
Justice	Réquisition ou expertise judiciaire : ce n'est pas un certificat médical, c'est un rapport de réquisition ou d'expertise

3. En cas d'impossibilité

En cas d'impossibilité, par exemple lorsque le sujet est dans le coma, le certificat doit être rédigé avec une prudence particulière et remis, selon les circonstances :

- à la famille ;
- au proche qui s'occupe des intérêts du patient ;
- à la personne de confiance, si celle-ci a pu être désignée par le patient avant que le coma ne survienne.

Dans tous ces cas particuliers, il faut s'interroger sur l'intérêt du patient que l'on soigne ; c'est cet intérêt qui doit nous guider, comme nous l'indique la déontologie médicale (n'oublions pas que dans ces circonstances, le patient n'a plus d'autonomie et ne peut plus exprimer sa volonté, or c'est cette volonté que nous devons respecter).

G. Modèle-type de certificat (encadré 3.1)

Encadré 3.1

Modèle-type de certificat

Identité du médecin
Identité du patient
Allégations : antécédents, description des faits, doléances
Constatations objectives lors de l'examen clinique
Conclusions
Date et signature
« Certificat établi à la demande de l'intéressé et remis en mains propres. »

H. Conséquences médico-légales

1. Pour le patient

Que ce soit suite à une agression ou dans le cadre d'un accident de travail, le certificat médical initial (CMI) est fondamental pour établir objectivement les lésions subies par le patient. Par définition, le CMI est le premier certificat en date, délivré dans un temps habituellement très voisin des faits.

En matière civile, la victime doit en effet apporter la preuve de son dommage et le lien (imputabilité médicale) entre la faute et le dommage. Le certificat médical initial, qui correspond à la première constatation médicale à la suite des faits allégués, doit être rédigé avec le plus grand soin, décrivant avec exhaustivité les allégations et les constatations positives et négatives.

En législation sociale (accidents de travail et maladies professionnelles), bien qu'il existe une présomption d'imputabilité (en dehors de la rechute), le certificat médical initial est également fondamental pour établir les blessures ou conséquences médicales d'un événement en rapport avec le travail.

2. Pour un tiers (en général l'auteur des blessures)

En matière pénale, le certificat de coups et blessures volontaires et involontaires participe au choix du tribunal compétent (qui jugera l'auteur) et au niveau de la peine encourue par l'auteur, par la fixation de l'ITT (incapacité totale de travail) au sens du Code pénal (voir ci-après). Le certificat concerne donc en premier lieu le responsable supposé des faits (l'agresseur), plutôt que la victime.

3. Pour le médecin

La rédaction d'un certificat médical est toujours susceptible d'engager la responsabilité du médecin rédacteur. Les médecins sont souvent très prudents dans la rédaction d'un rapport de réquisition, mais parfois imprudents dans la rédaction d'un certificat médical. Or il ne faut jamais oublier que tout certificat médical peut être produit en justice.

La responsabilité pour le médecin peut être de plusieurs types :

- le médecin peut engager sa responsabilité pénale lorsqu'il commet une infraction au Code pénal. Il en est ainsi lorsqu'il rédige un certificat mensonger (infraction de faux et usage), en particulier quand la date de l'examen clinique du patient ne correspond pas à la réalité. Une violation du secret professionnel constitue également une infraction (un délit). Nous avons vu que la remise d'un certificat à un tiers peut constituer une violation du secret professionnel. Le médecin peut engager sa responsabilité vis à vis de la Sécurité sociale, notamment lorsqu'il rédige des arrêts de travail non justifiés ou des faux certificats d'accident de travail ou de maladie professionnelle. La responsabilité pénale est ici également présente (article L.471-4 du Code de la sécurité sociale : tout médecin ayant, dans les certificats, sciemment dénaturé les conséquences d'un accident ou de la maladie est puni d'une amende de 12 000 euros et d'un emprisonnement de trois mois).
- le médecin peut engager sa responsabilité disciplinaire (déontologique) lorsqu'il rédige un certificat mensonger ou de complaisance, qu'il s'immisce, sans raisons professionnelles, dans les affaires de famille ou la vie privée des personnes (articles R4127-24 et R4127-51 du Code de la santé publique) ou qu'il viole le secret professionnel ;
- le médecin peut engager sa responsabilité civile : il est évident que si à l'occasion d'une de ces « erreurs » le médecin crée un dommage au patient, il peut engager sa responsabilité sur le plan civil et peut être condamné à lui verser une indemnisation pour compenser ce préjudice ;

II. Certificat de « coups et blessures »

Le certificat de constat de blessures est considéré comme obligatoire car il est nécessaire au patient pour faire valoir ses droits.

A. Distinction entre violences volontaires (agressions) et violences involontaires (accidents)

Parfois, il peut être impossible de différencier ces deux éléments. Par exemple, un patient déclare qu'un chien a été envoyé volontairement sur lui, excité par son maître. Mais celui-ci déclare que le chien lui a échappé et que la morsure est donc accidentelle. Il en est de même lorsqu'une personne est renversée par un véhicule automobile et accuse le conducteur d'avoir voulu l'écraser.

En tout état de cause, ce n'est pas au médecin de se prononcer dans le certificat sur le caractère volontaire ou involontaire des blessures (qui sera établi par l'enquête et la Justice).

B. Caractères généraux des certificats

Nous les avons décrits précédemment : ils s'appliquent particulièrement au certificat de coups et blessures. Nous insisterons encore une fois sur le respect des conditions de fond et de forme. Là encore, le certificat ne peut être remis qu'après examen du patient. Il faut prendre le temps de la rédaction et se relire avant de remettre le certificat.

Soulignons le caractère plutôt précis que concis des descriptions, l'exhaustivité indispensable dans la description des blessures et l'importance parfois de mentionner un élément négatif, comme l'absence d'un symptôme. La date et l'heure de l'examen doivent être précisées.

Comme indiqué précédemment, il faut faire la distinction entre :

- les allégations : le médecin n'a pas été témoin des faits, il faut donc être très prudent dans la retranscription (« *ne pas s'immiscer dans les affaires de famille* », article R.4127-51 du Code de la santé publique), utiliser le conditionnel ou indiquer « il déclare », « selon les déclarations du patient ». Il ne faut pas dénaturer ni minimiser les déclarations du patient ;
- les constatations objectives.

C. Lésions élémentaires

L'examen clinique doit être soigneux, méthodique et complet :

- le poids et la taille doivent être précisés ;
- la notion d'un traumatisme crânio-facial ou rachidien doit être indiquée ;
- la description précise des lésions (nature, forme, profondeur, couleur, siège, latéralisation, dimensions, etc.) doit être effectuée sur l'ensemble des segments corporels, en utilisant la sémiologie exacte des lésions élémentaires (voir ci-après). Toutes les lésions doivent être décrites objectivement de façon exhaustive. Une description incomplète ou approximative est source d'importantes difficultés médico-légales ultérieures. Les topographies sont précisées par rapport à des repères fixes ;
- les examens complémentaires éventuels doivent être indiqués.

Les lésions élémentaires peuvent être définies de la façon suivante :

- érythème : rougeur due à la vasodilatation des vaisseaux superficiels de la peau (analogue au coup de soleil). Le mécanisme est un traumatisme contondant plat, sans relief, et pas trop violent, comme une gifle ;
- érosion superficielle : on distingue :
  - les érosions superficielles linéaires ou arciformes, engendrées par tout élément plus ou moins pointu qui se déplace plus ou moins parallèlement à la peau (ex : griffure, action de la pointe d'un couteau qui se déplace plus ou moins tangentiellement à la peau ; figures 3.1 et 3.2),

– les surfaces d'abrasion, appelées également dermabrasions : l'exemple typique est le frottement par le sol à l'occasion d'une chute ou d'une projection, ou encore un mécanisme de pression perpendiculaire ou très peu oblique (comme l'impression d'un tampon) : ceci se voit dans les accidents automobiles, par exemple, avec l'impression de certaines parties du véhicule sur la peau, avec une surface d'abrasion reproduisant la forme de la partie qui a été en contact (figure 3.3) ;

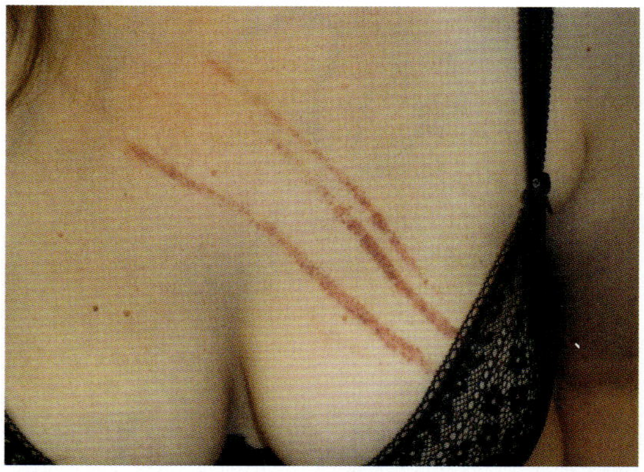

Figure 3.1 **Dermabrasion (griffure)**

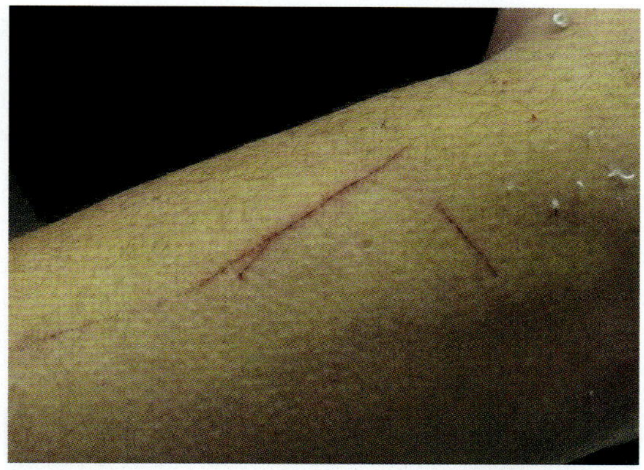

Figure 3.2 **Dermabrasion (lésion provoquée par un objet piquant)**

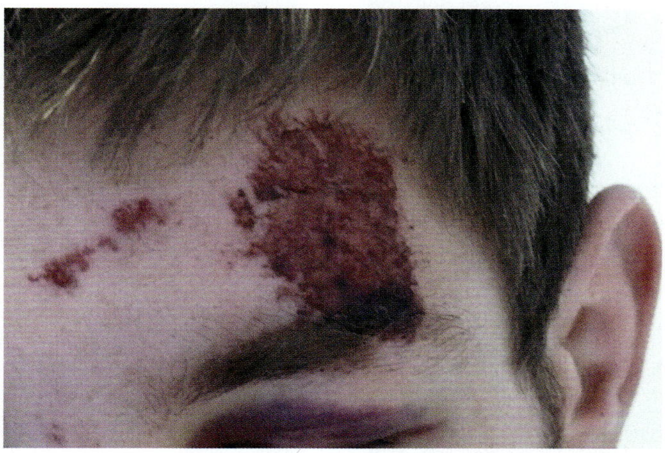

Figure 3.3 **Dermabrasion (lésion de ripage)**

- contusion : les contusions sont par définition des traumatismes fermés, dus à des mécanismes contondants, donc un élément mousse sans aspérité, comme une matraque, le sol ou un mur lisse. Les contusions sont classées classiquement dans plusieurs catégories : ecchymose (infiltration tissulaire de sang extravasé et coagulé, comme une goutte de colorant qui imprégnerait les mailles tissulaires d'une compresse), hématome (collection de sang dans une cavité néoformée), écrasement et broiement. Les diagnostics différentiels des contusions traumatiques sont les ecchymoses spontanées (troubles de l'hémostase, syndromes infectieux, asphyxies), les lividités cadavériques qui ont une coloration rouge violacée, les taches mongoloïdes et certaines lésions dermatologiques. Décrire la couleur des contusions est important. Le sang coagulé se dégrade progressivement. L'hémolyse permet la libération de l'hémoglobine et sa transformation par les cellules macrophagiques en pigments. Cette coloration se résorbe de la périphérie vers le centre. Selon l'évolution de la dégradation de l'hémoglobine, l'ecchymose prend ainsi une couleur différente. Ces chiffres sont uniquement indicatifs (à ne pas retranscrire dans un certificat) et non des estimations fiables. En effet, beaucoup de paramètres interviennent parmi lesquels par exemple la violence du traumatisme, la dureté des plans sous-jacents, la laxité des tissus et l'âge de la victime. Le plus important est de décrire la couleur, car on ne demande pas au médecin non spécialiste (non légiste) de se prononcer sur la date d'une lésion :

- violacée-noirâtre (un à trois jours) : lésion récente (figure 3.4),
- puis verdâtre (cinq à six jours) : lésion semi-récente (figures 3.5 et 3.6),
- puis brun-jaunâtre (dix à quinze jours) : lésions ancienne (figure 3.7) ;

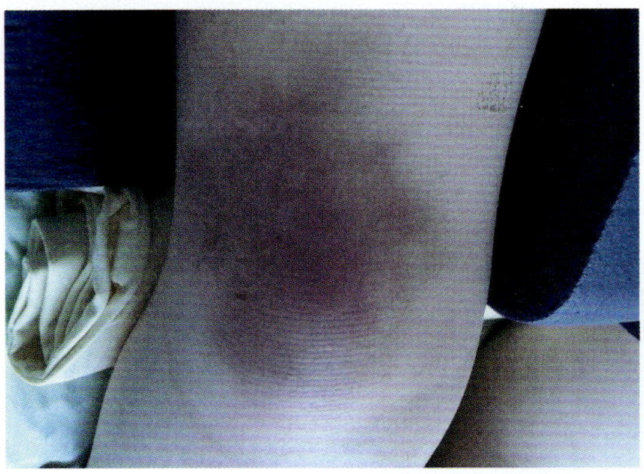

Figure 3.4 **Ecchymose récente**

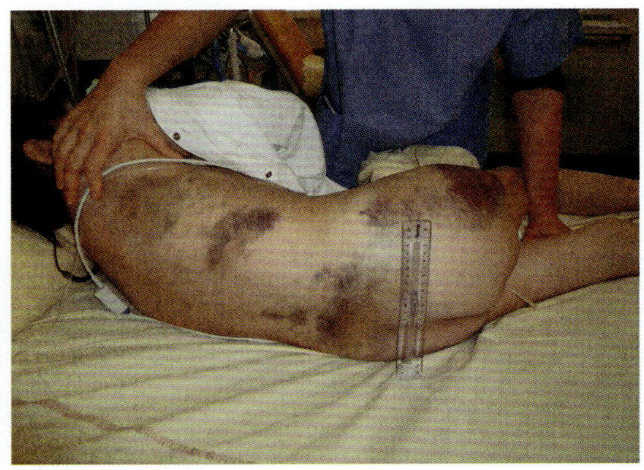

Figure 3.5 **Ecchymose semi-récente à ancienne**

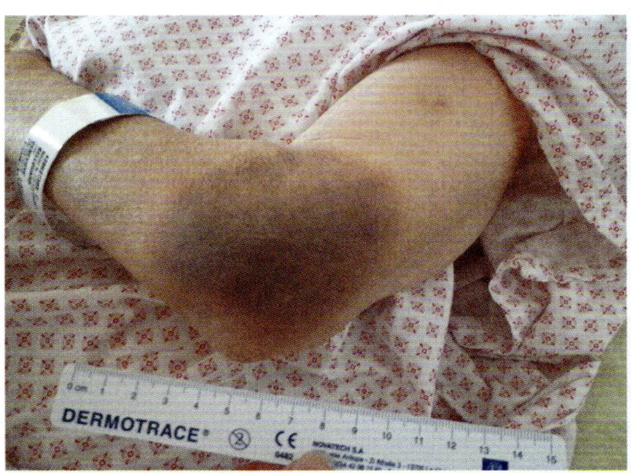

Figure 3.6 **Hématome semi-récent**

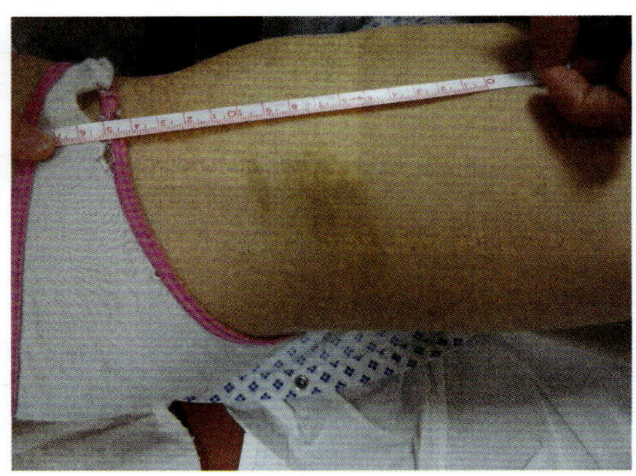

Figure 3.7 **Ecchymose ancienne**

- plaie nette ou plaie simple[2] : la plaie est une « solution de continuité », c'est-à-dire une ouverture de la peau. Dans une plaie simple ou nette, les berges sont très nettes et il n'y a pas de pont tissulaire dans la plaie. Les plaies sont dues à l'action d'un instrument tranchant, soit coupant (action parallèle ou assez tangentielle à la peau), soit piquant (pointe tranchante, avec percussion perpendiculaire ou oblique), sans déchirer les structures cutanées (figure 3.8) ;

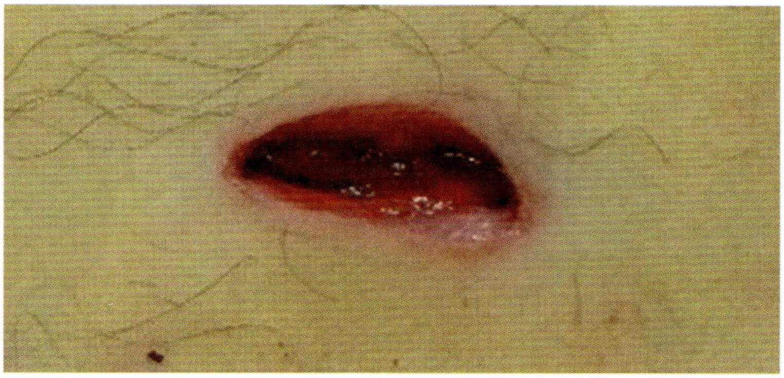

Figure 3.8 Plaie par arme blanche

- plaie contuse : c'est une lésion extrêmement fréquente constituant également « une solution de continuité ». La peau cette fois est écrasée et se déchire. Ceci explique que les bords de la plaie soient très irréguliers (contrairement à la plaie nette) et qu'il existe des ponts tissulaires persistants dans la plaie. On note également un décollement sous-cutané des berges. Ces lésions sont dues à des traumatismes contondants suffisamment violents pour dépasser les capacités de résistance de la peau, ou au fait que la peau est écrasée contre une surface osseuse sous-jacente, comme l'arcade sourcilière, les lèvres, la pommette, le cuir chevelu (figures 3.9 et 3.10) ;

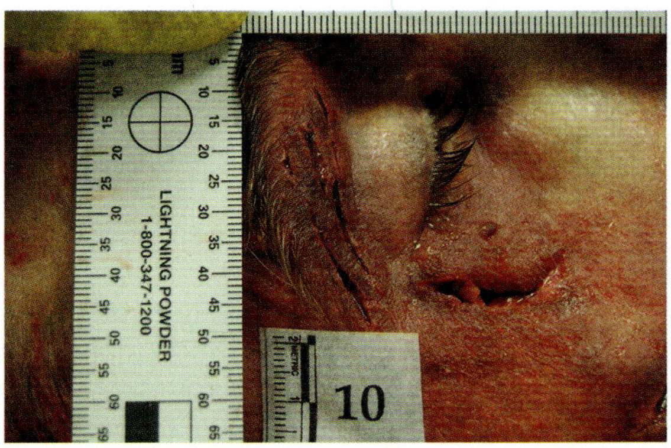

Figure 3.9 Plaies contuses

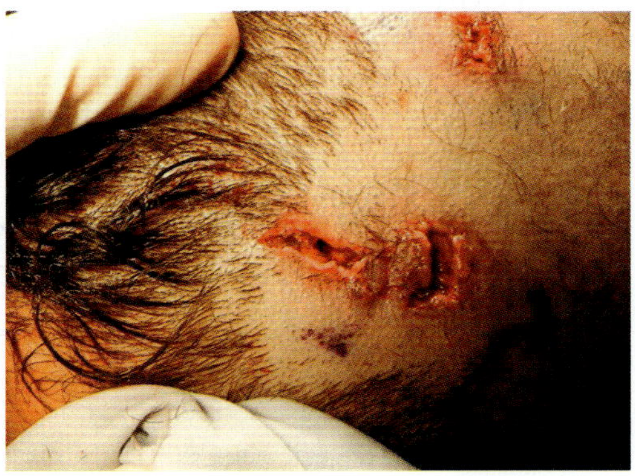

Figure 3.10 Plaies contuses

[2] « Simple » est un terme médico-légal et non médical, qui ne préjuge en aucune façon de la gravité éventuelle de la lésion et des difficultés éventuelles de sa réparation.

- fracture : toute « solution de continuité » osseuse ;
- entorse et luxation : déplacement de pièces osseuses contribuant à une articulation ;
- morsure : les morsures humaines, qui sont des érosions voire des plaies contuses, s'observent en général aux parties découvertes ou proéminentes : il s'agit typiquement de deux lignes courbes à concavité opposées, ecchymotiques, réalisées par l'empreinte des arcades dentaires et centrées par une ecchymose (figure 3.11) ;

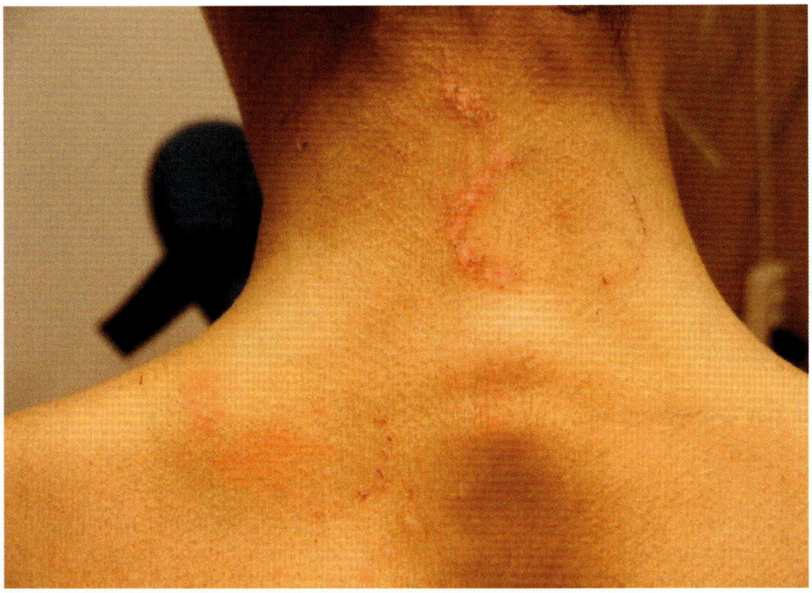

Figure 3.11 Morsures

- brûlure : elle peut être thermique, chimique, électrique, nucléaire ou par ondes ;
- gelure : froid intense ou prolongé ;
- cas particulier : les blessures par projectiles d'armes à feu : les variantes possibles sont innombrables en fonction du type de l'arme et de la munition. Très schématiquement, on distingue les projectiles uniques (balles) et les projectiles multiples (plombs de chasse, chevrotines). Lors du tir s'échappent du canon le ou les projectiles et des résidus de tir (suie, poudre, graisse, particules métalliques…) :
  - l'orifice d'entrée :
    - présence d'une collerette érosive qui est une abrasion épidermique sur le pourtour de l'orifice d'entrée, provoquée par le passage du projectile,
    - dans les tirs à faible distance, présence de brûlures et de résidus de tir : estompage de suie, fumée et dépôts pulvérulents des produits de la combustion (qui disparaissent au lavage) ; tatouages de poudre (abrasions punctiformes correspondant à des érosions épidermiques voire à l'incrustation dans la peau des grains de poudre non ou partiellement brûlés). Les brûlures et les tatouages ne peuvent pas disparaître au lavage (figures 3.12, 3.13 et 3.14),
  - l'orifice de sortie est souvent plus grand et plus déchiqueté que l'orifice d'entrée, mais ceci n'est pas une règle absolue. On ne note ni collerette érosive, ni résidus de tir.

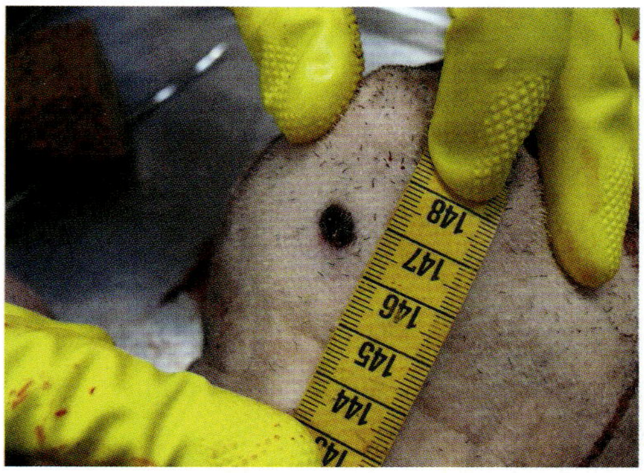

Figure 3.12 **Orifice d'entrée d'arme à feu**

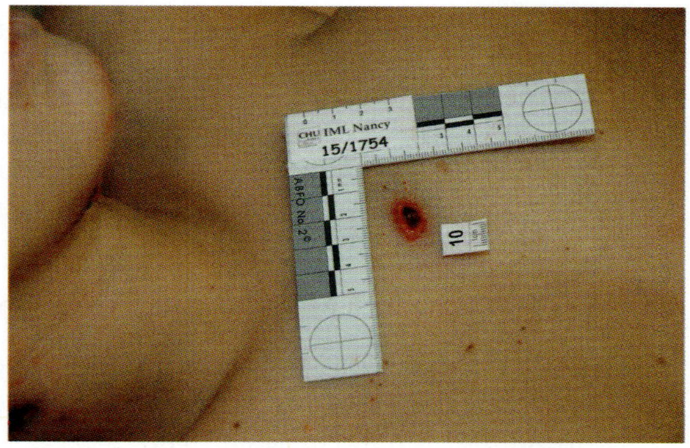

Figure 3.13 **Orifice d'entrée d'arme à feu**

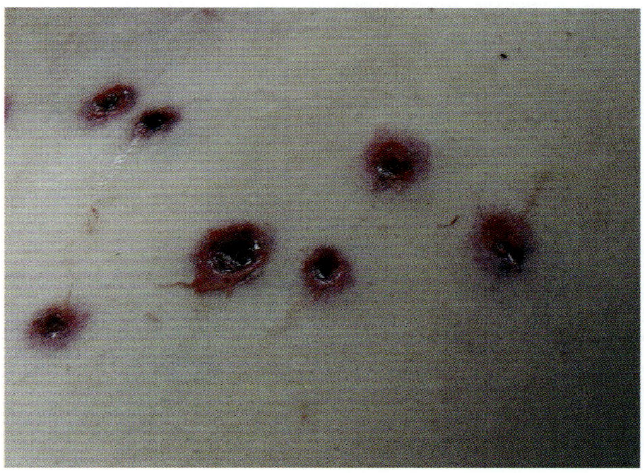

Figure 3.14 **Orifices d'entrée d'un tir par plombs**

- Les plaies par gerbe de plombs de chasse peuvent être de type orifice unique si la gerbe de plombs est regroupée (ce qui est le cas dans un tir à courte distance) ou constituée de plusieurs petits orifices correspondant au passage de chaque plomb si le tir est plus éloigné (la gerbe s'est alors dispersée). Les médecins doivent récupérer les projectiles avec une pince en plastique à l'occasion des soins et les conserver dans un récipient sec jusqu'à leur transmission aux forces de l'ordre. Les résidus de tir doivent être soigneusement décrits avant désinfection et traitement des plaies. Idéalement, des photographies devraient être prises avant les soins.

Attention, il existe des erreurs assez communes :

- les lésions dentaires sont souvent oubliées ;
- la terminologie médico-légale n'est pas toujours bien utilisée : l'erreur la plus fréquente est la confusion entre hématome et ecchymose. Pourtant, la précision de la terminologie permet de comprendre le mécanisme qui a occasionné la lésion ;
- il faut éviter les qualificatifs inutiles ou spectaculaires (« situation dramatique », « hémorragie considérable », « grande violence »...), qui n'apportent rien de plus, sauf de la subjectivité (or il vous est demandé d'être objectif) ;
- ne pas écrire « ce certificat ne peut pas être produit en justice » : car il peut toujours l'être ;
- ne pas écrire « pour faire valoir ce que de droit » à la fin du certificat, cela n'apporte rien de plus.

D. Conséquences médico-légales : l'ITT au sens du Code pénal

Le médecin doit fixer, à la fin de son certificat de coups et blessures, l'incapacité totale de travail au sens du Code pénal (il vaut mieux éviter le sigle ITT, source de confusion avec le droit civil, ou alors bien indiquer à chaque fois ITT au sens du Code pénal). L'ITT est utilisée aussi bien en matière de violences volontaires qu'en cas d'accidents (violences involontaires).

1. Définition de l'ITT au sens du Code pénal

Il s'agit d'une perte majeure d'autonomie, c'est-à-dire l'impossibilité pour une victime d'effectuer seule les actes ordinaires et essentiels de la vie quotidienne.

Attention, il n'existe aucun lien avec le travail professionnel, malgré l'ambigüité du terme (incapacité totale de travail), ce qui explique que l'on peut délivrer une ITT pénale à un enfant, à un retraité ou à un chômeur.

La victime peut quand même faire quelques légères activités, car « total » ne veut pas dire « absolu », mais les conséquences de ses lésions la perturbent de façon majeure dans les actes de la vie courante (actes ordinaires et essentiels). Voici quelques exemples :

- être hospitalisé (si l'hospitalisation est en rapport avec les faits) ;
- être alité ;
- avoir des difficultés à :
  - s'habiller, se déshabiller,
  - faire sa toilette,
  - aller aux toilettes,
  - s'alimenter (se servir de ses mains, couper sa viande),
  - préparer son repas,
  - faire des courses,
  - faire le ménage,
  - se mouvoir « normalement » pour les nourrissons.

Une aide par une tierce personne est alors nécessaire pour ces actes ordinaires et essentiels de la vie quotidienne et démontre l'importance de la perte d'autonomie, et donc l'ITT au sens du Code pénal.

2. Retentissement psychologique

Le retentissement psychologique doit être pris en considération car il fait partie intégrante de l'ITT au sens du Code pénal. Une ITT pénale peut même être d'ordre strictement psychologique, sans aucune blessure physique. Mais ce trouble psychologique doit entraîner là encore une perte majeure d'autonomie dans la vie quotidienne, au sens de la définition décrite précédemment : par exemple, une hospitalisation en psychiatrie, un retentissement psychologique majeur altérant très fortement l'autonomie de la victime dans la vie quotidienne.

3. À quoi sert l'ITT au sens du Code pénal ?

Le tribunal qui jugera l'auteur des faits ainsi que la nature de la sanction pénale dépendent de la durée l'ITT. Cependant, si la Justice doit tenir compte de l'avis du médecin, le magistrat n'est jamais lié à cet avis, notamment parce qu'il dispose d'autres éléments, par exemple la récidive d'une infraction ou de très nombreuses circonstances aggravantes notamment liées à la qualité de la victime (encadré 3.2). Si le médecin constate chez la victime une situation qui pourrait être considérée comme une circonstance aggravante, il doit le mentionner sur le certificat.

Encadré 3.2

Circonstances aggravantes liées à la qualité de la victime pouvant être signalées

- mineur de 15 ans (comprendre de moins de 15 ans);
- personne vulnérable de par son âge (personne âgée);
- personne vulnérable en raison d'une infirmité;
- personne vulnérable en raison d'une déficience physique ou psychique;
- femme enceinte (état de grossesse).

4. Quelles sont les conséquences judiciaires (pour l'auteur) de l'ITT fixée par le médecin ?

En cas de coups et blessures volontaires (agressions; tableau 3.2)

- Si l'ITT au sens du Code pénal est strictement supérieure à huit jours, il s'agit d'un délit qui relève d'un jugement au tribunal correctionnel.
- Si l'ITT au sens du Code pénal est inférieure ou égale à huit jours, il s'agit d'une contravention qui relève d'un jugement au tribunal de police.
- Si l'ITT est nulle, il faut quand même l'écrire dans le certificat (« Il n'existe pas d'ITT au sens du Code pénal »), il s'agit également d'une contravention.

Tableau 3.2 Conséquences juridiques des ITT pénales

ITT pénale > 8 jours	Délit	Tribunal correctionnel
ITT pénale < ou = 8 jours	Contravention	Tribunal de police
ITT pénale = 0 jour	Contravention	Tribunal de police

En cas de coups et blessures involontaires (accidents)

Le raisonnement est le même, mais ici la barrière juridique n'est plus de huit jours, elle est de trois mois (ITT strictement supérieure à trois mois : jugement au tribunal correctionnel; ITT strictement inférieure à trois mois : jugement au tribunal de police).

Quelle que soit l'ITT pénale proposée par le médecin, le magistrat peut décider de correctionnaliser (par exemple si la victime est vulnérable ou s'il y a récidive de l'infraction). L'infraction peut même relever des Assises (par exemple en cas de viol, de mutilation ou d'infirmité permanente). Ceci est de la responsabilité du procureur.

Retenir également que les constatations médicales effectuées dans le cadre du certificat de coups et blessures auront une grande importance ultérieure en cas d'action civile. Cette éventuelle action civile sera destinée à obtenir secondairement une réparation financière des dommages causés par le traumatisme. On rappelle en effet qu'en civil (qui est le cadre judiciaire destiné à permettre une indemnisation sous forme de dommages et intérêts de la victime), la charge de la preuve incombe à la victime. Il faut donc bien intégrer l'importance d'une description exhaustive des lésions dans un certificat médical initial. Cette description initiale des lésions fera preuve, aidera la victime à faire valoir ses droits et de plus, des lésions en apparence minimes initialement peuvent se révéler sérieuses ultérieurement.

On comprend alors que si la victime doit démontrer les lésions qu'elle a subies, ces constatations initiales sont d'une importance considérable.

E. Conclusion

La rédaction d'un certificat médical est un acte courant de pratique quotidienne auquel le médecin doit répondre avec la plus grande objectivité.

L'importance médico-légale des certificats et la responsabilité encourue par le médecin, justifient une grande prudence dans leur rédaction en pratique quotidienne.

Points clés

- Les constatations médicales initiales sont importantes.
- Il faut bien distinguer les allégations du patient des constatations médicales objectives.
- Le médecin doit décrire les lésions avec précision.
- Le certificat médical engage toujours la responsabilité du médecin rédacteur.
- L'incapacité totale de travail au sens du Code pénal (ITT pénale) conditionne en partie le tribunal compétent.

III. Violences conjugales

A. Définitions et épidémiologie

La définition des violences faites aux femmes adoptée par la France est celle de la convention européenne d'Istanbul (5 mai 2014) : « *La violence à l'égard des femmes doit être comprise comme une violation des droits de l'homme et une forme de discrimination à l'égard des femmes et désigne tout acte de violence fondé sur le genre qui entraîne ou sont susceptibles d'entrainer pour les femmes des dommages ou souffrances de nature physique, sexuelles, psychologiques ou économiques y compris la menace de se livrer à de tels actes, la contrainte ou la privation arbitraire de liberté que ce soit dans la vie publique ou privée.* »

Violences conjugales (définition de l'OMS 2012) : « *Adoption par le/la conjoint(e) d'un comportement qui cause un préjudice physique, sexuel ou psychologique, comme les actes d'agression physiques, les relations sexuelles forcées, la violence psychologique et tout autre acte de domination envers son/sa conjoint(e).* »

Les violences conjugales existent :

- dans tous les types de couples (homo ou hétérosexuels, mariés, pacsés…) ;
- dans tous les milieux socio-économiques ;
- dans toutes les religions et dans tous les milieux ethniques.

95 % des victimes de violences conjugales sont des femmes.

Chaque année, 220 000 femmes sont victimes de violences conjugales.

En 2017, les décès survenus dans un contexte de violences conjugales ont concerné :

- 130 femmes ;
- 21 hommes ;
- 25 enfants mineurs.

En 2018, 149 morts violentes au sein du couple ont été recensées (121 femmes et 28 hommes). Dans 54,6 % des cas, l'auteur des violences avait consommé au moins une substance susceptible d'altérer son discernement. Le coût global des violences conjugales en France est estimé à plus de 3,6 milliards d'euros par an (soins, arrêt de travail, consommation médicamenteuse, décès, incarcération…).

Code pénal
Les violences conjugales sont un délit, quelle que soit la durée de l'incapacité totale de travail (article 222-13 du Code pénal).
Constituent une circonstance aggravante les violences ou harcèlements commis « *par le conjoint, le concubin ou les partenaires lié(s) à la victime par un pacte civil de solidarité ou un ex-conjoint, un ex-concubin ou un ex-partenaire pacsé* ».

B. Les différentes formes de violences conjugales

Les violences faites aux femmes dans un cadre conjugal prennent différentes formes.

1. Violences verbales

- Insultes, injures.
- Propos dégradants, méprisants.
- Humiliation.
- Critiques permanentes (sur les actes, les pensées, la façon de s'habiller, de parler…).

Elles se différencient des « disputes conjugales » car elles s'expriment dans un rapport inégalitaire.

2. Violences physiques

3. Violences psychologiques

- Stratégie d'emprise consistant à placer le conjoint sous domination.
- Le conjoint est nié dans son statut d'être humain et considéré comme un objet.

4. Violences économiques

- Privation d'autonomie financière (interdiction de travailler, d'avoir un compte bancaire).
- Confiscation des papiers d'identité, de la carte vitale, de carte de paiement.

5. Violences sexuelles

- Contrainte à l'acte sexuel.
- Contrainte à certaines pratiques sexuelles.
- Conjointe « prêtée » à des amis.

Très souvent, les violences conjugales évoluent sous la forme d'un cycle (figure 3.15).

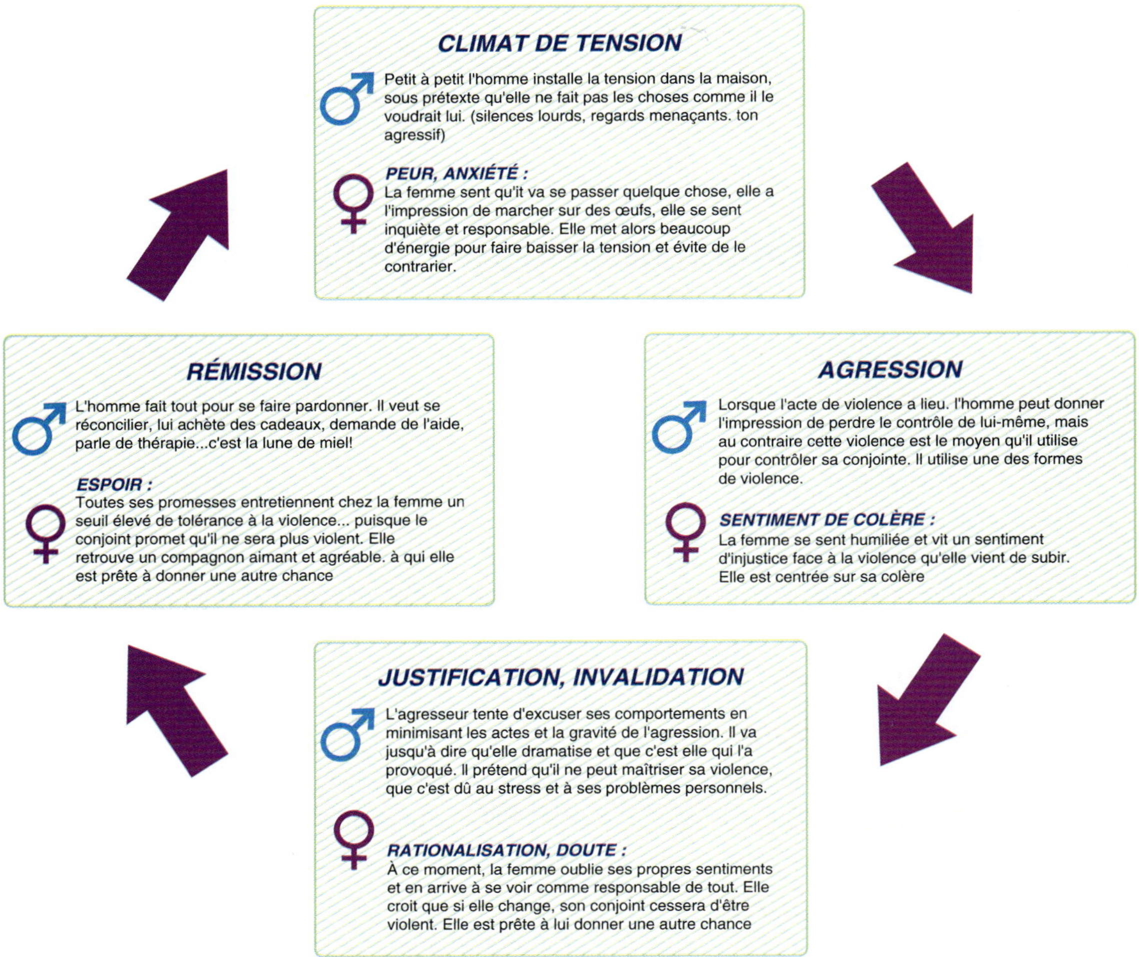

Figure 3.15 **Le cycle de la violence conjugale**
Ce cycle se répète plusieurs fois et s'accélère avec le temps, avec des phases d'agression de plus en plus importantes.

C. Conséquences des violences conjugales

- Blessures.
- Maladie chronique : les conséquences sur la santé de la victime sont nombreuses et variées avec notamment une augmentation des maladies cardio-vasculaires.
- Troubles psychotraumatiques :
  - état de stress post-traumatique : cauchemars, insomnie, état de qui-vive, manœuvre d'évitement,
  - manifestation somatique : maux de ventre, douleurs chroniques, douleurs pelviennes… Tout symptôme chronique doit faire penser à une situation de violences en cours ou ancienne.
- Conséquences psychologiques : état dépressif, troubles de l'estime de soi, culpabilité.
- Complications obstétricales : fausses couches, prématurité, faible poids à la naissance.
- Addictions.

D. Repérage et dépistage des violences conjugales

1. Poser systématiquement la question (tableau 3.3)

Type de questions :

- Avez-vous déjà subi des violences ?
- Subissez-vous des violences sexuelles ?
- Comment cela se passe à la maison ?
- Comment se passent vos rapports intimes ?

Tableau 3.3 Questionnaires de dépistage des violences

HITS	***Partner Violence Screen* (PVS)**
***H**urt* : est-ce que parfois votre conjoint vous frappe ?	Avez-vous déjà reçu des coups de pieds, été frappée, poussée ou blessée autrement dans l'année qui vient de s'écouler ? Si oui, par qui ?
***I**nsult* : est-ce que parfois votre conjoint vous insulte ou parle mal de vous ?	Vous sentez-vous en sécurité au sein de votre couple ?
***T**hreaten* : est-ce que parfois votre partenaire vous menace avec une arme blanche ?	À ce jour, vous sentez-vous menacée par votre (ex-) partenaire ?
***S**cream* : est-ce que parfois votre conjoint crie ou profère des paroles insultantes à votre égard ?	

2. Repérer les situations à risques de violences conjugales

- Situations liées au conjoint victime :
  - grossesse ;
  - femme jeune avec un faible niveau de scolarisation ;
  - femme étrangère sans profession ;
  - handicap physique ou mental.
- Situations liées au conjoint agresseur :
  - addiction ;
  - chômage.
- Situations particulières du couple :
  - rupture, divorce ;
  - difficultés économiques.

3. Évaluer la dangerosité de la situation

- Présence d'une arme à domicile.
- Gravité des violences physiques.
- Menace de mort.
- Enfants témoins.
- Risques suicidaires de la victime.
- Risques sociaux professionnels de la victime (risque d'accident du travail en raison de son état psychique).

E. La prise en charge médico-légale

- Établir un certificat descriptif des blessures (qui peut être gardé dans le dossier médical si la femme le souhaite) (voir chapitre II : certificat de coups et blessures)
- Expliquer à la victime le cycle de la violence conjugale.
- Rappeler que les violences conjugales constituent un délit et que la victime peut porter plainte dans les services de police ou gendarmerie.
- Orienter la victime vers un réseau de partenaires professionnels et associatifs (3919 : Violences Femmes Info, numéro gratuit d'écoute et d'information anonyme et qui n'est pas repérable sur les factures et les téléphones).
- Si nécessaire, apporter des conseils à la victime pour lui permettre de se protéger face à une situation de crise (scénario de protection) :
  - identifier des personnes pouvant lui venir en aide an cas d'urgence,
  - enregistrer dans son portable et apprendre par cœur des numéros de téléphone importants (service de police, SAMU, Services d'aide aux victimes),
  - informer les enfants sur la conduite à tenir (allez chez les voisins, téléphoner au 17…),
  - scanner et enregistrer dans une boite mail connue uniquement de la victime ou déposer en lieux sûrs (proches, associations, avocats…) certains documents indispensables (papier d'identité, carte de sécurité sociale, bulletins de salaire, diplômes, documents bancaires, certificats médicaux, récépissé de dépôts de plainte…),
  - ouvrir un compte bancaire personnel sous son nom de naissance avec une adresse différente du conjoint.
- Proposer une nouvelle consultation dans un délai court.
- Le signalement aux autorités judiciaires :
  - avec l'accord de la victime, il est possible de signaler au procureur les faits de violences dont elle est victime (article 226-14 alinéa 2),
  - lorsque la femme est en situation de vulnérabilité et considérée comme hors d'état de se protéger (en raison d'un handicap physique ou psychique, d'une dépendance psychologique…), il est possible de signaler au procureur les violences qu'elle subit même sans consentement (article 226-14 du code pénal).

Points clés

- Les violences conjugales sont un délit et sont punies par la loi comme des violences aggravées en raison de la qualité de l'auteur.
- La lutte contre les violences conjugales est un enjeu majeur de santé publique.
- La grossesse est un moment de vulnérabilité pour la femme et une situation à risque de déclenchement ou d'aggravation des violences conjugales.
- Le repérage passe par le questionnement systématique sur l'existence de violences.

Pour en savoir plus

Baccino E. Médecine légale clinique. Elsevier-Masson ; 2014.

CertifMed.fr, www.certifmed.fr.

Conseil national de l'Ordre des médecins, www.conseil-national.medecin.fr.

Ministère des Solidarités et de la Santé. Tableau des certificats médicaux, https://solidarites-sante.gouv.fr/IMG/pdf/331_annexe_certifs_medicaux.pdf.

Union nationale des associations de formation médicale continue, www.unaformec.org.

Haute autorité de santé. Recommandation de bonne pratique : Certificat Médical Initial d'une personne victime de violence (2011).

Décès et législation

I. Diagnostic de la mort

A. Signes négatifs de la vie

- Arrêt des fonctions cérébrales.
- Arrêt de l'activité respiratoire.
- Arrêt de l'activité cardiovasculaire.

B. Signes positifs de la mort

1. Précoces

Refroidissement cadavérique

- Plateau initial puis perte de 1 °C par heure jusqu'à l'atteinte de l'équilibre avec la température ambiante.
- Facteurs de variation : température corporelle initiale, température ambiante, poids, habillement, posture, facteurs météorologiques.
- Température rectale la plus utilisée.

Lividités

Taches cutanées rouge-violacé secondaires à la transsudation du sang à travers les vaisseaux et à son déplacement sous l'effet de la pesanteur dans zones déclives. Elles sont absentes au niveau des zones d'appui (figure 3.16).

Intérêts médico-légal :

- aspect pouvant être influencé par la cause du décès (spoliation sanguine : lividités pâles et peu étendues ; intoxication au monoxyde de carbone : lividités rouge vif) ;
- elles peuvent permettre de mettre en évidence un déplacement du corps (topographie incompatible avec la position du corps).

Évolution (avec d'importantes variations) :

- apparition : 45 minutes (plus ou moins 30 minutes) ;
- intensité et étendue maximum : 9 heures et 30 minutes (plus ou moins 4 heures et 30 minutes),
- disparition incomplète après retournement : 11 heures (plus ou moins 4 heures et 30 minutes).

Rigidité (figure 3.17)

Contraction post-mortem des muscles striés et lisses consécutive à l'irréversibilité des liaisons actine-myosine secondaire à la chute de l'ATP. Elle débute au niveau des masséters en suivant une progression descendante et suit la même progression lors de sa résolution. Elle prédomine aux fléchisseurs aux membres supérieurs et aux extenseurs aux membres inférieurs.

Évolution (avec d'importantes variations) :

- Début : 3 heures (plus ou moins 30 minutes) ;
- Rigidité complète : 8 heures (plus ou moins 1 heure) ;
- Résolution : 76 heures (plus ou moins 32 heures).

L'évolution peut être influencée par la température ambiante (apparition favorisée par la chaleur et inhibée par le froid, et inversement pour la résolution), l'humidité, l'âge et la constitution musculaire.

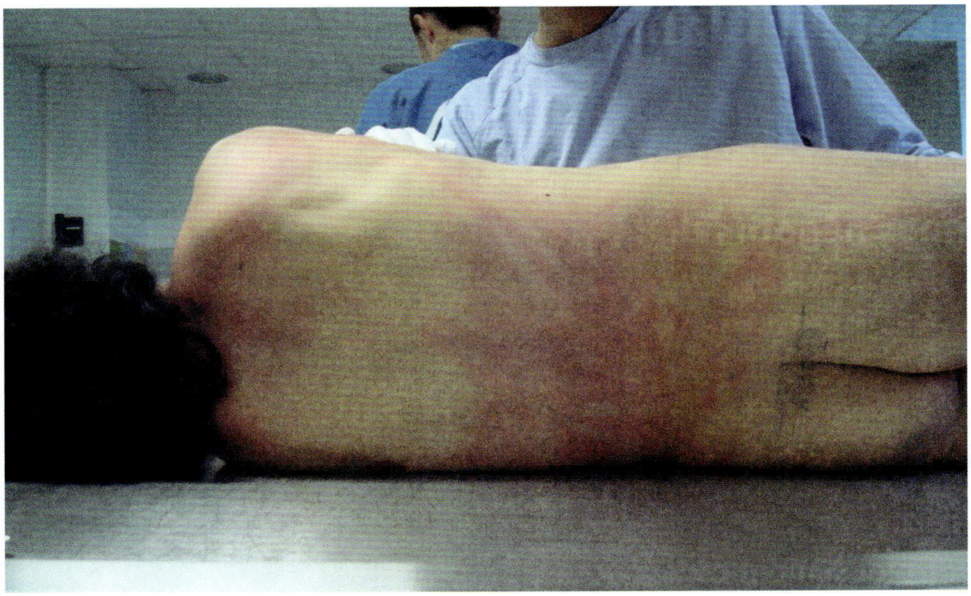

Figure 3.16 Lividités

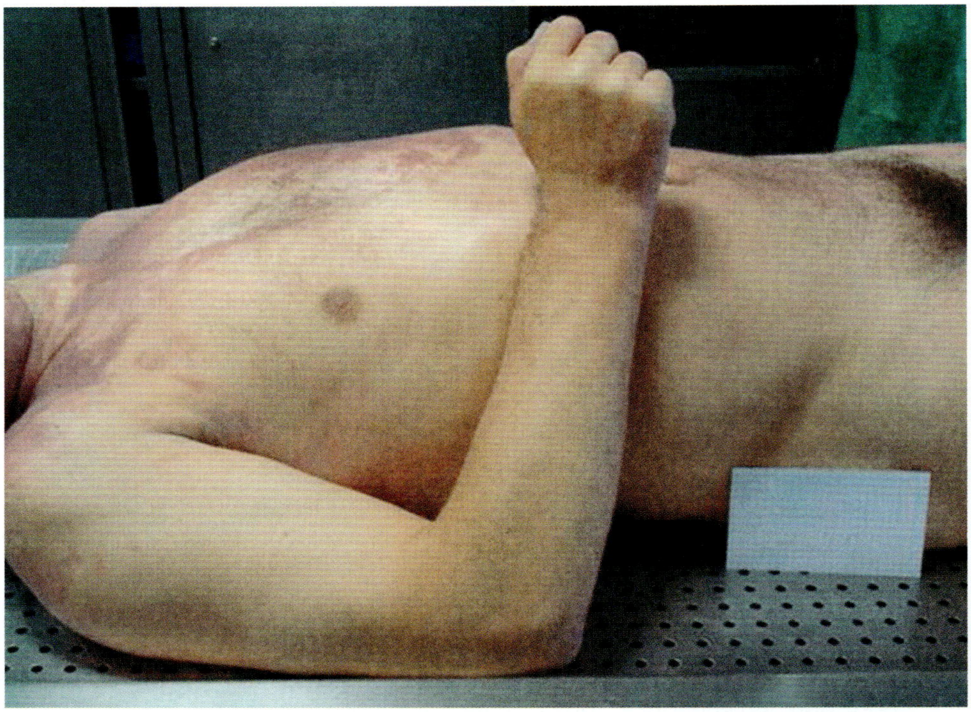

Figure 3.17 Rigidité

2. Tardifs

La décomposition du cadavre associe (tableau 3.4) :

- des phénomènes autolytiques précoces ;
- la putréfaction liée à la pullulation microbienne, mycotique et des protozoaires : son évolution est très variable en fonction de la cause du décès et des conditions climatiques ;

Tableau 3.4 Évolution de la putréfaction en climat tempéré (avec de grandes variations)

Phénomènes	Délais d'apparition
Tache verte abdominale (figure 3.18) 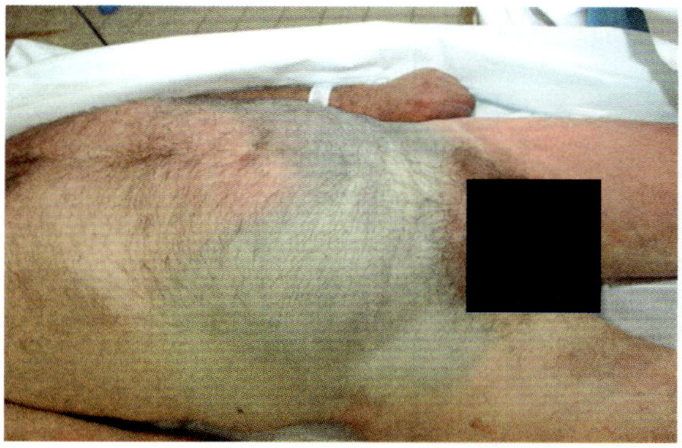 **Figure 3.18 Tâche verte abdominale**	24 à 48 heures
Circulation posthume (figure 3.19) 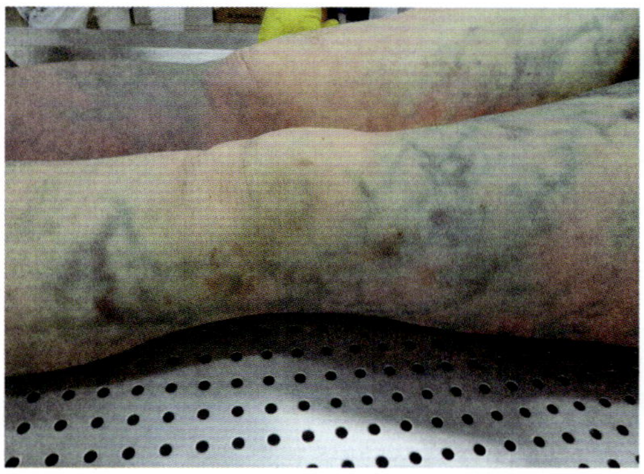 **Figure 3.19 Circulation posthume**	1 semaine
Phlyctènes (figure 3.20) 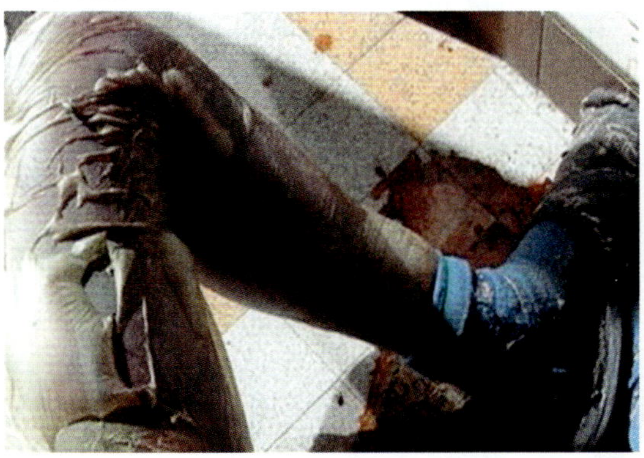 **Figure 3.20 Phlyctènes**	1 à 2 semaines

(*Suite*)

Tableau 3.4 Suite

Phénomènes	Délais d'apparition
Désintégration des tissus mous et des organes (figure 3.21) 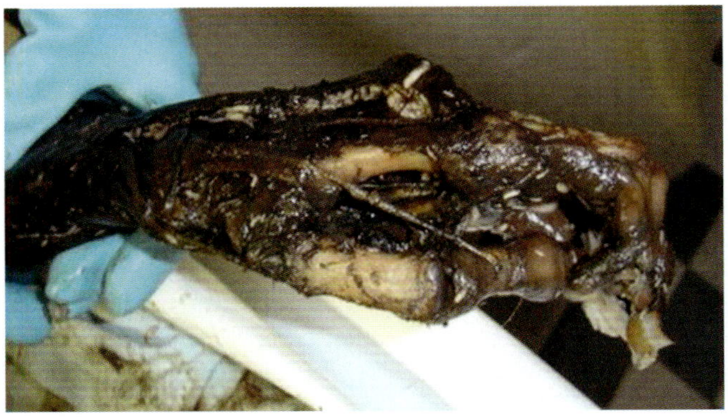 **Figure 3.21** Désintégration des tissus	Quelques mois
Squelettisation	12 à 18 mois

- la colonisation du corps par l'entomofaune (insectes) ;
- la dégradation du corps par des prédateurs.

Deux évolutions particulières de la décomposition en fonction du milieu ambiant :

- la momification : dessiccation du corps en environnement sec, aéré, chaud ou froid (figure 3.22) ;
- l'adipocire : saponification des graisses en environnement humide voire aquatique (figure 3.23).

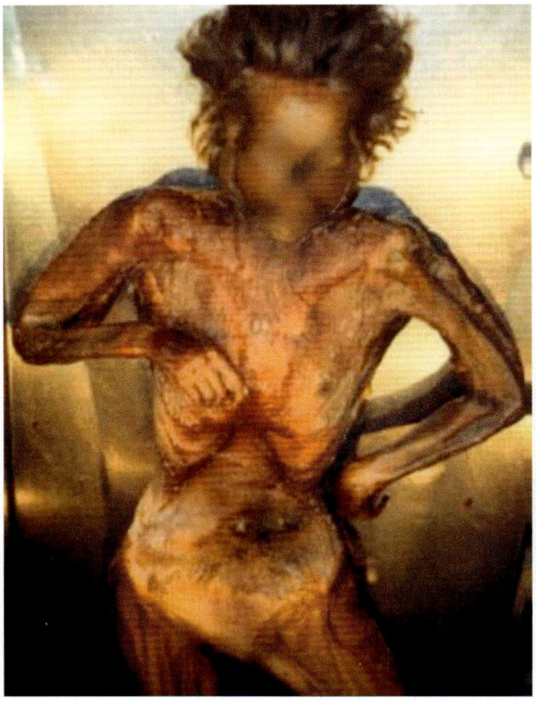

Figure 3.22 Momification

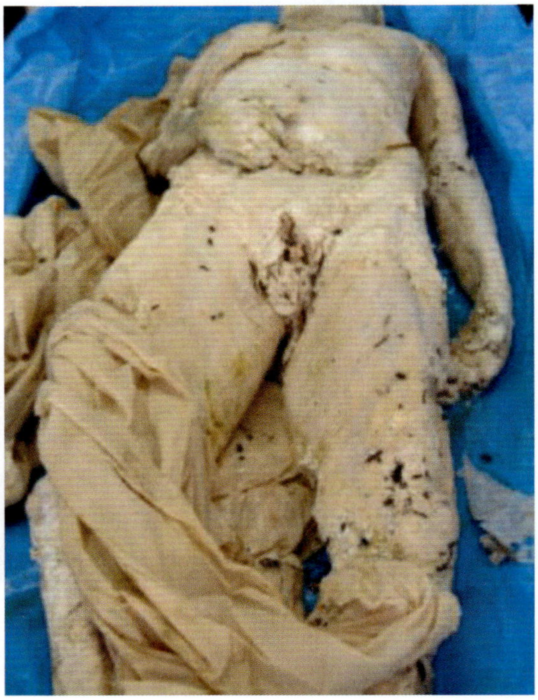

Figure 3.23 Adipocire

II. Certificat de décès

A. Description

1. Modèle CERFA (papier)

Recto partie supérieure (figure 3.24)

- Partie administrative et nominative.
- Trois feuillets adressés :
  - à la mairie de la chambre funéraire,
  - à la chambre funéraire,
  - à la mairie du lieu du décès.
- Intérêt : permet la délivrance du permis d'inhumer et de l'acte de décès par l'officier d'état civil.

Recto partie inférieure (figure 3.25)

- Partie médicale et anonyme.
- Un feuillet diagnostic adressé au CepiDC Inserm (Centre d'épidémiologie sur les causes médicales de décès).

Verso (figure 3.26)

Il comporte des indications sur les modalités de remplissage du volet supérieur du recto.

2. Certificat de décès électronique

Conditions d'utilisation :

- décès certifiés en établissements de santé ou en établissements médico-sociaux : données administratives pouvant être saisies par du personnel administratif habilité, tout en préservant la confidentialité des données (médicales) renseignées par le médecin ;

DÉPARTEMENT : |_|_|_|

CERTIFICAT DE DÉCÈS conforme à l'arrêté du XX xxxx 2017

VOLET ADMINISTRATIF À remplir par le médecin ayant constaté le décès

Je soussigné(e) M. ...., docteur en médecine, certifie que le décès de la personne désignée ci-dessous, est réel et constant
(Nom lisible en majuscules) *(voir au verso 1)*

Date et heure (réelle ou estimée) de la mort : ____/____/____ à ____ h ____

À défaut (impossibilité à établir), date et heure du constat de décès : ____/____/____ à ____ h ____

INFORMATIONS D'ÉTAT CIVIL

COMMUNE DE DÉCÈS : ....

Code postal |_|_|_|_|_|

NOM : ....

NOM de jeune fille, *le cas échéant* : ....

Prénoms : ....

Date de naissance : ____/____/____ Sexe : ☐ M ☐ F

Domicile : ....

RÉSERVÉ À LA MAIRIE
Numéros à reproduire au verso.

N° d'acte |_|_|_|_|_|

N° d'ordre du décès |_|_|_|_|_|

INFORMATIONS FUNÉRAIRES *Cocher chaque ligne par oui ou par non*

Obstacle médico-légal *(voir au verso 2)* : ☐ oui ☐ non
Même en ce cas, renseigner au mieux l'ensemble du certificat de décès.

Obligation de mise en bière immédiate *(voir au verso 5)* :
– dans un cercueil hermétique : ☐ oui ☐ non
– dans un cercueil simple : ☐ oui ☐ non

Obstacle aux soins de conservation *(voir au verso 5)* : ☐ oui ☐ non

Obstacle au don du corps à la science *(voir au verso 5)* : ☐ oui ☐ non

Recherche de la cause du décès demandée (ou demande en cours) par prélèvement, examen ou autopsie médicale *(voir au verso 3)* : ☐ oui ☐ non
Si transport de corps nécessaire, délai de *(voir au verso 3)* : ☐ 48 h ☐ 72 h

Présence identifiée, au moment du décès, d'une prothèse fonctionnant au moyen d'une pile *(voir au verso 4)* : ☐ oui ☐ non
Si prothèse présente, enlèvement de prothèse déjà effectué par le médecin : ☐ oui ☐ non

SIGNATURE À ...., le ....
et cachet obligatoire du médecin

Figure 3.24 Certificat – recto partie supérieure

VOLET MÉDICAL À remplir et à clore par le médecin ayant constaté le décès – ***Renseignements confidentiels et anonymes***

INFORMATIONS RELATIVES AU DÉFUNT

Commune de décès : Code postal :

Commune de domicile : Code postal :

Date de décès : ☐ date réelle OU ☐ constatée

Date de naissance :

Sexe : ☐ masculin ☐ féminin

CAUSES DU DÉCÈS

PARTIE I **Maladie(s) ou affection(s) morbide(s) ayant directement provoqué le décès.**
Il s'agit de la maladie, du traumatisme, de l'intoxication, de la complication ayant entraîné la mort (et non du mécanisme de décès comme une syncope, un arrêt cardiaque…).

Intervalle entre le début du processus morbide et le décès En heures, jours, mois ou ans

a)
due à ou consécutive à : **b)**
due à ou consécutive à : **c)**
due à ou consécutive à : **d)**
La dernière ligne remplie doit correspondre à la cause initiale

PARTIE II **Autres états morbides, facteurs ou états physiologiques (grossesse...) ayant contribué au décès, mais non mentionnés en Partie I**

INFORMATIONS COMPLÉMENTAIRES *(cocher la case appropriée pour chaque point)*

LIEU DU DÉCÈS
☐ Établissement de santé public
☐ Domicile (du défunt ou autre) ☐ Établissement de santé privé
☐ EHPAD, maison de retraite ☐ Établissement pénitentiaire
☐ Voie publique ☐ Autre lieu ou indéterminé

MORT SUBITE S'agit-il d'un décès brutal et inattendu, évocateur de mort subite* ?
☐ oui ☐ non ☐ ne sait pas
** décès non traumatique (adulte, enfant, nourrisson) avec mode de survenue brutal (en moins d'une heure ou probablement) et inattendu (exclusion des maladies chroniques au stade terminal)*

CIRCONSTANCES APPARENTES DU DÉCÈS
☐ Mort naturelle ☐ Faits de guerre
☐ Accident ☐ Complications de soins médicaux, chirurgicaux
☐ Suicide ☐ Investigations en cours
☐ Atteinte à la vie d'autrui ☐ Indéterminées

EN CAS DE MORT VIOLENTE (accidentelle, délictuelle, suicidaire, criminelle)
Précisez le lieu de survenue de l'événement déclencheur :
☐ Domicile ☐ Lieu de sport ☐ Voie publique
☐ Commerce ☐ Local industriel, chantier ☐ Exploitation agricole
☐ Établissement accueillant du public ☐ Autre lieu ou indéterminé

GROSSESSE La femme décédée était-elle enceinte ?
☐ non, pas au cours de l'année précédant le décès ☐ pas au moment du décès, mais grossesse terminée depuis 42 jours ou moins ☐ pas au moment du décès, mais grossesse terminée depuis plus de 42 jours et moins d'1 an
☐ oui, au moment du décès ☐ ne sait pas
La grossesse a-t-elle contribué au décès ? ☐ oui ☐ non ☐ ne sait pas

ACTIVITÉ PROFESSIONNELLE Le décès est-il survenu lors d'une activité professionnelle* ?
☐ oui ☐ non ☐ ne sait pas
** toute activité source de revenu (y compris au domicile), les trajets domicile-travail, les déplacements professionnels, etc.*

RECHERCHE DE LA CAUSE DU DÉCÈS
Une recherche de la cause du décès a-t-elle été demandée ?
☐ oui, recherche médicale ☐ oui, recherche médico-légale ☐ non
Si oui, un volet médical complémentaire sera établi ultérieurement par le médecin ayant réalisé le diagnostic des causes de décès

SIGNATURE *Nom lisible et cachet obligatoire du médecin*

Ce volet n'est destiné qu'aux personnes autorisées pour des motifs de santé publique (cf article L. 2223-42 du Code général des collectivités territoriales).

Le certificat peut être saisi électroniquement à l'adresse suivante https://sic.certdc.inserm.fr

Figure 3.25 **Certificat – recto partie inférieure**

- exercice libéral :
  - carte de professionnel de santé (CPS),
  - identifiant et mot de passe personnel obtenus auprès de l'Inserm.

Il y a deux parties à renseigner :

- un volet administratif imprimé et signé par le médecin et adressé aux mêmes destinataires que pour le support papier ;
- un volet médical télétransmis en temps réel après cryptage à l'Inserm. Il est possible de préparer et d'enregistrer un certificat avant de revenir le valider dans un délai de 96 heures à compter de sa date de création et, en cas d'erreur, de corriger un certificat déjà validé dans un délai de 96 heures.

Intérêts :

- mise en place plus rapide de mesures d'alerte et de protection de la population ;
- amélioration de la qualité des statistiques ;
- renforcement de la confidentialité.

MODALITÉS DE REMPLISSAGE DU CERTIFICAT DE DÉCÈS – VOLET ADMINISTRATIF

1. – **La date et l'heure du décès** doivent être inscrites, même de manière approximative. En cas d'impossibilité à les établir, indiquer la date et l'heure du constat de décès sur le volet administratif. En cas d'obstacle médico-légal, ces indications seront réévaluées par l'expertise médico-légale.
2. – **Obstacle médico-légal :** à cocher en cas de décès dans des conditions suspectes, violentes ou inconnues, notamment en cas de suspicion d'atteinte à la vie d'autrui, suicide, mort subite (hors MIN), éventuelle responsabilité d'un tiers engagée (accident de la route, du travail…), overdose, corps non identifié (art. 74 du Code de procédure pénale, art. 81 du Code civil, R.1112-73 du Code de santé publique). Le corps est alors à la disposition de la justice. Toutes les opérations funéraires sont suspendues jusqu'à autorisation donnée par l'autorité judiciaire (art. 81 du Code civil, R. 2213-17 et R. 2213-2-2 à-34 du Code général des collectivités territoriales).
3. – **Recherche de la cause du décès :** cette investigation est effectuée à la demande du médecin ou du préfet, si le défunt ne s'y est pas opposé de son vivant, sauf exception. Elle est interdite en cas d'obstacle médico-légal. Les frais sont à la charge de l'établissement de santé dans lequel il est procédé à la recherche.

Par ailleurs :
- Elle est réalisée, notamment en cas d'infection transmissible, dans le respect des conditions propres à éviter tout risque de contamination des personnes ou de l'environnement, et, le cas échéant, dans des salles d'autopsies dédiées.
- En cas de maladie de Creutzfeld-Jakob suspectée, le délai de transport de corps avant mise en bière est porté à 72 h pour rechercher la cause de décès.
- En cas de mort inattendue du nourrisson (MIN) jusqu'à 2 ans, elle est recommandée par la HAS, avec transfert au centre de référence le plus proche (art. R. 2213-14 et -19 du Code général des collectivités territoriales, art. L.1211-2, *-4 et -8, L. 1232-1 et -2 du Code de la santé publique, arrêté « listes des infections transmissibles », art. R. 4421-1 du Code du travail, arrêté « mesures techniques de prévention et de confinement » en cas de risque sanitaire).*

4. – **Prothèse :** En cas de présence identifiée d'une prothèse fonctionnant au moyen d'une pile sur le défunt, si le médecin n'a pas attesté (au recto du certificat de décès) de sa récupération effective, c'est au thanatopracteur d'en attester avant la mise en bière (art. R. 2213-15 du Code général des collectivités territoriales).
5. – **Opérations funéraires imposées / interdites en cas d'infections transmissibles**

Infections transmissibles ou état du corps ▼	▶ **Obligations / interdictions associées** *(en cas d'OML, toutes les opérations funéraires sont suspendues)*				
	Soins de conservation *(a)*	Don du corps *(b)*	Mise en bière obligatoire et spécifique *(c)*	Délais de mise en bière	Transport avant mise en bière
Liste : orthopoxviroses ; choléra ; peste ; charbon ; fièvres hémorragiques virales graves et contagieuses	interdits	interdit	oui, imposée dans un cercueil hermétique et sa fermeture	• dans les plus brefs délais (décès au domicile) • avant la sortie de l'établissement (décès en hôpital ou clinique)	interdit
Liste : rage, tuberculose active (voir article 2 de l'arrêté 12 juillet 2017) ou toute maladie infectieuse transmissible émergente (syndrome respiratoire aigu sévère…) après avis du haut Conseil de la Santé Publique (http://hcsp.fr)	interdits	interdit	oui, imposée dans un cercueil simple et sa fermeture		interdit
Liste : maladie de Creutzfeld-Jakob ; tout état septique grave	interdits	interdit	non	règle commune : délais non spécifiques	autorisé dans un délai max. de 48 h *(d)*
Liste : infection à VIH ; virus de l'hépatite B ou C	autorisés	interdit	non		autorisé dans un délai max. de 48 h

(a) Les soins sont effectués uniquement à la demande de la famille, par un personnel diplômé / (b) La carte de donateur doit être demandée / (c) Elle peut aussi être décidée par le maire en cas d'urgence (R 2213-18)
(d) 72 h pour recherche de la cause de décès en cas de suspicion de maladie de Creutzfeld-Jakob (cf. articles R 2213-2-1 à R 2213-30 du Code général des collectivités territoriales, et arrêté du 12 juillet 2017 fixant les listes des infections transmissibles)

Figure 3.26 Certificat – verso

B. Règles de rédaction

La case de la rubrique « obstacle médico-légal à l'inhumation » est cochée en fonction de la forme médico-légale apparente de la mort :

- en cas de mort naturelle, c'est-à-dire de mort attendue correspondant à l'évolution naturelle d'une pathologie connue, elle ne doit pas être cochée ;
- en cas de mort violente (homicide volontaire ou involontaire, suicide, accident), elle doit être cochée ;
- en cas de mort suspecte (mort pour laquelle il n'est pas possible d'exclure l'intervention d'un tiers, mort subite ou inexpliquée), elle doit être cochée.
- par ailleurs, en cas de mort susceptible de poser un problème de responsabilité médicale et à chaque fois que le médecin n'est certain du caractère naturel du décès, elle doit être cochée.

La case de la rubrique « obligation de mise en bière immédiate » doit être cochée en cas :

- de maladie contagieuse :
  - rubrique « cercueil hermétique » en cas d'orthopoxviroses, de choléra, de charbon, de fièvres hémorragiques virales, peste,
  - rubrique « cercueil simple » en cas de rage, tuberculose active, maladie infectieuse transmissible après avis du Haut Conseil de la Santé,

- d'altération du corps.

La case de la rubrique « obstacle au don du corps » doit être cochée en cas :

- d'obstacle médico-légal à l'inhumation ;
- de maladie contagieuse.

La case de la rubrique « prélèvement en vue de rechercher la cause du décès » doit être cochée en cas de suspicion de maladie contagieuse faisant l'objet des rubriques « cercueil hermétique » et « cercueil simple », à la demande :

- du médecin constatant le décès ;
- du préfet.

La case de la rubrique « présence de prothèse fonctionnant au moyen d'une pile » doit être cochée en présence de ce type de matériel. Sa recherche doit être systématique et le cas échéant elle doit toujours être enlevée par un médecin ou un thanatopracteur agréé en raison du risque d'explosion en cas de crémation.

C. Conséquence d'un obstacle médico-légal à l'inhumation (encadré 3.3)

Encadré 3.3

Conséquences d'un obstacle médico-légal

- Obligation pour le médecin de se mettre en rapport avec le procureur de la République ou les services de police ou de gendarmerie.
- Possibilité de réquisition d'un médecin pour procéder à une levée de corps médico-légale.
- Possibilité de réquisition d'un ou de plusieurs médecins par le procureur de la République, un juge d'instruction ou un officier de police judiciaire pour réaliser une examen du corps ou une autopsie médico-légale auxquels l'entourage ne peut pas s'opposer.
- Impossibilité de :
  - réaliser les opérations funéraires figurant dans les autres rubriques, l'inhumation ou la crémation,
  - présenter le corps aux proches.

D. Volet médical complémentaire

Lorsqu'une recherche médicale ou scientifique des causes du décès a été réalisée ou après une autopsie judiciaire, un volet médical complémentaire peut être rempli par le médecin ayant pratiqué l'examen complémentaire. Comme pour la partie médicale, il s'agit d'un document anonyme qui doit être transmis par voie électronique au CepiDC Inserm.

III. Levée de corps médico-légale

A. Définition

Il s'agit de l'examen d'un cadavre réalisé sur réquisition en lieu et place de sa découverte.

B. Objectifs (encadré 3.4)

Encadré 3.4

Objectifs de la levée de corps médico-légale

- Vérifier la réalité de la mort.
- Relever les éléments permettant de dater le décès :
  - décès récents (moins de 48 heures) : température ambiante et corporelle, lividité, rigidité, début de putréfaction ;
  - décès survenu il y a plus de 72 heures : expertise entomologique fondée sur le prélèvement puis l'étude de l'entomofaune colonisant le corps au moment de sa découverte.
- Vérifier la compatibilité entre la scène de crime et la forme médico-légale apparente du décès (par exemple, l'accessibilité à la victime du point de suspension dans une pendaison, la présence/localisation d'une arme à feu par rapport à la victime, etc.).
- Relever les éléments d'orientation, en particulier les lésions traumatiques, sur la cause du décès.
- Relever, en particulier en l'absence d'identification, les particularités anatomiques du cadavre (cicatrices, malformations etc.).
- Recueillir les éléments anamnestiques :
  - antécédents médicaux,
  - traitement habituel,
  - addiction(s),
  - circonstances de survenue du décès,
  - circonstances de découverte du corps.
- Établir un rapport remis à l'autorité requérante.

IV. Opérations consécutives au décès

A. Trois conditions indispensables pour permettre leur réalisation

- Absence d'obstacle médico-légal à l'inhumation.
- Absence d'obligation de mise en bière immédiate en raison d'une maladie contagieuse ou d'un mauvais état du corps.
- Réalisation dans un délai maximum à compter du décès.

B. Transport du corps sans mise en bière vers son domicile, la résidence d'un membre de sa famille ou une chambre funéraire

- Conditions :
  - demande d'une personne ayant qualité pour pourvoir aux funérailles ou, si impossibilité de joindre une personne ayant cette qualité, demande de la personne chez qui a eu lieu le décès ou demande du directeur de l'établissement de santé ou a eu lieu le décès,
  - accord, le cas échéant, du directeur de l'établissement de soins et du médecin du service ou du médecin ayant constaté le décès (lorsque le décès n'est pas survenu dans un établissement de santé),
  - déclaration préalable du transport au maire du lieu de dépôt du corps.
- Délai : au maximum 48 heures.

Dans le cas d'un obstacle médico-légal, la réquisition d'un officier de police judiciaire vaut demande de transport vers la chambre funéraire.

C. Don du corps

- Conditions :
  - déclaration écrite, datée et signée de l'intéressé avec copie adressée à la faculté de médecine à laquelle le corps est légué, mineur ou majeur sous tutelle ne pouvant effectuer cette démarche,
  - délivrance par la faculté à l'intéressé d'une carte de donneur qu'il s'engage à porter sur lui (carte permettant au moment du décès le transfert du corps),
  - transport sans mise en bière du corps vers la faculté après déclaration au maire du lieu de conservation du corps.
- Délai : au maximum 48 heures.

D. Transport du corps d'une personne vers un établissement de santé pour réaliser des prélèvements

- Conditions
  - demande du directeur de l'établissement de santé où la personne est décédée ou de toute personne ayant qualité pour pourvoir aux funérailles,
  - déclaration préalable au transport au maire du lieu de décès ou de dépôt du corps.
- Délai : au maximum 48 heures et 72 heures lorsque l'autopsie médicale a pour objectif de diagnostiquer une maladie de Creutzfeld-Jakob.

E. Moulage (prise de l'empreinte et moulage pour un visage, une main, etc.)

- Condition : demande accompagnée d'un certificat médical attestant que des signes de décomposition le rendent nécessaire avant le délai prescrit.
- Délai : non inférieur à 24 heures.

F. Soins de conservations

Conditions :

- expression écrite des dernières volontés du défunt ou d'une personne ayant qualité pour pourvoir aux funérailles;
- déclaration à la mairie indiquant le produit utilisé, le lieu et l'heure de l'opération ainsi que le nom et l'adresse de la personne ou de l'entreprise qui y procédera.

G. Transport de corps après mise en bière

- Conditions :
  - nécessité de mise en bière immédiate;
  - en cas de mort naturelle :
    - à l'intérieur du territoire métropolitain ou d'un département d'outre-mer : déclarations à l'officier d'état civil de la commune du lieu de fermeture du cercueil,
    - en dehors du territoire métropolitain ou d'un département d'outre-mer : autorisation par le préfet du département ou a eu lieu la fermeture du cercueil;
  - en cas de réalisation d'une autopsie médico-légale : autorisation de l'autorité judiciaire et de l'officier d'état civil de la commune du lieu de fermeture du cercueil.
- Délai : pas de délai (sauf le délai d'inhumation dans les six jours suivant le décès; voir infra H.).

H. Inhumation

Conditions :

- en cas de mort naturelle : permis d'inhumer délivré par l'officier d'état civil :
  - décès ayant eu lieu en France métropolitaine : 24 heures au moins et six jours au plus après le constat du décès,
  - décès ayant eu lieu à l'étranger ou dans un territoire d'outre-mer : six jours au plus après le constat de décès ;
- en cas d'obstacle médico-légal à l'inhumation :
  - permis d'inhumer délivré par l'autorité judiciaire,
  - inhumation dans les six jours, sauf dérogation préfectorale.

I. Crémation

Conditions :

- en cas de mort naturelle : autorisation délivrée par l'officier d'état civil après contrôle des dernières volontés écrites de la personne et dans un délai identique à celui de l'inhumation ;
- en cas d'obstacle médico-légal à l'inhumation : autorisation délivrée par l'autorité judiciaire.

V. Cas des enfants décédés avant toute déclaration à l'état civil ou mort-nés

En France, depuis le décret n° 2008-800 du 20 août 2008, pour mieux prendre en compte la souffrance des familles, la loi concernant la déclaration des enfants sans vie distingue deux situations mais ne tient plus compte des seuils de viabilité reconnus par l'OMS (terme de 22 semaines d'aménorrhée ou poids de 500 grammes), ces critères conservant leur intérêt uniquement pour l'élaboration des statistiques sanitaires.

A. Les enfants nés vivants et viables décédés avant que la naissance ait été déclarée à l'état civil

Établissement par l'officier d'état civil d'un acte de naissance et d'un acte de décès sur production d'un certificat médical mentionnant que l'enfant est né vivant et viable et précisant les jours et heures de sa naissance et de son décès :

- l'enfant a une personnalité juridique avec les conséquences en découlant ;
- il est inscrit sur le livret de famille.

B. Les enfants nés vivants mais non viables et décédés et les enfants mort-nés

Possibilité d'établissement par l'officier d'état civil d'un acte d'enfant sans vie à la demande des parents ou de l'un d'eux. Cet acte d'enfant sans vie est délivré sur production d'un certificat attestant d'un accouchement d'un enfant né sans vie : l'enfant y est décrit « mort-né » ou « né vivant mais non viable » (figure 3.27) :

- l'enfant n'a pas de personnalité juridique ;
- il peut être inscrit sur les registres de décès et sur le livret de famille.

Des obsèques civiles ou religieuses sont possibles dans les deux cas de figure.

Liberté • Égalité • Fraternité
RÉPUBLIQUE FRANÇAISE
Ministère chargé de la Santé

cerfa
N° 13773*02

Partie à conserver dans le dossier médical

CERTIFICAT MÉDICAL D'ACCOUCHEMENT

En vue d'une demande d'établissement d'un acte d'enfant sans vie
Décret n°2008-800 du 20 août 2008 pris en application de l'article 79-1 alinéa 2 du code civil

Seul le volet détachable du document (partie inférieure) pourra être transmis à l'officier d'état civil selon le tableau suivant

SITUATIONS OUVRANT LA POSSIBILITE D'UN CERTIFICAT D'ACCOUCHEMENT	SITUATIONS N'OUVRANT PAS LA POSSIBILITE D'UN CERTIFICAT D'ACCOUCHEMENT
Accouchement spontané ou provoqué pour raison médicale (dont IMG)	Interruption spontanée précoce de grossesse (fausse couche précoce) et interruption volontaire de grossesse (IVG)

Nom et prénom de la parturiente |______| *Date de naissance* |_|_|_|_|_|_|_|_|

Date et heure de l'acte : *Date* |_|_|_|_|_|_|_|_| Heure |_|_|___mn

Lieu -établissement |______| *Autre* |______|

Adresse |______|

Commune |______| Code postal |_|_|_|_|_|

Nom et qualité du praticien |______|

✂ .... **Partie à détacher et à transmettre à l'officier d'État civil** ....

<u>CERTIFICAT D'ACCOUCHEMENT</u>

en vue d'une demande d'établissement d'un acte d'enfant sans vie auprès de l'officier d'état civil (article 79-1 alinéa 2 du code civil)

Je soussigné(e), Prénom |______| Nom |______|

Qualité : Médecin ☐
Sage-femme ☐

CERTIFIE QUE

Prénom |______| Nom de famille |______|

Nom d'usage (le cas échéant) |______|

A accouché, le |_|_|_|_|_|_|_|_| à |_|_|h___mn

À: commune |______| Code postal|_|_|_|_|_|

d'un enfant mort-né ou né vivant mais non viable, de sexe : F ☐ M ☐

Fait à |______| le, |_|_|_|_|_|_|_|_|

Cachet de l'établissement

Signature et cachet du praticien

Figure 3.27 Certificat d'accouchement en vue de l'établissement d'un acte d'enfant sans vie
Source : © DREES, 2008 https://www.formulaires.modernisation.gouv.fr/gf/cerfa_13773.do

Points clés

- Le diagnostic de la mort repose sur la constatation des signes négatifs de la vie et des signes positifs précoces de la mort permettant d'évaluer approximativement le délai post-mortem.
- Depuis le 1er janvier 2018, la certification légale des décès est la certification électronique comportant un volet administratif, un volet médical modifiable durant 96 heures et un volet médical complémentaire renseigné en cas d'autopsie.
- Depuis le 1er janvier 2018, les soins de conservation peuvent être réalisés chez des sujets séropositifs au HIV et à l'hépatite B.

Prélèvements d'organes

I. Contexte des prélèvements multi-organes

- Vieillissement de la population et besoin accru en organes.
- Activité de greffe en 2015 : 5746 greffes, dont 562 à partir de donneurs vivants.
- Les donneurs âgés de plus de 60 ans représentent 48,4 % des donneurs.
- En 2015, les premiers prélèvements sur donneurs décédés après circulatoire suite à une limitation ou à un arrêt des thérapeutiques ont été réalisés.

II. Législation – Historique

- 1952 : Jean Hamburger : première greffe rénale mondiale (Necker).
- 1967 : AFS, Chris Barnard : première greffe cardiaque (1968 : Christian Cabrol en France).
- Suite aux avancées scientifiques sans fondement juridique, établissement d'un cadre législatif.

A. Loi Caillavet du 22 décembre 1976

- Consentement présumé pour tous les prélèvements (organes et tissus).
- Conditions d'agrément des établissements.
- Modalités de constatation de la mort.
- Sécurité sanitaire (encadré 3.5).

Encadré 3.5

Règles de sécurité sanitaire applicables à tous les prélèvements du corps humain et à leur utilisation à des fins thérapeutiques

- Antécédents du donneur : cancers, antécédents vasculaires, altérations d'organes, etc.
- Dépistage obligatoire de maladies transmissibles :
  - infection par les virus de l'immunodéficience humaine VIH 1 et VIH 2,
  - infection par le virus HTLV-1 ;
  - infection par le virus de l'hépatite B ;
  - infection par le virus de l'hépatite C ;
  - syphilis ;
  - infection par le cytomégalovirus ;
  - infection par le virus Epstein-Barr ;
  - infection par l'agent responsable de la toxoplasmose.

Toute pathologie potentiellement transmissible n'est pas obligatoirement une contre-indication au prélèvement et à la greffe.

La sécurité sanitaire est évaluée en fonction de la balance bénéfice/risque en faveur du receveur par ses médecins, le médecin coordinateur, le médecin de l'Agence de biomédecine et le chirurgien greffeur.

B. Lois de bioéthique du 29 juillet 1994

- Création de l'Établissement français des greffes (EFG).
- Principe du consentement présumé : seul un droit d'opposition est reconnu à la personne.
- Don du vivant : le receveur doit avoir la qualité de père ou de mère, de fils ou de fille ou de frère ou de sœur du donneur. En cas d'urgence, le donneur peut être le conjoint.

- Création du registre national des refus, géré par l'Agence de biomédecine : inscription possible pour toute personne de plus de 13 ans et révocable à tout moment.
- Recherche du témoignage familial.
- Principe de gratuité des dons.
- Principe d'anonymat.
- Principe d'agrément pour cinq ans renouvelable.
- Délai de révision de la loi à cinq ans.

C. Lois de bioéthique du 6 août 2004

- Création de l'Agence de biomédecine.
- Confirmation du principe de consentement présumé.
- Précision des principes d'utilisation des produits du corps.
- Prise en compte du respect dû au corps : obligation de « *s'assurer de la meilleure restauration possible du corps* ».
- Délai de révision de la loi à cinq ans.

D. Lois de bioéthique du 7 juillet 2011

- Fait suite aux états généraux de la bioéthique de 2009.
- Délai de révision porté à sept ans.
- Élargissement du cercle des donneurs vivants : par dérogation, toute personne pouvant apporter la preuve d'un lien affectif étroit et stable depuis au moins deux ans avec le receveur.
- Autorisation du don croisé d'organes en cas d'incompatibilité entre proches : deux personnes candidates au don pour un proche mais incompatibles avec leur proche malade s'échangent leurs receveurs respectifs, s'ils sont compatibles.
- Évolution du recueil du positionnement du défunt :
  - la loi du 11 août 2016 a renforcé le principe de la présomption de consentement,
  - une personne peut s'opposer au prélèvement en s'inscrivant sur le registre national des refus,
  - une personne peut également exprimer son refus par écrit et confier ce document à un proche. Ce document est daté et signé par son auteur dûment identifié par l'indication de ses nom, prénom, date et lieu de naissance,
  - lorsqu'une personne, bien qu'en état d'exprimer sa volonté, est dans l'impossibilité d'écrire et de signer elle-même ce document, elle peut demander à deux témoins d'attester que le document qu'elle n'a pu rédiger elle-même est l'expression de sa volonté libre et éclairée. Ces témoins indiquent leur nom et qualité et leur attestation est jointe au document exprimant le refus,
  - un proche de la personne décédée peut faire valoir le refus de prélèvement d'organes que cette personne a manifesté expressément de son vivant. Ce proche ou l'équipe de coordination hospitalière de prélèvement transcrit par écrit ce refus en mentionnant précisément le contexte et les circonstances de son expression. Ce document est daté et signé par le proche qui fait valoir ce refus et par l'équipe de coordination hospitalière de prélèvement.
- Les proches doivent être informés de la finalité des prélèvements.

III. Prélèvements pouvant être réalisés (tableau 3.5)

Tableau 3.5 Liste des prélèvements pouvant être réalisés

Prélèvements sur personnes vivantes	Prélèvements sur personnes décédées
Don de sang Don de moelle osseuse et de cellules souches hématopoïétiques Don d'organe de son vivant (rein, foie)	Don d'organes : – rein(s) ; – foie ; – poumon(s) ; – cœur ; – pancréas (organe ou ilots de Langerhans) ; – intestins exceptionnellement. Don de tissus : – cornées ; – artères et veines (pontages) ; – épiderme (pansement de survie pour les brûlés) ; – valves cardiaques ; – os ; – tissus mous de l'appareil locomoteur.

IV. Prélèvements sur personne vivante

A. Donneurs majeurs et capables

Toute personne faisant la preuve d'un lien affectif étroit et stable peut donner un organe de son vivant (tableau 3.6).

Tableau 3.6 Liste des personnes pouvant donner un organe de leur vivant

Cercle familial restreint	Dérogation
Père/mère Frère/sœur Fils/fille	Conjoint/beaux parents Grands parents Oncle/tante Neveu/nièce Cousin germain/cousine germaine Toute personne apportant la preuve d'une vie commune d'au moins deux ans avec le receveur Toute personne pouvant apporter la preuve d'un lien affectif étroit et stable avec le receveur depuis au moins deux ans

B. Procédure

1. Don d'un majeur

Le don nécessite :

- le consentement du donneur après une information claire, loyale, éclairée, appropriée à l'état du patient et à sa compréhension ;
- l'autorisation par un comité d'experts qui :
  - apprécie la justification médicale et les risques encourus par le donneur,
  - informe le donneur,
  - vérifie l'absence de pression sociale ou psychologique.

2. Comité d'experts

- Cinq membres : trois médecins, un psychologue, un SHS.
- Les experts sont désignés pour trois ans.
- Le comité ne motive pas ses décisions, il n'y a pas d'appel possible.

3. Recueil du consentement

Le consentement est recueilli par le président du tribunal de grande instance (TGI).

Dans une situation d'urgence, il peut être recueilli par le procureur de la République :

- vérification des identités ;
- vérification des liens entre receveur et donneur ;
- information sur les risques et les conséquences.

C. Interdictions

- Donneur vivant mineur :
  - prélèvements d'organes interdits,
  - prélèvements de cellules hématopoïétiques (moelle ou sang périphérique) ou de sang autorisés dans certains cas.
- Donneur vivant majeur protégé :
  - prélèvements d'organes interdits,
  - prélèvements de cellules hématopoïétiques autorisés dans certains cas,
  - prélèvements de sang interdits.

D. Don de moelle osseuse

- Don familial d'un majeur : frère et sœur :
  - pas de nécessité d'autorisation du comité d'experts,
  - expression du consentement devant le président du TGI ou en cas d'urgence devant le procureur de la République.
- Don anonyme d'un majeur : registre France Greffe de moelle :
  - donneur : 18 à 51 ans,
  - évaluation médicale/profil HLA,
  - attente d'être contacté,

- expression du consentement devant le président du TGI et autorisation par un comité d'experts ou en cas d'urgence par le procureur de la République.

- Donneur mineur : prélèvement interdit en principe (article L.1241-2 du Code de la santé publique), sauf pour un frère ou une sœur en l'absence d'autre solution thérapeutique (article L.1241-3 du Code de la santé publique) et exceptionnellement pour un cousin, un oncle ou une tante, un neveu ou une nièce :
  - autorisation du comité d'expert : trois médecins dont un pédiatre, un psychologue pour enfants et une assistante sociale,
  - expression du consentement des titulaires de l'autorité parentale et du mineur s'il est apte devant le président du TGI ou en cas d'urgence devant le procureur de la République.
- Donneur majeur protégé : prélèvement interdit en principe (article L.1241-2 du Code de la santé publique), sauf pour un frère ou une sœur en l'absence d'autre solution thérapeutique (article L.1241-4 du Code de la santé publique) :
  - majeur sous tutelle :
    - avis du majeur et du comité d'experts,
    - décision du juge des tutelles,
  - majeur sous curatelle ou sauvegarde de justice :
    - le juge des tutelles apprécie la capacité du majeur à consentir,
    - recueil du consentement par le président du TGI,
    - autorisation du comité d'experts,
    - exceptions : cousin, oncle, tante, neveu et nièce.

E. Don de sang

- Donneur majeur : principe d'anonymat : « *Le receveur ne peut connaître l'identité du donneur, ni le donneur celle du receveur. Aucune information permettant d'identifier à la fois celui qui a fait don de son sang et celui qui l'a reçu ne peut être divulguée. Il ne peut être dérogé à ce principe d'anonymat qu'en cas de nécessité thérapeutique.* »
- Donneur majeur protégé : le don de sang est strictement interdit (article L.1221-5 du Code de la santé publique).
- Donneur mineur : prélèvement interdit en principe (article L.1221-5 du Code de la santé publique), sauf en présence d'une urgence thérapeutique (article L.1241-5 alinéa 2 du Code de la santé publique) :
  - consentement des titulaires de l'autorité parentale et du mineur par écrit,
  - pas de nécessité d'expression du consentement devant le président du TGI.

F. Don de spermatozoïdes et d'ovocytes

- Tout homme et femme âgé de 18 à 37 ans.
- Consentement :
  - signature d'un consentement sur lequel le donneur peut revenir à tout moment jusqu'à l'utilisation des gamètes,
  - lorsque le donneur vit en coupe, signature du consentement par l'autre membre du couple.
- Gratuité du don avec prise en charge des frais occasionnés par le don.
- Don anonyme.

V. Prélèvements sur personne décédée

A. Donneurs en état de mort cérébral (EMC)

1. Définition et contexte

Mort encéphalique : destruction irréversible de l'encéphale et perfusion des autres organes maintenue.

Causes principales de la mort encéphalique :

- accidents vasculaires cérébraux : 56,3 % des donneurs;
- accidents de la circulation et autres traumatismes : 21 % des donneurs;
- anoxies cérébrales (pendaisons, noyades, etc.) : 21 % des donneurs;
- intoxications.

2. Diagnostic de l'EMC (état de mort encéphalique)

Critères de décès obligatoires : circulaire Jeanneney du 24 avril 1968 et décret du 02 décembre 1996. Association de critères cliniques et paracliniques avec élimination de facteurs confondants (hypothermie, sédation, traitement curarisant, etc. ; tableau 3.7).

Tableau 3.7 Critères cliniques et paracliniques du diagnostic de mort cérébral

Critères cliniques	Critères paracliniques
Abolition des réflexes du tronc cérébral. Absence d'activité motrice. Absence de ventilation spontanée	Absence de respiration spontanée vérifiée par une épreuve d'hypercapnie = absence de mouvements inspiratoires malgré une augmentation de la capnie objectivée par des gaz du sang : $PaCO2 > 60$ mm Hg ET Absence d'activité cérébrale vérifiée par : – 2 EEG nuls et aréactifs effectués à 4 heures d'intervalle avec une durée d'enregistrement de 30 minutes minimum, une amplification maximum, au cours d'un arrêt des traitements sédatifs, anticonvulsivants; – ou une angiographie cérébrale (angioscanner) objectivant l'arrêt de la circulation artérielle et veineuse encéphalique (figure 3.28).

3. Constat et procès-verbal de décès

Le constat et procès-verbal de décès est établi en trois exemplaires par deux médecins qui ne doivent pas appartenir à la même unité fonctionnelle (UF) ou au même service que les médecins réalisant le prélèvement ou la greffe d'organes. Le constat est établi en trois exemplaires : un pour chaque médecin et un conservé par l'établissement dans lequel le prélèvement a lieu.

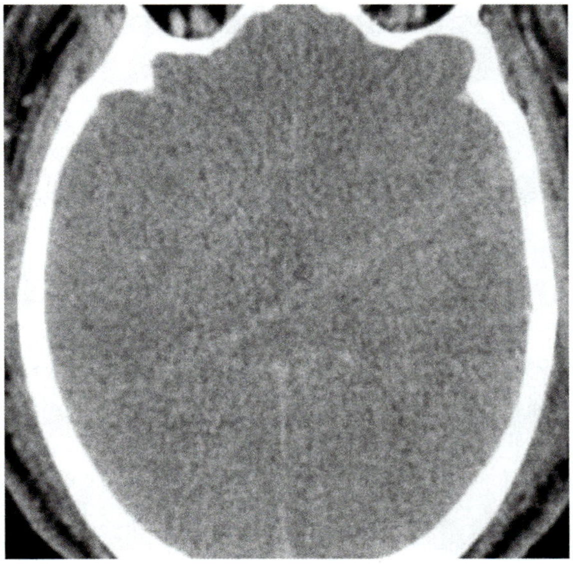

Figure 3.28 **TDM cérébral injectée**

4. Recherche de l'absence d'opposition de la personne décédée (consentement présumé)

Consultation du registre des refus (encadré 3.6).

Encadré 3.6

Conditions d'inscription sur le registre national automatisé des refus

- Avoir plus de 13 ans.
- L'inscription se fait auprès de l'Agence de biomédecine (inscription en ligne possible : www.registrenationaldesrefus.fr).
- Le refus peut être précisé :
  - refus de prélèvement pour une greffe d'organes et de tissus,
  - refus de prélèvement pour la recherche scientifique,
  - refus d'autopsie,
  - refus de prélèvement d'un organe particulier, tout en acceptant le prélèvement des autres organes.
- Le refus peut être révoqué à tout moment.

5. Information de la famille sur la finalité des prélèvements

Lors de cette rencontre, si la personne décédée ne s'est pas inscrite sur le registre des refus, un membre de la famille peut faire part de l'opposition de son proche au prélèvement. Ce témoignage doit être écrit, retranscrire le contexte et les circonstances de recueil de l'opposition et être daté et signé par le proche.

6. Cas particulier

- Donneur mineur : consentement écrit de chacun des titulaires ou du tuteur (autorisation écrite). En cas d'impossibilité de consulter un des titulaires de l'autorité parentale, un seul suffit.
- Donneur majeur protégé : consentement écrit du tuteur.

B. Donneurs décédés en arrêt circulatoire persistant

1. Contexte

- Décret du 2 août 2005 : catégories de Maastricht I, II et IV étendues depuis 2014 à la catégorie III (tableau 3.8).
- PV de décès : un seul médecin.
- Le receveur consent à recevoir un greffon à critères élargis (il reste inscrit sur la liste nationale).

Tableau 3.8 Classification de Maastricht (1995 révisée en 2013)

Catégorie I	Les personnes qui font un arrêt circulatoire en dehors de tout contexte de prise en charge médicalisée, déclarées décédées à la prise en charge
Catégorie II	Les personnes qui font un arrêt circulatoire avec mise en œuvre d'un massage cardiaque et d'une ventilation mécanique efficaces, mais sans récupération d'une activité circulatoire
Catégorie III	Les personnes pour lesquelles une décision de limitation ou d'arrêt programmé des thérapeutiques est prise en raison du pronostic des pathologies ayant amené la prise en charge en réanimation
Catégorie IV	Les personnes décédées en mort encéphalique qui font un arrêt circulatoire irréversible au cours de la prise en charge en réanimation

2. Procédure

La durée d'asystolie sans massage efficace doit être inférieure à 30 minutes pour le prélèvement des reins et à 15 minutes pour le prélèvement du foie.

La durée d'ischémie chaude doit être inférieure à 120 minutes (150 minutes si une machine à masser est utilisée).

- ACR persistant malgré une réanimation bien conduite.
- Arrêt du massage pendant 5 minutes et vérification des critères cliniques (tracé ECG continu de 5 minutes).
- Reprise du massage et mise en place d'une sonde de Gillot (refroidissement *in situ*) ou d'une circulation normothermique (CEC) sous-diaphragmatique pour perfusion des organes.
- Ne pas dépasser 180 minutes entre cette perfusion et le prélèvement.
- Ischémie froide (jusqu'à la greffe) inférieure à 18 heures.

C. Mort encéphalique ou prélèvement suite à un arrêt circulatoire persistant et OML

L'existence d'un obstacle médico-légal à l'inhumation n'est pas une contre-indication absolue à un éventuel prélèvement multi-organes (PMO) :

- l'équipe de coordination des prélèvements contacte le magistrat en charge de l'enquête ;
- un examen externe est effectué avant le PMO par un médecin légiste sur réquisition. Le médecin légiste peut être présent pendant le prélèvement ;
- une autopsie médico-légale est réalisée ou non après le PMO.

Points clés

- Le diagnostic de l'état de mort encéphalique repose sur l'abolition des réflexes du tronc cérébral, une épreuve d'hypercapnie et un examen paraclinique ayant une valeur médico-légale.
- Le prélèvement d'organe chez la personne décédée repose sur la présomption de consentement. La personne peut exprimer son refus en s'inscrivant sur le registre national des refus ou en rédigeant un document qui doit être daté et signé par son auteur dûment identifié par l'indication de ses nom, prénom, date et lieu de naissance.
- Après le décès, la famille peut faire part de l'opposition de son proche au prélèvement. Ce témoignage doit être écrit, retranscrire le contexte et les circonstances de recueil de l'opposition et être daté et signé par le proche.
- Hormis pour la moelle (et aussi pour les mineurs pour le sang), un prélèvement d'organe chez une personne vivante ne peut être réalisé que chez un sujet majeur capable.
- Le prélèvement d'organe ne peut se faire qu'avec le consentement du majeur recueilli par le président du tribunal de grande instance et avec l'autorisation d'un comité d'experts.

Pour en savoir plus

Article L.1231-1 et suivant du Code de la santé publique.

Article R.1231-1 et suivant du Code de la santé publique.

CHAPITRE

4

Item 10 – UE 1 – Violences sexuelles

Objectifs pédagogiques

- Connaître les différents types de violences et la législation.
- Connaître la prise en charge immédiate d'une personne victime de violences sexuelles.

I. Introduction

Il s'agit d'une situation fréquente mais vraisemblablement sous-estimée. C'est une urgence médicale et médico-légale en raison de la nécessité des soins et du recueil des preuves.

II. Définitions et bases juridiques

A. Infractions

Définition du viol : tout acte de pénétration sexuelle, de quelque nature qu'il soit, commis par violence, contrainte, menace ou surprise, sur la personne d'autrui.

Le Code pénal distingue :

- le viol quand il y a pénétration ;
- les autres agressions sexuelles :
  - les attouchements : contact sexuel sans pénétration,
  - les exhibitions sexuelles (offense sexuelle de nature visuelle sans contact),
  - le harcèlement sexuel,
  - les atteintes sexuelles sans violence, menace, contrainte ou surprise sur les mineurs.

En pratique médico-légale, on distingue donc :

- le viol quand il y a pénétration avec absence de consentement ou de discernement ;
- les autres agressions sexuelles, essentiellement :
  - les attouchements : contact sexuel sans pénétration,
  - les exhibitions : offense visuelle à caractère sexuel sans contact.

Médecine légale – Médecine du travail

B. Sanctions

Le viol est un crime relevant de la cour d'assises, avec de possibles peines de prison, voire une réclusion criminelle pouvant aller jusqu'à perpétuité s'il y a eu torture et actes de barbarie.

Les sanctions sont aggravées dans certains cas définis par le Code pénal :

- vulnérabilité de la victime ;
- âge de la victime ;
- auteur ayant autorité ;
- usage d'une arme ;
- agression en bande ;
- graves conséquences pour la victime (mutilation et infirmité permanente).

III. Prise en charge médico-légale

A. Introduction

Le médecin devra :

- tenter de déterminer s'il y a eu pénétration ;
- déterminer si la personne est vulnérable (voir le sous-chapitre « Partage des données de santé : le secret professionnel ») ;
- décrire précisément les lésions physiques de violence associées ;
- mettre en place la prise en charge médicale, médico-légale, psychologique.

B. Cadre de la prise en charge

Il existe deux cas de figure possibles pour la réalisation de cet examen :

- consultation sur réquisition de justice (procureur, officier de police judiciaire) voire ordonnance de juge d'instruction : il s'agit d'une situation de dérogation au secret professionnel. Le rapport médico-légal et les prélèvements doivent être transmis à l'autorité requérante. Les prélèvements sont scellés immédiatement par l'officier de police judiciaire (garantie juridique). Cette voie doit être privilégiée pour éviter bien des déconvenues sur un plan juridique ;
- consultation à la demande de la victime (refus de la victime d'effectuer un signalement et d'informer la justice) : c'est une consultation simple, avec dérogation facultative au secret professionnel, ce qui veut dire que le médecin peut informer le procureur de la République des faits, mais uniquement avec l'accord de la victime majeure. Si elle refuse, il n'y aura pas de signalement à la justice et pas de garantie juridique pour les prélèvements puisqu'ils ne seront pas scellés et ne seront pas remis à la justice. Mais le médecin doit quand même prendre en charge la patiente sur le plan médical.

C. Examen de la victime

1. Conditions médicales idéales pour réaliser cet examen

Il est recommandé de pratiquer cet examen en présence d'une tierce personne, par exemple un gynécologue pour la prise en charge médicale parallèle, voire un IDE ou autre.

Les conditions matérielles doivent être parfaites et l'examen fait de préférence dans un centre hospitalier équipé et habitué à ce type de prise en charge (cellule d'accueil des victimes d'agression sexuelle obligatoire dans les CHU 24 heures sur 24).

L'environnement psychologique doit être favorable.

2. Interrogatoire médical

Il faut vérifier les antécédents médicaux :

- la vulnérabilité (antécédents psychiatriques notamment, incapacité physique ou psychique) ;
- les soins (vaccins, contraception, date des dernières règles, etc.) ;
- l'état de santé antérieur.

Il faut également retracer l'histoire de l'agression :

- il s'agit de connaître parfaitement les circonstances de l'agression : lieu des faits allégués, date et heure, localisation des pénétrations, nombre d'agresseurs, menaces ou usage d'armes, contentions, violences associées, prise de toxiques, usage de préservatif, éjaculation, etc. ;
- noter la date du dernier rapport sexuel avant les faits et depuis les faits ;
- la patiente a-t-elle fait une toilette intime, s'est-elle douchée ?

3. Examen clinique

Général

- Rechercher des signes évocateurs d'une prise de toxique (soumission chimique).
- S'informer sur l'état antérieur (y a-t-il des pathologies évolutives susceptibles de se décompenser ?).
- Noter le retentissement général des faits allégués.

Recherche de lésions traumatiques physiques (non sexuelles)

Rechercher les signes d'agression sur le corps :

- face, bouche, cou, etc. ;
- lésions traumatiques dans les zones de défense (mains, avant-bras) ou sur les zones de prise (poignets, épaules).

Recherche de lésions traumatiques dans la sphère sexuelle : seins, fesses, face interne des cuisses, bouche

Les lésions sont à décrire très précisément et minutieusement (dimension en centimètres, forme, couleur, localisation précise par rapport à des repères fixes).

Examen buccal :

- signes d'agression : ecchymose sur la face interne des lèvres, plaies contuses, etc., pouvant signifier des coups directs ou une suffocation associée (main sur la bouche) ;
- signes de pénétration : habituellement absents ou très peu spécifiques (érythème ou contusion du frein de la langue, par exemple).

Examen gynécologique parfait sous bon éclairage

Inspection

Inspecter la vulve, les petites et grandes lèvres, la fourchette et le clitoris.

Examen de l'hymen

Il existe différentes formes physiologiques d'hymens : semi-lunaire, annulaire, cribriforme, à bords festonnés, en pont. Certains présentent des encoches physiologiques, qu'il ne faut pas confondre avec une déchirure traumatique (figures 4.1 et 4.2).

La déchirure traumatique est définie sur un plan médico-légal par une encoche complète qui atteint le bord d'insertion vaginal de l'hymen (figure 4.3, flèche blanche).

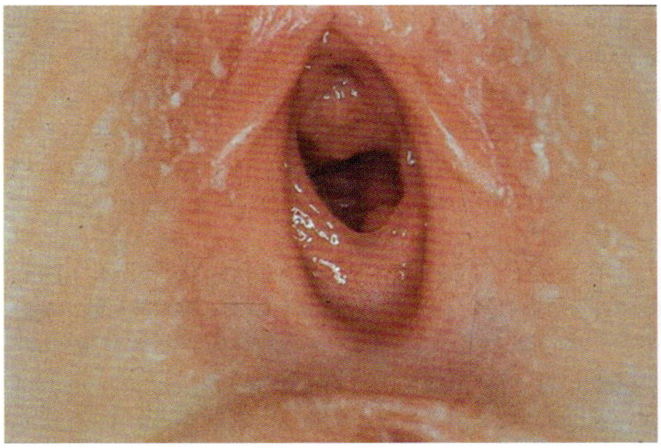

Figure 4.1 **Hymen intact pré-pubaire**

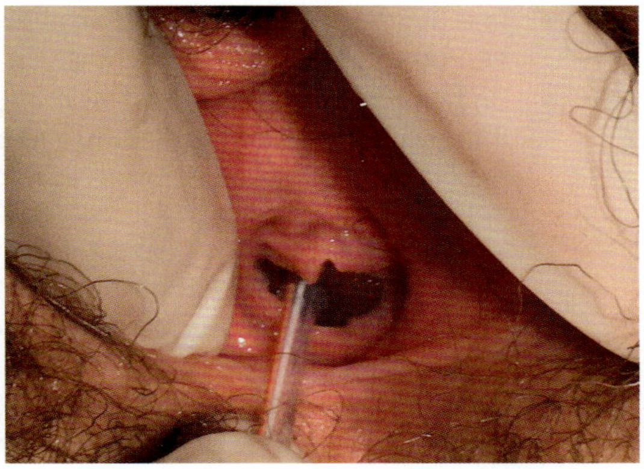

Figure 4.2 **Hymen intact post-pubaire avec sonde à ballonnet (visualisation d'encoche physiologique)**

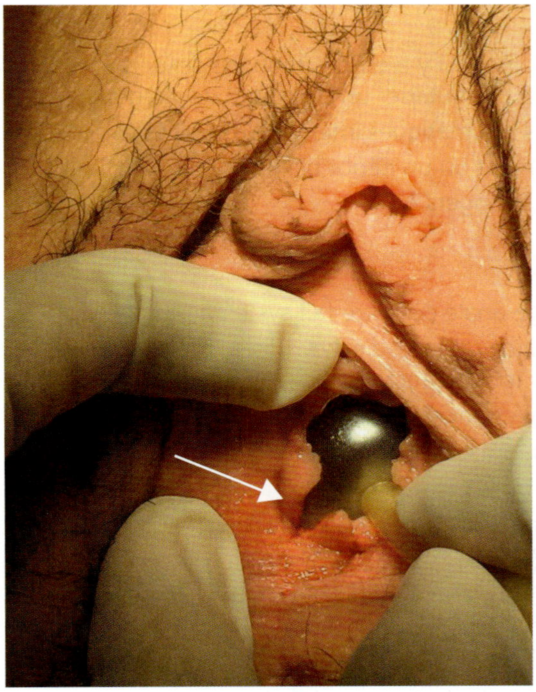

Figure 4.3 **Déchirure ancienne de l'hymen cicatrisée à 8h en position gynécologique visualisée avec la sonde à ballonnet**

Pour déplisser parfaitement l'hymen et l'examiner sur toute sa superficie, on doit d'abord exercer une traction des lèvres vers le haut et vers l'avant. Ensuite, on utilise une sonde à ballonnet, justement pour ne pas confondre les aspects physiologiques (encoche incomplète) de ceux traumatiques (encoche complète) : on ne peut affirmer l'absence de déchirure, et son caractère complet ou incomplet, que si on obtient un déplissement total de l'hymen. Pour cela, on introduit une sonde à ballonnet derrière la membrane hyménéale, avant de gonfler le ballon 15 ml. On tire ensuite la sonde délicatement vers l'avant. Ceci permet de voir :

- une défloration ancienne : déchirure non hémorragique et cicatrisée, atteignant la paroi vaginale. En cas de rapports répétés, et surtout après un accouchement, il ne persiste que des résidus hyménéaux, ou des caroncules myrtiformes ;

- une défloration récente : déchirure hyménéale atteignant la paroi vaginale, plus ou moins hémorragique, le plus souvent située à 5 heures ou à 7 heures sur un cadran horaire;
- un hymen intact (figures 4.1 et 4.2) : absence de défloration ancienne ou récente visible. Il faut alors mesurer le diamètre maximal de l'orifice hyménéal, c'est-à-dire le diamètre maximum de l'orifice visible avec le ballon. Certains hymens peuvent se dilater de façon importante tout en restant intacts. Ceci explique qu'un hymen intact n'élimine pas un acte de pénétration, y compris avec un pénis dans certains cas. Ceci est dû à l'élasticité, fonction de l'imprégnation hormonale. Le diamètre maximal de l'orifice hyménéal permet donc d'affirmer qu'un corps étranger d'au moins ce même diamètre peut pénétrer sans léser l'hymen.
- des lésions minimes : ecchymoses, érosions siégeant au niveau vulvaire ou vaginal. La vulvite (inflammation vulvaire) est marquée essentiellement par un érythème. Prudence dans les interprétations, car ce type de lésion mineure peut éventuellement résulter de l'agression, mais également d'une pathologie médicale prurigineuse. En dehors de toute pathologie, le prurit vulvaire est fréquent chez la petite fille, expliquant des aspects de vulvite plus ou moins auto-entretenus.

Examen du vagin, des culs-de-sac et du col au spéculum

Cet examen est à réaliser s'il y a eu des rapports sexuels antérieurs (en l'absence de rapports sexuels antérieurs, on peut utiliser un spéculum de vierge) :

- y a-t-il des lésions traumatiques internes du vagin, des culs-de-sac et du col?
- y a-t-il un écoulement ou un dépôt blanchâtre?
- y a-t-il des corps étrangers?

Examen anal

L'examen de la marge anale doit être fait systématiquement :

- lésions traumatiques récentes : ecchymoses, hématomes de la marge anale, érosions, fissures, douleur au toucher rectal;
- lésions traumatiques anciennes :
  - évaluation du tonus anal,
  - disparition des plis radiés,
  - anus en entonnoir (en cas de pénétrations répétées),
  - hémorroïdes (non spécifiques);
- proposer une anuscopie voire une rectoscopie si besoin (à adapter aux dires de la victime et à ne réaliser que s'il y a un doute sur la pénétration anale).

Résultats de l'examen

Quand il existe des signes de défloration récente, la pénétration récente est affirmée. Quand il existe une défloration ancienne, la pénétration ancienne est affirmée. Quand il ne persiste que des résidus hyménéaux, on peut évoquer la répétition des pénétrations.

En l'absence de défloration récente, la preuve de la pénétration reste souvent difficile à apporter. On recherche :

- des lésions traumatiques profondes;
- des corps étrangers intra-vaginaux.

Mais le plus souvent, il n'existe pas de lésions ou celles-ci sont minimes (voir précédemment).

Examen des vêtements et des sous-vêtements

Cet examen est capital, recherchant des traces, des tâches, des déchirures…

Examen de l'état psychologique

La patiente est-elle abattue, prostrée, agitée, logorrhéique, etc. ?

4. Examens complémentaires (tableau 4.1)

Tableau 4.1 **Prélèvements à effectuer sur la victime en urgence**

Types de prélèvements	Prélèvements médicaux	Prélèvements médico-légaux
Sang	bHCG	Prélèvement pour l'étude du profil génétique de la victime (identification ADN)
	TPHA-VDRL	Prélèvement pour le dosage des toxiques
	HIV 1 et 2	
	Sérologies hépatite B et C	
	Sérologie mycoplasme et herpès	
	Sérologie Chlamydia trachomatis	
Prélèvements locaux	Écouvillons vagin Herpès/Chlamydia	Écouvillons vulve, vagin, anus, bouche, peau (recherche de spermatozoïdes et de l'ADN de l'auteur)
	Frottis	
Urines		Prélèvements pour une recherche toxicologique
Ongles		Prélèvements des ongles pour l'identification d'ADN étranger (de l'auteur)
Divers	Prélèvements utiles en fonction du contexte	Prélèvements pour l'identification d'ADN étranger sur tout support (si besoin)

Prélèvements à visée médico-légale

Ces prélèvements doivent être réalisés dans la mesure du possible dans le cadre d'une réquisition judiciaire. Ils nécessitent une garantie :

- scientifique : conditions correctes de prélèvement. Les prélèvements doivent être :
  - numérotés et localisés,
  - séchés,
  - conservés à l'abri de la lumière,
  - congelés à –20 °C s'ils ne sont pas utilisés dans les trois jours (sinon, les garder au réfrigérateur) ;
- juridique :
  - apposition immédiate de scellés,
  - faire les prélèvements en double exemplaire pour la contre-expertise éventuelle.

Prélèvements pour recherche de spermatozoïdes et réalisation d'empreintes génétiques (en vue de l'identification de l'auteur)

L'absence de sperme n'élimine pas la possibilité qu'il y ait eu une pénétration vaginale ou anale. L'absence de sperme peut s'expliquer par plusieurs causes : le délai trop important, la toilette intime, l'absence de pénétration, l'absence d'éjaculation, l'éjaculation en un autre endroit, le rapport avec préservatif, l'éjaculation rétrograde, une azoospermie.

Prélèvements sur la victime

- À partir des écouvillons : réalisation de multiples écouvillons, en nombre pair : vulve, vagin, culs de sac, col, face interne des cuisses, anus, interstices dentaires, etc., pour identifier l'ADN de l'auteur.
- Faire un prélèvement parallèle de sang de victime pour comparer le matériel génétique.

Connaissances

- Faire également :
  - un grattage des ongles de la victime (ou les couper) pour identifier l'ADN de l'auteur,
  - un recueil de poils étrangers à la victime (pouvant appartenir à l'agresseur),
  - un recueil des taches sur les vêtements.

Prélèvements sur l'auteur supposé pour comparer avec les résultats identifiés sur la victime (avec son accord)

- Réalisation d'écouvillons sur le gland du suspect rapidement après les faits : mise en évidence de cellules vaginales (microscopie), et ADN provenant de la victime dans ces cellules.
- Grattage des ongles du suspect : ADN provenant de la victime.
- Prélèvement de sang pour obtenir le profil ADN de la personne ou un écouvillon buccal.

Recherche de toxiques sur la victime (dans un cadre de suspicion de soumission chimique)

Définition de la soumission chimique : fait de donner volontairement à une victime un produit toxique (généralement un psychotrope) dans un but criminel (viol) ou délictuel (vol), ou simplement afin d'en tirer un bénéfice (parents donnant des psychotropes à un nouveau-né parce qu'il pleure la nuit). Certains cas se terminent par la mort de la victime, même si ce n'est pas le but recherché (encadré 4.1).

La soumission chimique est suspectée quand la femme consulte après les faits, après une soirée, alléguant avoir dormi longuement de façon anormale, « avoir un trou noir », une impression qu'il s'est passé quelque chose, mais sans savoir ni se souvenir vraiment bien.

Il est très rare que la patiente consulte rapidement après les faits dans ces circonstances. Le plus difficile est donc d'y penser. Les services les plus concernés sont les services d'urgence et de gynécologie obstétrique.

Les prélèvements à réaliser, avec accord de la victime, en double exemplaire, sont :

- le sang ;
- les urines ;
- les cheveux (encadré 4.2).

Les cheveux doivent être prélevés en quantité suffisante (de la dimension du diamètre d'un crayon) et orientés (repérer la racine), cette orientation permettant un diagnostic chronologique. Les cheveux ne sont pas prélevés en urgence : il faut attendre qu'ils poussent pour contenir les produits toxiques éventuellement administrés lors de l'agression.

Encadré 4.1

Produits utilisés

Les produits en cause (habituellement incorporés dans les boissons à l'insu des victimes) peuvent être :

- les benzodiazépines (surtout à demi-vie courte), les hypnotiques (surtout la zopiclone, le zolpidem et le flunitrazépam) ;
- l'alcool ;
- le mélange d'alcool et de psychotropes ;
- les stupéfiants et les hallucinogènes ;
- plus rarement les anesthésiques comme l'acide gamma-hydroxybutyrique, l'halothane, le protoxyde d'azote, les neuroleptiques, un anti H1 type alimémazine.

Encadré 4.2

Fenêtre de détection des toxiques

- Sang : quelques heures.
- Urines : quelques jours.
- Cheveux : plusieurs mois.

Prélèvements à visée médicale

- Recherche de MST (écouvillons vaginaux pour bactériologie : écouvillon endocol, cul de sac vaginal), prélèvement pour HSV, Chlamydia trachomatis.
- Frottis éventuel.
- BHCG immédiatement et à 15 jours.
- Recherche de pathologie infectieuse :
  - TPHA-VDRL immédiatement et à un mois ;
  - HIV 1 et 2 immédiatement, à un mois et à trois mois ;
  - sérologies hépatite B et C immédiatement et à un mois ;
  - Chlamydia trachomatis immédiatement et à un mois ;
  - sérologie mycoplasme immédiatement et à un mois ;
  - sérologie herpès 1 et 2 immédiatement et à un mois.

IV. Prise en charge médicale

Selon les cas, peuvent être prescrits :

- une contraception du lendemain, des ovules antiseptiques, une trithérapie anti VIH, une antibiothérapie ;
- des anxiolytiques si nécessaire, une prise en charge psychologique.

Il faut également vérifier le statut tétanos et remettre à la patiente des adresses d'associations et du RV de consultation de suivi et d'annonce des résultats.

V. Rédaction d'un certificat médical

Un certificat médical est réalisé. Il est remis à l'issue de la prise en charge à la patiente en cas de prise en charge dans le cadre d'une consultation, et à l'officier de police judiciaire en cas de prise en charge dans le cadre d'une réquisition judiciaire.

Ce certificat obéit aux règles de tous les certificats médicaux. Il est ponctué par la fixation de l'ITT au sens du Code pénal (voir le sous-chapitre « Certificats médicaux, description des blessures et ITT »).

Il nécessite la plus grande prudence dans sa rédaction. Il ne doit contenir aucune accusation ni désignation du nom de l'auteur supposé des faits.

Il ne doit pas mentionner le mot « viol », terme juridique qui ne peut être qualifié que par la Justice.

Points clés

- L'examen d'une victime d'agression sexuelle nécessite de bien respecter la procédure médicale et médico-légale.
- Il est nécessaire d'assurer les garanties scientifiques et juridiques et de réaliser les prélèvements nécessaires dans de bonnes conditions.
- Il faut garder une grande prudence, ne faire que des constatations objectives et se méfier des interprétations hâtives.
- Il faut prendre en charge le patient sur le plan médical et psychologique.

CHAPITRE

5

Items 5 et 12 – UE 1 – Responsabilités médicales et missions de l'ONIAM

Objectifs pédagogiques

- Différencier les types de responsabilités liées à la pratique médicale.
- Comprendre les conditions d'engagement des responsabilités médicales.
- Comprendre la notion de responsabilité sans faute.
- Connaitre les missions de l'Office national d'indemnisation des accidents médicaux.

La responsabilité d'un professionnel de santé ou d'un établissement de santé peut être recherchée à deux fins : soit la sanction du professionnel ou de l'établissement, soit l'indemnisation de l'usager s'estimant victime des conséquences dommageables d'un acte médical. La sanction peut être de nature pénale ou disciplinaire. L'indemnisation incombe au responsable (exercice libéral) ou à son employeur s'il est agent du service public ou salarié. Elle peut également être obtenue via la procédure amiable devant les commissions de conciliation et d'indemnisation.

Il convient de souligner :

- que l'usager peut engager de manière alternative ou cumulative les responsabilités d'un professionnel ou d'un établissement de santé ;
- que tout professionnel ou établissement de santé public ou privé est tenu de souscrire une assurance de responsabilité civile professionnelle. Cette obligation permet d'assurer l'indemnisation des victimes et, pour le médecin hospitalier ou salarié, de couvrir les hypothèses de la faute détachable du service ou de l'excès des limites de la mission impartie par l'employeur.

I. Responsabilité et sanctions

A. Responsabilité pénale

La responsabilité pénale a une fonction répressive ayant pour vocation de sanctionner des individus dont le comportement est réprouvé dans notre société. Elle est toujours personnelle, concernant à l'identique tous les médecins (y compris les internes), quel que soit le cadre de leur exercice (libéral, salarié, public ou privé). Elle peut également concerner les établissements de santé publics ou privés, en leur qualité de personnes morales.

1. Infractions

Les comportements que la société définit comme répréhensibles sont appelés infractions. Celles-ci sont énumérées dans le Code pénal et classées en trois catégories par ordre de gravité : contraventions, délits, crimes.

Très peu d'infractions sont spécifiques à l'exercice médical (en dehors de certaines dispositions particulières liées au non-respect des conditions de réalisation d'actes d'assistance médicale à la procréation, d'activités de recherche biomédicale, etc.). La plupart de celles qui peuvent être reprochées à un médecin peuvent également l'être à tout citoyen.

Cependant, le médecin est exposé à commettre certaines infractions plus que d'autres. On peut en distinguer trois types : celles qui résultent de la violation d'un devoir d'humanisme, les blessures et l'homicide involontaires et les blessures et l'homicide volontaires.

Violation d'un devoir d'humanisme

Cela regroupe essentiellement :

- la rédaction de faux certificats (article 441-7 du Code pénal) ;
- la violation du secret professionnel (article 226-13 du Code pénal ; voir le sous-chapitre « Partage des données de santé : le secret professionnel ») ;
- la non-assistance à personne en péril (article 226-3 du Code pénal ; encadré 5.1).

N.B. : la faute contre l'humanisme qui consiste à ne pas informer un patient ou à mal informer un patient, cause potentielle de responsabilité civile, n'est pas constitutive d'une infraction pénale. Elle ne figure pas dans le Code pénal.

Homicide et blessures involontaires

L'homicide et les blessures involontaires recouvrent la majeure partie des infractions reprochées à un médecin (articles 221-6, 222-19 et 222-20 du Code pénal).

La mort d'un patient ou ses blessures sont alors supposées résulter d'une faute par maladresse, imprudence, inattention, négligence ou manquement à une obligation de sécurité ou de prudence imposée par la loi ou le règlement. Le médecin mis en cause n'a potentiellement pas respecté les données acquises de la science ou a commis une faute « banale » dans l'élaboration d'un diagnostic, dans la prescription ou la réalisation d'un traitement.

Le dommage doit être établi pour que l'infraction d'homicide ou de blessures involontaires existe et il faut qu'un lien de causalité certain soit établi entre la faute et le dommage. Ce lien doit généralement être direct. Une faute simple (d'imprudence, de négligence, une maladresse, etc.) suffit alors à engager la responsabilité pénale de l'auteur.

Par exemple, la responsabilité pénale d'un psychiatre peut être engagée s'il n'a transmis aucune instruction ou mise en garde quant aux effets secondaires de neuroleptiques et que l'administration de ce traitement à des doses massives est à l'origine du décès de son patient par occlusion intestinale.

Le lien de causalité peut cependant être indirect. Pour que l'auteur engage sa responsabilité, il faut qu'il ait commis une faute dite qualifiée, en ayant créé ou contribué à créer la situation qui a permis la réalisation du dommage ou qu'il n'ait pas pris les mesures permettant de l'éviter. Il existe deux types de fautes qualifiées :

- la faute délibérée : elle peut se définir comme la violation d'une obligation particulière de prudence ou de sécurité prévue par la loi ou le règlement. Elle nécessite de violer d'une manière délibérée, donc consciente, une règle de prudence ou de sécurité ;
- la faute caractérisée : elle peut se définir comme une faute d'imprudence, de négligence, un manquement à une obligation de prudence ou de sécurité qui expose le patient à un

risque d'une particulière gravité, que le médecin ne peut ignorer. Par exemple, le décès d'un patient lors de la phase de réveil post opératoire car les mesures de surveillance nécessaires n'ont pas été prises par le médecin anesthésiste, même si le lien direct entre la faute et le décès n'a pu être établi.

Encadré 5.1

La non-assistance à personne en péril

L'obligation de porter secours à une personne en péril relève avant tout de la conscience et s'impose à chacun.

L'article 223-6 du Code pénal punit « *quiconque s'abstient volontairement de porter à une personne en péril l'assistance que, sans risque pour lui ou pour les tiers, il pouvait lui prêter, soit par action personnelle, soit en provoquant un secours.* »

L'article R.4127-9 du Code de santé publique dispose les éléments suivants : « *tout médecin qui se trouve en présence d'un malade ou d'un blessé en péril, ou informé qu'un malade ou un blessé est en péril, doit lui porter assistance ou s'assurer qu'il reçoit les soins nécessaires.* »

Situation créant l'obligation d'assistance

Elle se compose de trois éléments.

Un péril encouru par une personne

Le Code pénal ne précisant pas la notion de péril, la jurisprudence a établi qu'il s'agit :

- d'une menace pour la vie ou la santé d'une personne humaine (à l'exclusion de tout danger pour son patrimoine);
- d'une menace imminente, constante et de nature à nécessiter une intervention immédiate.

L'origine de la menace importe peu (crime, délit, cause naturelle ou accidentelle, etc.) et reste sans influence sur l'obligation d'assistance. Ainsi, l'assistance est due même si la personne se trouve en danger par sa faute (exemple : tentative de suicide).

Une possibilité d'assistance

La loi envisage deux formes possibles d'assistance, personnelle ou en provoquant un secours, considérant à juste titre que tout le monde, y compris les médecins, n'a pas les connaissances requises ou les moyens suffisants sur place. Cependant, concernant les médecins, *a priori* mieux formés pour intervenir, les tribunaux ont clairement marqué leur préférence pour une intervention personnelle.

Une absence de risque pour l'intervenant ou pour les tiers

Seul un risque sérieux, apprécié dans chaque circonstance par les tribunaux, est de nature à dispenser un médecin d'intervenir. Les périls du patient et du médecin sont comparés.

Éléments constitutifs de l'infraction

Un élément matériel : une abstention

En principe, la règle pénale sanctionne seulement l'inaction en face de la situation devant laquelle il s'impose d'agir. Elle n'impose pas le succès, car elle met à la charge de l'intervenant une obligation de moyen et non de résultat. Cependant, en ce qui concerne les médecins, la mise en œuvre de certains moyens notoirement insuffisants équivaut à une véritable abstention.

Un élément intentionnel : le refus d'agir

Il s'agit du refus opposé consciemment par celui qui a connaissance du péril et qui sait pouvoir intervenir sans risque. Lorsque le médecin est alerté par un tiers de l'existence d'un péril encouru par une personne, il a le devoir de se renseigner sur la situation, au besoin en se rendant sur place. Celui qui négligerait de procéder aux recherches est assimilé au médecin qui refuse d'agir. Certains faits peuvent être admis comme cause d'impunité en cas d'inaction comme par exemple une erreur d'appréciation de la situation, le refus de la victime qu'on lui apporte de l'aide, etc.

Homicide et blessures volontaires

L'homicide et les blessures volontaires restent des infractions rares en responsabilité médicale. Elles se résument pour l'essentiel à la question de :

- l'euthanasie;
- l'absence d'obtention du consentement d'un patient à un acte médical;
- le non-respect des conditions de licéité de certains actes médicaux encadrés par des lois spécifiques : interruption de grossesse, stérilisation à but contraceptif, prélèvements d'organes, expérimentation chez l'homme, etc. Par exemple, une interruption de grossesse en dehors des délais légaux.

2. Mise en œuvre de la responsabilité pénale

Poursuites

L'initiative des poursuites appartient au procureur de la République, qui décide des suites à donner aux plaintes, dénonciations et enquêtes de police. Il peut classer l'affaire sans suite, renvoyer directement l'auteur devant la juridiction de jugement ou requérir l'ouverture d'une information judiciaire.

Si l'affaire n'est pas classée sans suite, l'étape de l'information judiciaire est la règle en matière médicale, compte tenu de la complexité fréquente des dossiers.

Jugement

Les contraventions sont jugées par le tribunal de police et passibles d'amendes, les délits par le tribunal correctionnel et passibles de peines d'emprisonnement et les crimes par la cour d'assises et passibles de peines de réclusion criminelle.

Les infractions reprochées aux médecins relèvent habituellement du tribunal correctionnel, constituant pour l'essentiel des délits exposant à des peines d'emprisonnement, pouvant être assorties du sursis, et à des amendes.

Le patient victime peut demander en parallèle de la sanction pénale l'indemnisation de son dommage, au cours du même procès, en se constituant partie civile.

B. Responsabilité disciplinaire

La responsabilité disciplinaire est celle qui est encourue devant les instances de l'Ordre des médecins. L'action disciplinaire est indépendante des autres actions qui peuvent être engagées contre un médecin (civiles ou pénales).

1. Fautes et sanctions disciplinaires

Fautes disciplinaires

Est une faute disciplinaire tout manquement aux règles de déontologie médicale. C'est une violation d'une règle morale plus que d'une règle proprement juridique, qu'elle soit inscrite dans un texte, le Code de déontologie médicale (encadré 5.2) par exemple, ou non. Ces fautes ont en principe un rapport avec l'activité professionnelle, mais pas exclusivement. Un acte de la vie privée peut porter atteinte à l'honneur ou à la moralité de la profession. Par exemple, un médecin ivre sur la voie publique après avoir terminé son activité professionnelle peut être condamné disciplinairement.

Encadré 5.2

Code de déontologie médicale

La déontologie est la science des devoirs.

Les règles de la déontologie médicale sont rassemblées dans le Code de déontologie médicale (article R.4127-1 à R.4127-112 du Code de la santé publique), qui regroupe à la fois les principes moraux et les usages régissant l'exercice de la profession.

Les principes fondamentaux qu'il renferme s'imposent à tous les médecins inscrits au tableau de l'Ordre des médecins, ainsi qu'aux étudiants en médecine effectuant des remplacements.

Le Code de déontologie se différencie donc du Code pénal qui lui n'énonce pas de principes mais liste des comportements prohibés par notre société (énumération des infractions). Le juge disciplinaire s'octroie la possibilité de retenir une faute disciplinaire dès lors qu'il estime que le médecin s'est écarté des principes régissant la profession.

Le Code de déontologie est élaboré par le Conseil national de l'Ordre des médecins, investi à cet effet d'un pouvoir réglementaire soumis au contrôle du Conseil d'État. Il est périodiquement révisé. En effet, les dispositions du Code de déontologie, de valeur réglementaire, doivent être conformes à la loi.

Sanctions disciplinaires

Les sanctions encourues sont l'avertissement, le blâme, l'interdiction temporaire d'exercer des fonctions rémunérées par l'État ou les collectivités publiques, l'interdiction temporaire d'exercice (pour trois ans au maximum) ou la radiation du tableau de l'Ordre.

Les interdictions d'exercice temporaires peuvent être assorties d'un sursis (partiel ou total), révocable en cas de commission d'une nouvelle faute disciplinaire dans les cinq ans qui suivent. En cas de radiation, l'intéressé peut demander son relèvement au bout de trois ans. En cas de refus, il doit attendre trois ans pour en faire éventuellement à nouveau la demande.

2. Mise en œuvre de la responsabilité disciplinaire

Juridictions

Les juridictions compétentes sont la chambre disciplinaire du conseil régional de l'Ordre et la chambre disciplinaire du conseil national de l'Ordre en appel. Un pourvoi en cassation peut être formé devant le Conseil d'État.

Saisine

Peuvent saisir la chambre disciplinaire du conseil régional de l'Ordre pour les médecins libéraux un conseil départemental de l'Ordre, le conseil national de l'Ordre, un médecin, un syndicat de médecins, le directeur de l'Agence régionale de la santé, le préfet, le procureur de la République et le ministre en charge de la santé.

Pour les médecins du secteur public hospitalier, le pouvoir de saisine est limité au conseil départemental de l'Ordre, au conseil national de l'Ordre, au directeur de l'Agence régionale de la santé, au préfet, au procureur de la République et au ministre en charge de la santé.

Une plainte contre un médecin libéral ou hospitalier émanant d'un patient doit être transmise au conseil départemental de l'Ordre, qui a obligation de tenter une conciliation. En cas d'échec, le conseil départemental a l'obligation de transmettre la plainte à la chambre disciplinaire du conseil régional de l'Ordre.

Procédure

Le patient est l'une des parties à l'instance, il peut donc exercer des voies de recours (appel, pourvoi en cassation) et être accompagné d'un avocat. Le médecin, quant à lui, peut être assisté devant la juridiction par un avocat du barreau ou un confrère. La procédure devant les juridictions de l'Ordre est contradictoire ; l'audience est publique.

II. Responsabilité et indemnisation

A. Conditions d'engagement de la responsabilité

L'indemnisation de l'usager s'estimant victime des conséquences dommageables d'un acte médical suppose qu'il apporte la preuve d'un dommage, d'un fait générateur de responsabilité et d'un lien de causalité entre le fait générateur et le dommage.

1. Fait générateur

Responsabilité pour faute prouvée

Depuis la loi du 4 mars 2002 ont été substitués aux obligations professionnelles du médecin, issues de la jurisprudence judiciaire et administrative, les droits du patient légalement consacrés.

Un usager du système de santé peut se prévaloir d'une atteinte à l'un de ces droits (encadré 5.3) pour rechercher la responsabilité d'un professionnel ou d'un établissement de santé. Il lui incombe cependant de prouver la faute du professionnel ou de l'établissement. L'article L.1142-1 du Code de la santé publique dispose en effet que hormis le cas où leur responsabilité est encourue en raison d'un défaut d'un produit de santé, les professionnels et établissements de santé ne sont responsables des conséquences dommageables d'actes de prévention, de diagnostic ou de soins qu'en cas de faute.

Le fait générateur de responsabilité doit donc être une faute prouvée. Cette faute peut revêtir différentes formes et l'on distingue habituellement :

- la faute technique, qui renvoie à la dimension « scientifique » de la pratique médicale et qui consiste en une violation des connaissances médicales avérées ou des données acquises de la science. Les connaissances médicales avérées constituent un standard technique auquel se réfère le juge, et peuvent être définies en référence à la littérature scientifique médicale ainsi qu'aux recommandations de bonnes pratiques publiées notamment par la HAS. Elles constituent cependant une entité évolutive dans leur contenu, et le juge devra se référer aux connaissances médicales avérées au moment de l'acte médical litigieux ;
- la violation d'un devoir d'humanisme, qui renvoie à la dimension « humaine » de la pratique médicale, et peut notamment résulter de l'atteinte au secret professionnel ou d'un défaut d'information ne permettant pas un consentement libre et éclairé.

Dans certains cas, le fait générateur peut prendre d'autres formes : il peut s'agir du défaut d'un produit de santé, le produit étant considéré comme défectueux lorsqu'il n'offre pas la sécurité à laquelle on peut légitimement s'attendre.

Encadré 5.3

Droits du patient

L'atteinte de l'un de ces droits peut constituer un fait générateur de responsabilité médicale pour faute :

- droit à la protection de la santé ;
- droit au respect de la dignité ;
- droit à ne pas subir de discrimination dans l'accès à la prévention ou aux soins ;
- droit au respect de la vie privée et au secret des informations ;
- droit de recevoir les traitements et les soins les plus appropriés et de bénéficier des thérapeutiques dont l'efficacité est reconnue et qui garantissent la meilleure sécurité sanitaire et le meilleur apaisement possible de la souffrance au regard des connaissances médicales avérées ;
- droit de ne pas subir des actes témoignant d'une obstination déraisonnable ;
- droit à une sédation profonde et continue provoquant une altération de la conscience maintenue jusqu'au décès ;
- droit de recevoir des traitements et des soins visant à soulager la souffrance ;
- droit d'accéder à des soins palliatifs et à un accompagnement ;
- droit d'être informé sur son état de santé ;
- droit à une information sur les frais auxquels l'usager pourrait être exposé à l'occasion d'activités de prévention, de diagnostic et de soins ;
- droit de refuser ou de ne pas recevoir un traitement.

Responsabilité sans faute prouvée

Le législateur a reconnu des systèmes d'indemnisation pour lesquels la responsabilité peut être engagée à partir d'un autre fait générateur que la faute prouvée. C'est le cas lors de la survenue d'une infection nosocomiale (voir la sous-partie « C. Régimes spéciaux »).

2. Dommage

En matière de responsabilité des professionnels et des établissements de santé, le dommage peut prendre plusieurs formes :

- classiquement, il peut s'agir d'une atteinte à l'intégrité physique ou psychique ;
- il peut s'agir d'une perte de chance de survie ou de guérison ;
- il peut s'agir, en cas de défaut d'information, d'une perte de chance d'avoir échappé à un risque qui s'est finalement réalisé.

Le dommage doit être actuel et certain. Il peut être futur dès lors qu'il est certain (par exemple, la stérilité d'une enfant du fait d'une irradiation fautive).

3. Lien de causalité

Le lien de causalité entre le fait générateur de responsabilité (en règle générale, la faute) et le dommage doit être certain. Il n'a pas à être direct ni exclusif.

Parmi les éléments du triptyque fondant l'engagement de la responsabilité, le lien de causalité est fréquemment le plus difficile à prouver par le patient car il peut être complexe de distinguer les conséquences de la faute de celles de l'évolution spontanée de l'état de santé pathologique. Le juge admet donc que l'on puisse indemniser la perte de chance de survie ou de guérison. Dans ce cas, l'indemnisation est accordée à proportion de la probabilité de survie ou de guérison perdue du fait de la faute.

Le même raisonnement est appliqué en cas de défaut d'information. Dans cette hypothèse, l'usager a perdu une chance d'échapper au risque qui s'est finalement réalisé. En d'autres termes, s'il avait été informé du risque, il aurait pu choisir de le courir ou de renoncer à l'acte médical. L'indemnisation est accordée à proportion de la probabilité qu'il aurait eu de renoncer à l'acte s'il avait été informé du risque. Il en résulte que si l'acte était indispensable, le juge en déduit que même informé du risque, l'usager n'aurait pas renoncé à l'acte. La perte de chance est donc nulle.

Le juge judiciaire comme le juge administratif admettent également qu'un défaut d'information ouvre droit à une indemnisation au titre du préjudice d'impréparation, distinct de la perte de chance. Cette indemnisation répare, lorsque le risque dont le patient n'a pas été informé s'est réalisé, les troubles qu'il a pu subir du fait qu'il n'a pas pu se préparer à cette éventualité, notamment en prenant certaines dispositions personnelles.

B. Modalités d'engagement de la responsabilité

Les modalités d'engagement de la responsabilité d'un professionnel ou d'un établissement de santé dépendent de leur statut juridique, qui détermine l'ordre de juridiction compétent pour connaître du litige. Une indemnisation peut également être obtenue dans le cadre de régimes spéciaux.

1. Voie contentieuse

Responsabilité civile

Les professionnels exerçant à titre libéral et les établissements de santé privés engagent leur responsabilité civile devant les juridictions de l'ordre judiciaire : tribunal de grande instance, cour d'appel, cour de cassation.

S'agissant des médecins salariés d'établissements, services ou organismes privés (cliniques, services de santé au travail, etc.), ils n'engagent pas leur responsabilité civile personnelle du fait des dommages causés à un patient dès lors qu'ils n'outrepassent pas la mission qui leur a été confiée par leur employeur. C'est l'application du régime de responsabilité du commettant (l'établissement employeur) du fait de son préposé (le médecin), lequel n'est pas incompatible avec le principe d'indépendance professionnelle du médecin dans l'exercice de son art.

Les praticiens hospitaliers engagent leur responsabilité civile professionnelle à raison des dommages survenus dans le cadre de leur secteur d'activité libérale au sein d'un établissement public de santé.

Responsabilité administrative

Il n'existe pas de relation juridique entre le médecin, agent du service public hospitalier, et son patient. Le médecin et le patient ne sont en effet liés juridiquement qu'à l'établissement public de santé dont le premier est l'agent et dont le second est l'usager. Il en résulte que s'agissant des actes réalisés par les médecins hospitaliers, c'est la responsabilité de l'établissement public de santé qui est engagée devant les juridictions de l'ordre administratif : tribunal administratif, cour administrative d'appel, Conseil d'État.

La jurisprudence administrative a défini une typologie des fautes susceptibles d'engager la responsabilité du service public :

- la faute de service : c'est la faute commise par un agent public dans l'exercice de ses fonctions, c'est-à-dire pendant le service, avec les moyens du service et en dehors de tout intérêt personnel ;
- la faute dans l'organisation et le fonctionnement du service : ont pu être qualifiés ainsi une insuffisance dans la surveillance des patients ou des locaux, le mauvais entretien des locaux et du matériel, la mauvaise coordination entre médecins, etc.

Doit être distinguée la faute personnelle ou détachable du service, qui engage la responsabilité civile personnelle de son auteur. Deux cas de figure peuvent être envisagés :

- soit elle a été commise en dehors du service et n'a aucun lien avec le service (exemple de la faute commise par un médecin dans des soins dispensés dans un cadre privé) ;
- soit elle a été commise dans le service mais elle s'en détache en raison de l'intention de nuire de son auteur ou de son exceptionnelle gravité (exemple du refus du chirurgien de garde de se déplacer pour un blessé par balle alors qu'il avait été averti par l'interne de la gravité de son état).

2. Commissions de conciliation et d'indemnisation (CCI)

Il s'agit d'un régime d'indemnisation amiable reposant sur les Commissions de conciliation et d'indemnisation des accidents médicaux, des affections iatrogènes et des infections nosocomiales (CCI). Celles-ci sont présidées par un magistrat et composées de membres représentant les usagers, les professionnels de santé, les établissements de santé, les assureurs, l'ONIAM (Office national d'indemnisation des accidents médicaux), ainsi que de personnalités qualifiées. Le statut juridique du professionnel ou de l'établissement de santé concerné par la demande d'indemnisation est indifférent. Il s'agit d'une procédure gratuite.

Les CCI ont pour missions :

- de favoriser la résolution des conflits entre usagers et professionnels de santé par la conciliation, directement ou en désignant un médiateur ;
- de permettre l'indemnisation :
  - des victimes d'accidents médicaux dont le degré de gravité est supérieur à un seuil fixé par décret,
  - des victimes d'accidents médicaux graves non fautifs résultant d'un acte de prévention, de diagnostic ou de soin (sont exclus les actes de chirurgie esthétique).

La demande d'indemnisation est présentée par le patient, ou par ses ayants droit en cas de décès, étayée par tous les éléments médicaux pertinents possibles. La demande fait dans un premier temps l'objet d'une étude de recevabilité :

- le fait générateur doit être postérieur au 4 septembre 2001 ;
- le dommage doit être imputable à un acte de prévention, de diagnostic ou de soin (ce qui exclut les actes de chirurgie esthétique et l'accouchement par voie basse, considéré par la jurisprudence comme un « événement naturel ») ;
- le dommage doit atteindre un seuil de gravité :
  - un taux d'atteinte permanente à l'intégrité physique ou psychique (AIPP) supérieur à 24 %,
  - ou un arrêt temporaire des activités professionnelles pendant une durée au moins égale à six mois consécutifs ou à six mois non consécutifs sur une période de douze mois,
  - ou des gênes temporaires constitutives d'un déficit fonctionnel temporaire supérieur ou égal à un taux de 50 % pendant une durée au moins égale à six mois consécutifs ou à six mois non consécutifs sur une période de douze mois,
  - ou à titre exceptionnel :
    - lorsque la victime est déclarée définitivement inapte à exercer l'activité professionnelle qu'elle exerçait avant l'accident médical,
    - lorsque l'accident médical, l'affection iatrogène ou l'infection nosocomiale occasionne des troubles particulièrement graves, y compris d'ordre économique, dans ses conditions d'existence.

La condition de gravité peut justifier la réalisation d'une expertise médicale préalable sur pièces. Si la demande est recevable, une expertise au fond est ordonnée par la CCI avec pour mission :

- de dire si le dommage est bien un accident médical et non pas le résultat de l'évolution de la pathologie ;
- de dire si une faute d'un professionnel ou d'un établissement peut être retenue ;
- de dire si, *a contrario*, aucune faute n'a été commise ;
- de dire si le dommage procède d'une infection nosocomiale diagnostiquée en établissement ou de l'utilisation d'un produit défectueux ;
- d'évaluer les préjudices de la victime.

Au vu de l'expertise et après avoir entendu le patient ainsi que les professionnels et/ou les établissements concernés, la CCI rend un avis. Le délai moyen de remise des avis est de douze mois.

En cas de responsabilité d'un professionnel ou d'un établissement :

- la CCI transmet son avis à l'assureur du professionnel ou de l'établissement qui doit faire une offre d'indemnisation dans un délai de quatre mois ;
- en cas de silence, de refus ou d'offre manifestement insuffisante de l'assureur, l'ONIAM se substitue à celui-ci pour indemniser la victime ; l'ONIAM peut exercer secondairement une action contre l'assureur.

En l'absence de responsabilité, l'indemnisation par la solidarité nationale (ONIAM) est possible en cas de conséquences anormales au regard de l'état de santé du patient et de son évolution prévisible. Les conditions d'anormalité du dommage ont été précisées par la jurisprudence. L'anormalité doit être appréciée au regard de la gravité des conséquences :

- est anormal le dommage lié à l'acte médical plus grave que l'état résultant de l'évolution de la maladie en l'absence d'intervention ;
- à défaut, est anormal le dommage dont la survenance, dans les conditions où l'acte a été accompli, présentait une probabilité faible (figures 5.1 et 5.2).

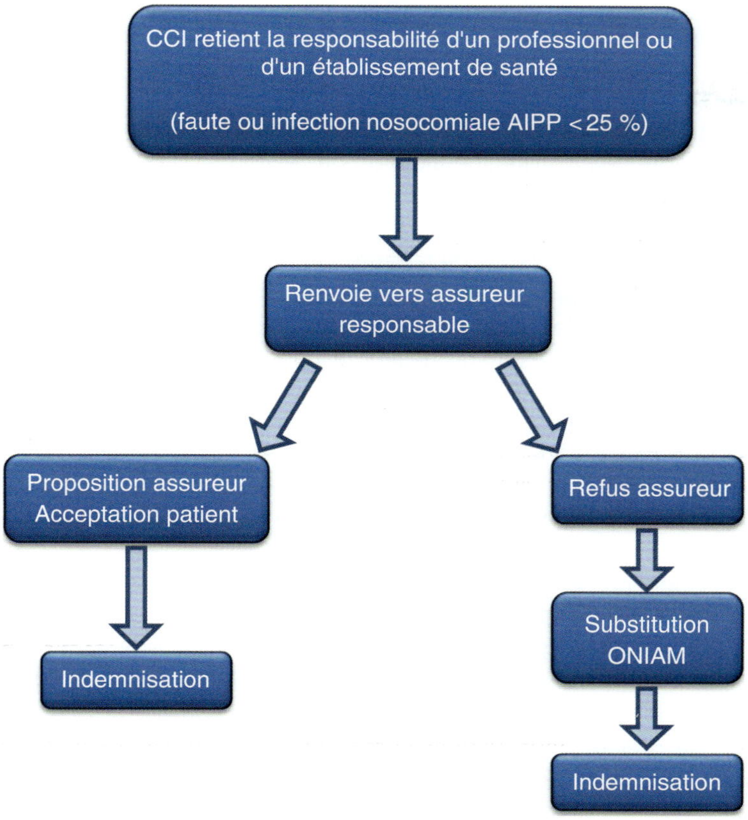

Figure 5.1 **Avis de la CCI : responsabilité d'un établissement ou d'un professionnel**

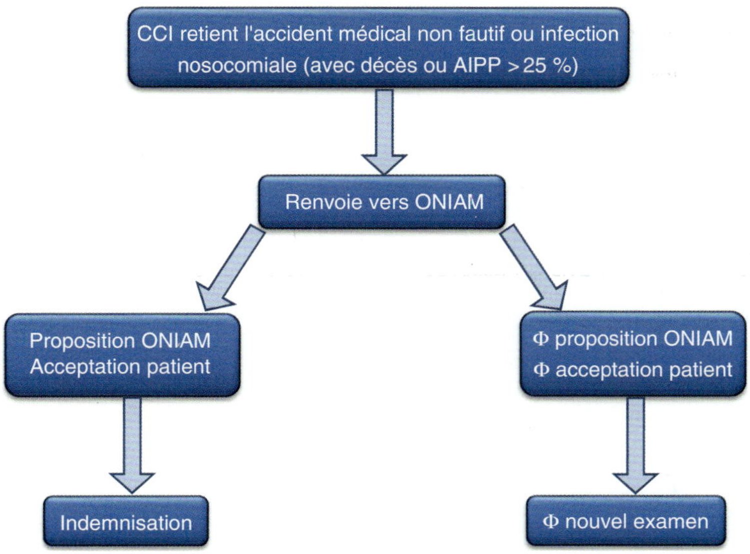

Figure 5.2 **Avis de la CCI : pas de responsabilité d'un établissement ou d'un professionnel**

C. Régimes spéciaux

1. Régime d'indemnisation des infections nosocomiales

En cas d'infection nosocomiale, le régime de responsabilité varie selon que l'infection est survenue dans le cadre de l'activité libérale d'un professionnel ou dans le cadre de l'activité d'un établissement, d'un service ou d'un organisme de santé.

S'agissant des professionnels libéraux, il s'agit d'un régime de responsabilité pour faute prouvée : le patient doit faire la preuve de la faute, du dommage et du lien de causalité.

S'agissant des établissements de santé publics ou privés, services et organismes, il s'agit d'un régime de présomption de faute : la faute est présumée et les établissements, services ou organismes ne peuvent être exonérés de leur responsabilité que s'ils apportent la preuve d'une cause étrangère.

L'indemnisation sera donc supportée par l'assureur de l'établissement, sauf s'il apporte la preuve d'une cause étrangère. Ce renversement de la présomption reste cependant difficile : le Conseil d'État a par exemple considéré que le fait qu'un patient à l'état de santé très altéré soit particulièrement sensible aux infections ne constituait pas une cause étrangère.

Une indemnisation par la solidarité nationale (ONIAM) est possible en cas de taux d'AIPP supérieur à 25 % ou de décès, s'agissant des infections nosocomiales survenues après le 1er janvier 2003. L'ONIAM peut exercer un recours subrogatoire contre l'établissement à la recherche d'un manquement caractérisé aux obligations posées par la réglementation (régime de responsabilité pour faute prouvée).

2. Régime d'indemnisation des accidents médicaux non fautifs

Lorsque le dommage est en rapport avec la survenue d'un accident médical non fautif à l'occasion d'un acte de prévention, de diagnostic ou de soin, le patient peut éventuellement prétendre à une indemnisation par la solidarité nationale.

Mais le dommage doit atteindre un certain seuil de gravité. Les seuils de gravité sont les mêmes que ceux qui permettent une saisie des CCI, à savoir :

- un taux d'atteinte permanente à l'intégrité physique ou psychique (AIPP) supérieur à 24 % ;
- ou un arrêt temporaire des activités professionnelles pendant une durée au moins égale à six mois consécutifs ou à six mois non consécutifs sur une période de douze mois ;
- ou des gênes temporaires constitutives d'un déficit fonctionnel temporaire supérieur ou égal à un taux de 50 % pendant une durée au moins égale à six mois consécutifs ou à six mois non consécutifs sur une période de douze mois ;
- ou à titre exceptionnel :
  - lorsque la victime est déclarée définitivement inapte à exercer l'activité professionnelle qu'elle exerçait avant l'accident médical,
  - lorsque l'accident médical occasionne des troubles particulièrement graves, y compris d'ordre économique, dans ses conditions d'existence.

L'office en charge de cette indemnisation est l'Office national d'indemnisation des accidents médicaux, des affections iatrogènes et des infections nosocomiales (encadré 5.4).

Encadré 5.4

Rappel du rôle de l'ONIAM

L'Office national d'indemnisation des accidents médicaux, des affections iatrogènes et des infections nosocomiales (ONIAM) est un établissement public à caractère administratif de l'État. Placé sous la tutelle du ministre chargé de la santé, il indemnise au titre de la solidarité nationale les dommages résultant d'actes de diagnostic, de soin ou de prévention dans les conditions prévues par la loi. L'ONIAM peut être saisi soit directement, soit par les CCI.

Indemnisation sur saisine par les CCI

- Dommage résultant d'un accident médical non fautif.
- Dommage résultant d'une infection nosocomiale en établissement en cas de décès ou de taux d'AIPP supérieur à 25 %.
- Dommage résultant d'une recherche médicale sur la personne humaine en l'absence de faute du promoteur (critère de gravité non exigé).

Indemnisation sur saisine directe

- Dommage imputable aux vaccinations obligatoires.
- Dommage imputable à une contamination par VIH, VHC, VHB et HTLV par voie transfusionnelle.
- Dommage imputable à une mesure sanitaire d'urgence.
- Dommage imputable à un traitement par le BENFLUOREX.
- Dommage imputable à un traitement par le valproate de sodium ou l'un de ses dérivés.
- Dommage imputable à une contamination par l'hormone de croissance extractive entre 1973 et 1988.

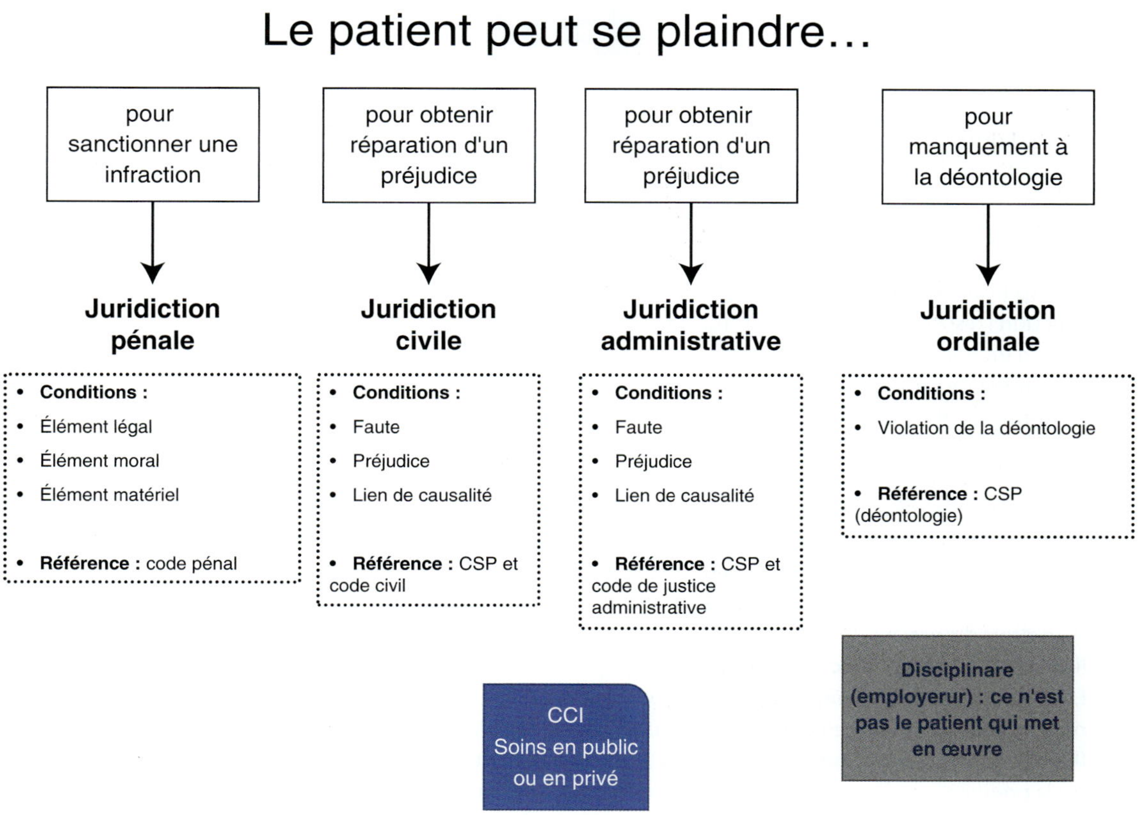

Figure 5.3 Tableau de synthèse des responsabilités médicales

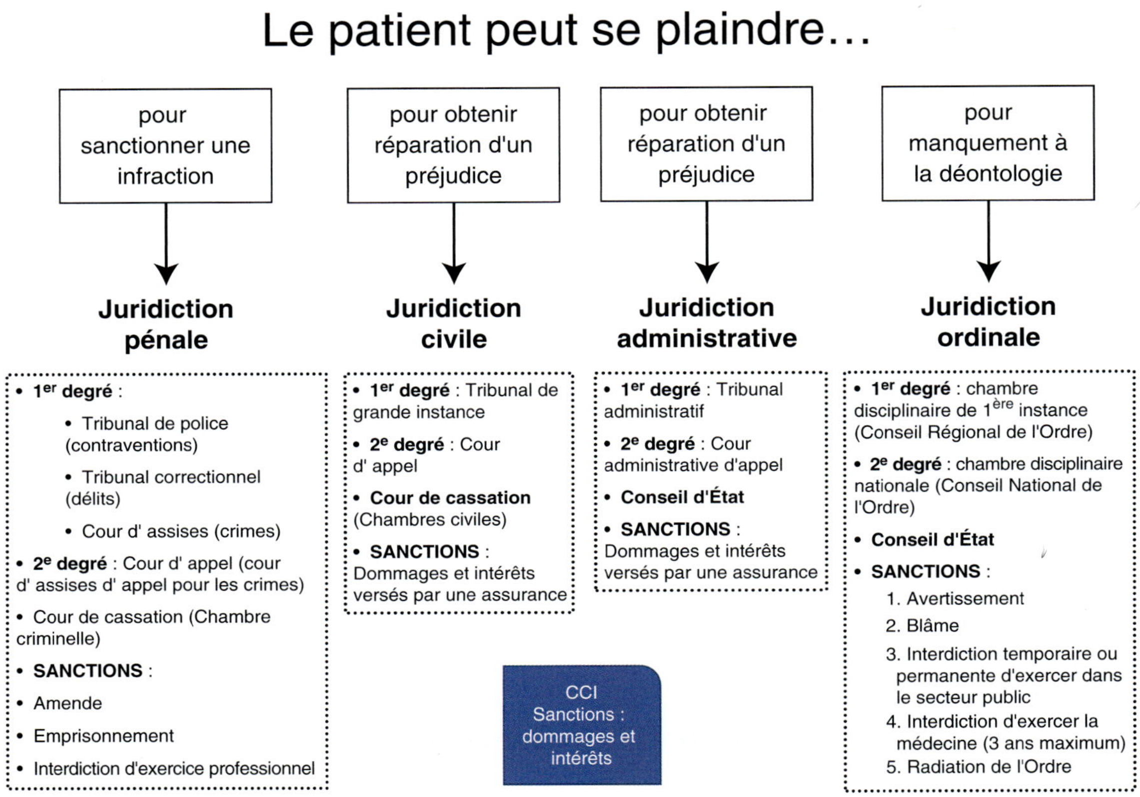

Figure 5.3 Suite

Points clés

- La responsabilité d'un professionnel ou d'un établissement de santé peut être recherchée dans un but de sanction (responsabilité pénale et disciplinaire) ou d'indemnisation (devant le tribunal administratif s'il s'agit d'un hôpital, le tribunal de grande instance s'il s'agit d'un médecin exerçant en libéral ou d'un établissement de santé privé et dans tous les cas devant la Commission de conciliation et d'indemnisation).
- La responsabilité pénale peut être engagée si le professionnel a commis une infraction (qui doit être prévue dans le Code pénal) : rédaction de faux certificats, violation du secret professionnel, non-assistance à personne en péril, homicide ou blessure involontaire. Elle est rarement retenue.
- La responsabilité disciplinaire peut être retenue si le médecin a manqué aux règles de déontologie médicale. L'instance disciplinaire est la Chambre disciplinaire de première instance du conseil régional de l'Ordre.
- La responsabilité indemnitaire ne peut être recherchée que si le patient a subi un dommage. La responsabilité peut être retenue s'il est prouvé que le médecin ou l'établissement a commis une faute (violation d'un droit du patient, faute technique, faute dans l'organisation du service) et que le dommage est en lien certain et direct avec cette faute.
- La faute médicale technique peut être retenue lorsqu'il est établi que le médecin n'a pas respecté les règles de l'art et n'a pas eu une attitude prudente et diligente.
- Il existe des systèmes d'indemnisation spécifique permettant une indemnisation sans nécessité d'apporter la preuve d'une faute : les infections nosocomiales (indemnisation par les établissements de santé ou par la solidarité nationale selon la gravité du dommage) et l'accident médical non fautif (indemnisation par la solidarité nationale si le dommage atteint un certain seuil de gravité et présente un caractère anormal).
- La recherche d'une indemnisation peut se faire par la voie contentieuse (juge civil ou administratif) mais également par la saisie de la Commission de conciliation et d'indemnisation.

CHAPITRE

6

Item 55 – UE 3 – Maltraitance et enfants en danger / Protection maternelle et infantile

Objectifs pédagogiques

- Connaître les différentes maltraitances chez l'enfant.
- Repérer un risque ou une situation de maltraitance chez le nourrisson, l'enfant et l'adolescent.
- Argumenter la démarche médicale.
- Connaître les modalités administratives et judiciaires nécessaires à la protection de la mère et de l'enfant.

I. Éléments de compréhension

A. Définitions

La maltraitance à enfant est une situation fréquente et dont la prudence est de mise de par la difficulté à la repérer et à la diagnostiquer. Elle nécessite une prise en charge pluridisciplinaire urgente. Son dépistage requiert une vigilance permanente en tant que professionnel de santé.

Elle se définit comme « toute violence physique, tout abus sexuel, tous sévices psychologiques sévères, toute négligence lourde ayant des conséquences préjudiciables sur l'état de santé de l'enfant et sur son développement physique et psychologique » (Observatoire national de l'enfance en danger [ONED]).

La violence physique se caractérise comme toute blessure infligée à un enfant par un mécanisme de traumatisme pour quelque raison que ce soit, à savoir une lésion tissulaire (ecchymose, fracture, piqûre, brûlure, perte de fonction d'un membre ou d'un organe, etc.). Elle associe donc toutes les formes de traumatismes subis et souvent associés : cutanés, osseux, neurologiques, ophtalmologiques.

Les sévices psychologiques sont définis comme toute agression psychologique sévère prolongée ou répétée, une manifestation de cruauté mentale ou de rejet affectif, une punition et/ou une exigence éducative inadaptées à l'âge de l'enfant ou à ses possibilités, le sadisme verbal, l'humiliation, l'exploitation.

L'abus sexuel est décrit comme toute participation d'un enfant à des activités sexuelles, inappropriées à son âge et à son développement psychosexuel, qu'il subit sous la contrainte ou par la violence ou encore la séduction, ou qui transgressent les tabous sociaux.

Quant à la notion de négligence lourde, il s'agit de toute carence sévère prolongée ou répétée, de nature physique (alimentation, hygiène, soins médicaux, prévention), affective (sécurité), ou sociale (éducation, socialisation, instruction).

Le syndrome de Münchhausen par procuration est un type particulier de maltraitance, au cours duquel les parents, habituellement la mère, allèguent des symptômes chez l'enfant, conduisant à de multiples examens ou interventions (le professionnel de santé étant utilisé comme « promoteur de sévices »).

L'expression « enfants en risque » regroupe des enfants qui ne sont pas à proprement dit maltraités, mais dont les conditions d'existence risquent de mettre en danger leur santé, leur sécurité, leur moralité, leur éducation ou la qualité des réponses aux besoins psychologiques quotidiens.

Suite à la loi du 5 mars 2007, « La protection de l'enfance a pour but de prévenir les difficultés auxquelles les parents peuvent être confrontés dans l'exercice de leurs responsabilités éducatives et d'accompagner les familles. L'intérêt de l'enfant, la prise en charge de ses besoins fondamentaux, physiques, intellectuels, sociaux et affectifs, ainsi que le respect de ses droits doivent guider toutes décisions le concernant. »

B. Épidémiologie

L'ONED a été créé par la loi n° 2004-1 du 2 janvier 2004 relative à l'accueil et à la protection de l'enfance. Il a pour objectif de « mieux connaître le champ de l'enfance en danger pour mieux prévenir et mieux traiter » et fournit de nombreux éléments sur l'évaluation du nombre d'enfants en danger, qu'il s'agisse d'enfants en risque ou maltraités.

Ainsi, sur le territoire français en 2008, il était dénombré près de 100 000 enfants en danger, 20 000 enfants maltraités, dont 44 % étaient âgés de moins de 6 ans, et 80 000 enfants en risque de danger. Parmi ces cas, un tiers concernait des violences physiques, un tiers des sévices psychologiques et un tiers des abus sexuels. Près de 59 % de ces cas ont été judiciarisés, c'est-à-dire qu'ils ont fait l'objet d'une procédure judiciaire.

Environ 75 % des enfants hospitalisés pour mauvais traitements sont âgés de moins de 3 ans et près de 50 % sont âgés de moins de 1 an.

L'augmentation croissante observée du nombre de cas recensés est le reflet d'une double interprétation :

- le nombre d'enfants en danger augmente ;
- le repérage de ces situations par les professionnels de santé s'améliore et s'accroît.

Un dernier chiffre-clé à retenir, probablement sous-estimé, et qui fait de la maltraitance une des pathologies graves de l'enfant les plus fréquentes à intégrer dans les problèmes de santé publique : en France, deux enfants meurent chaque jour des suites de mauvais traitements.

II. Repérage d'une situation de maltraitance

A. Circonstances

Un certain nombre de circonstances diagnostiques retrouvées en pratique doivent nécessiter prudence et vigilance avec la notion de maltraitance en arrière-pensée :

- des consultations répétées pour des motifs banals (chutes, traumatismes, etc.) ;
- des symptômes divers (céphalées, douleurs abdominales, nausées/vomissements, etc.) ;

- certaines complications, aiguës ou chroniques (convulsions, malaises avec pâleur, dénutrition, etc.);
- certains troubles psychocomportementaux (troubles du sommeil, troubles anxio-dépressifs, difficultés à l'école, etc.).

La maltraitance étant un diagnostic difficile, la simple existence de l'une des précédentes circonstances décrites ne suffit pas à évoquer d'emblée une situation inquiétante. En revanche, la conjonction de ces éléments avec des données cliniques et paracliniques pourra la faire évoquer.

B. Anamnèse

L'interrogatoire des parents est primordial dans ces situations. Le recueil anamnestique doit être fait de manière objective (non interprétative), rigoureuse et progressive. Les faits rapportés doivent être consignés dans le dossier médical sans y apporter une quelconque notion d'interprétation.

À l'anamnèse, il s'agit de rechercher :

- l'analyse du motif de consultation et des circonstances dans lesquelles se sont produites la ou les lésions (discordance entre le motif décrit et les lésions constatées, histoire du traumatisme incohérente, événement suspect;
- la chronologie : le retard à la consultation par rapport à la date supposée de l'événement traumatique doit interroger, qui plus est lorsqu'il est mis en évidence des lésions diverses et d'âges différents;
- le refus d'hospitalisation de l'enfant et/ou des examens complémentaires;
- le nomadisme médical (consultation de plusieurs médecins);
- l'attitude parentale inadaptée (pas de contact avec l'enfant, indifférence quant à la gravité des lésions, responsabilité reportée sur un tiers).

L'étude du carnet de santé de l'enfant est également primordiale. Elle a pour but de mettre en relief :

- des antécédents personnels et/ou familiaux (pathologies de l'hémostase, consultations médicales fréquentes, notamment dans des services d'urgence);
- le calendrier vaccinal (respecté ou non);
- le développement staturo-pondéral et psychomoteur (retards);
- le mode de garde et l'entourage de l'enfant concerné (identité de la personne qui accompagne, événements intrafamiliaux récents, etc.).

Enfin, un certain nombre de facteurs de risque sont classiquement décrits et leur existence doit inciter le praticien à une vigilance accrue dans ces situations (tableau 6.1).

Tableau 6.1 Facteurs de risques de maltraitance

Risques familiaux	Grossesse précoce et/ou non déclarée Addictions (drogues, alcool) Pathologie psychiatrique familiale Maltraitances subies dans l'enfance Contexte socio-économique (chômage, pauvreté) Structure familiale (jeune âge parental, monoparentalité, famille nombreuse)
Risques liés à l'enfant et à son histoire	Prématurité et séparations néonatales Handicap physique et maladies chroniques Maladies psychiatriques et troubles du comportement (troubles du sommeil, pleurs incessants)
Risques liés à la fratrie	Antécédents médicaux (hospitalisations fréquentes et répétées, mort inattendue du nourrisson) Antécédents administratifs (placements, décisions judiciaires)

Il faut souligner que la maltraitance est présente dans tous les milieux sociaux et, de surcroît, son diagnostic en l'absence de difficultés économiques est complexe et largement sous-estimé. L'entourage est responsable dans près de 80 % des cas.

C. Examen clinique

Cet examen physique de l'enfant doit être réalisé précautionneusement, chez un enfant mis en confiance, entièrement déshabillé et en présence d'un témoin (personne connue et rassurante de préférence). Il a pour but de dresser un bilan lésionnel complet. La prise de photographies est très importante dans ce contexte (l'accord parental n'est pas nécessaire).

Les étapes de l'examen clinique peuvent être décrites de la manière suivante :

- observation : comportement général de l'enfant, réactions, état général ;
- évaluation : développement staturo-pondéral (cassure de la courbe), développement psychomoteur, mobilité des membres et des articulations ;
- palpation : fontanelles (signes d'hypertension intracrânienne), périmètre crânien ;
- inspection : téguments, organes génitaux externes et région anale (signes d'abus), zones d'alopécie.

Un certain nombre de lésions sont évocatrices de maltraitance.

1. Lésions tégumentaires

- Ecchymoses, hématomes : chez le petit enfant, les ecchymoses sont fréquentes, notamment lorsqu'il commence à se déplacer. Elles sont principalement situées sur des zones exposées telles que les genoux, les faces antérieures des jambes ou encore le front. Elles restent exceptionnelles avant 8 mois et une localisation non plausible de lésions (figure 6.1) doit attirer l'attention, qui plus est si elles tendent à reproduire l'empreinte d'un objet (boucle de ceinture, par exemple) ou de doigts (lésions dites « en forme » ; figures 6.2 et 6.3).
- Brûlures : en cas de brûlures à bords nets (parfaitement rondes par exemple, pouvant évoquer une brûlure de cigarette) ou de lésions localisées sur des zones normalement non exposées et protégées par des vêtements (fesses, etc.), un traumatisme infligé doit être évoqué (figures 6.4).
- Morsures : les morsures d'enfant sont en général présentes sur des zones exposées et accessibles. De plus, la distance inter-incisives est généralement inférieure à 3 centimètres. Une morsure de dimension supérieure doit faire évoquer une situation suspecte (figure 6.5).

2. Fractures

Une fracture chez le petit enfant qui ne se déplace pas est très suspecte. En majorité, les fractures d'origine accidentelle surviennent après l'âge de 5 ans. Au même titre que les lésions tégumentaires, le type et la localisation de fractures peuvent faire évoquer une maltraitance. Citons notamment :

- les fractures et arrachements métaphysaires (figure 6.6) ;
- les fractures d'os longs et/ou profonds (fémur, vertèbres ; figure 6.7) ;
- les fractures du crâne ;
- les fractures de côtes ;
- les décollements épiphysaires (humérus, fémur).

Le syndrome de Silverman est une entité qui sera traitée de façon plus détaillée par la suite dans cet item. Il correspond à la description initiale des lésions osseuses radiologiques multiples d'âges différents.

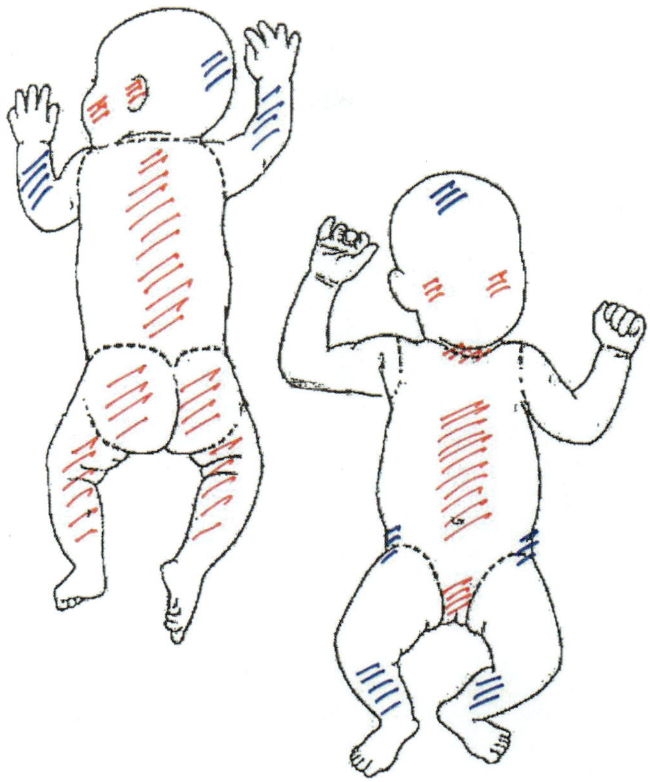

Figure 6.1 Localisations des lésions traumatologiques chez l'enfant

En bleu, localisations habituelles traumatologiques de l'enfant ; en rouge, localisations suspectes de violences infligées.

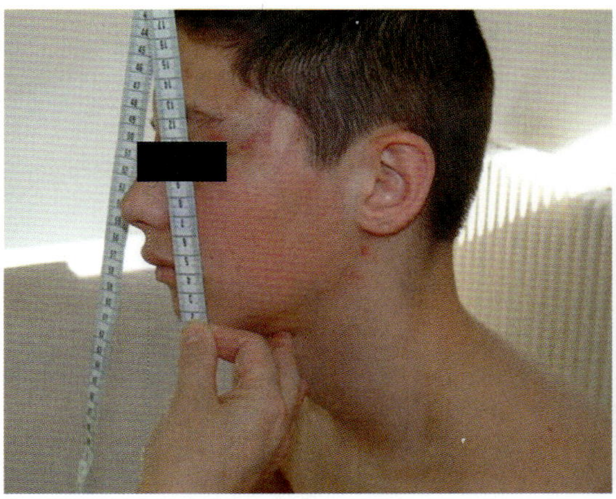

Figure 6.2 Ecchymose en forme (gifle)

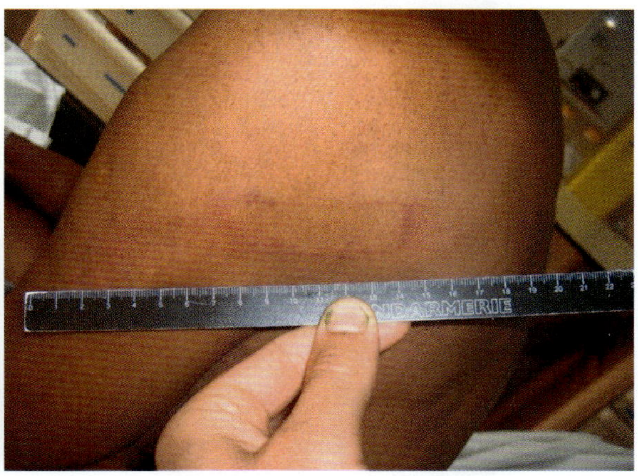

Figure 6.3 Ecchymose en forme (coup de ceinture)

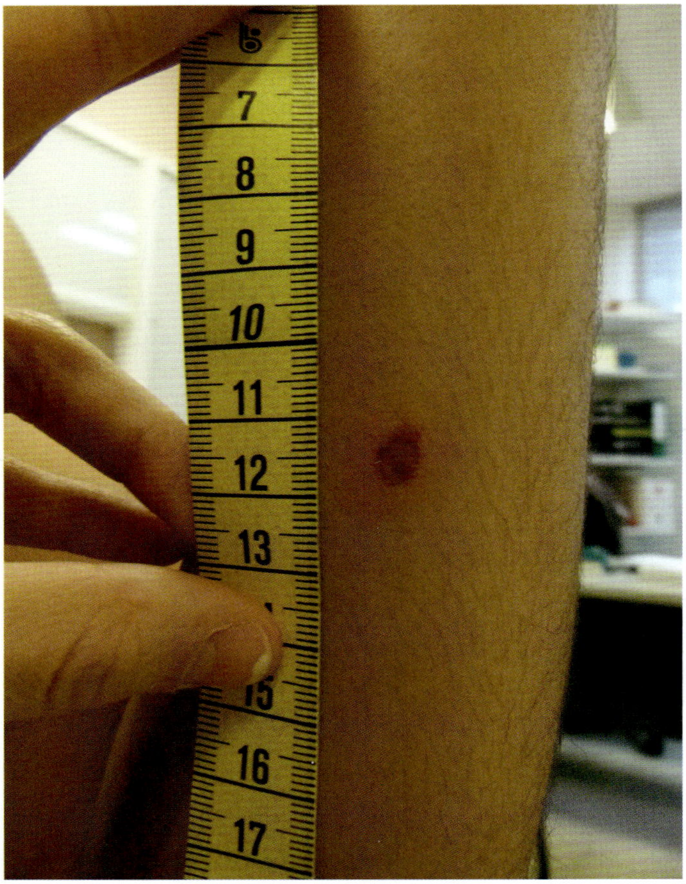

Figure 6.4 Brûlure de cigarette

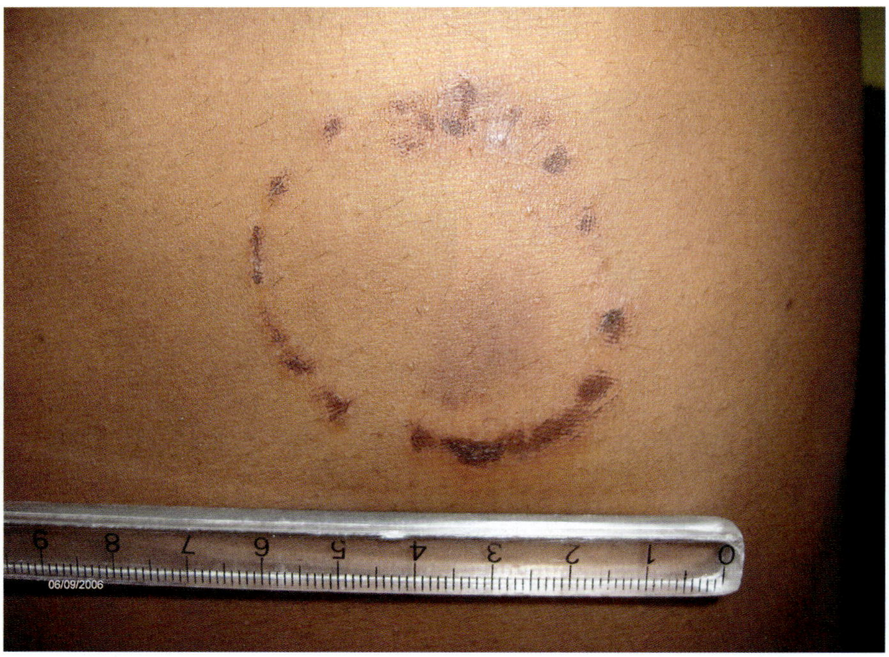

Figure 6.5 Morsure

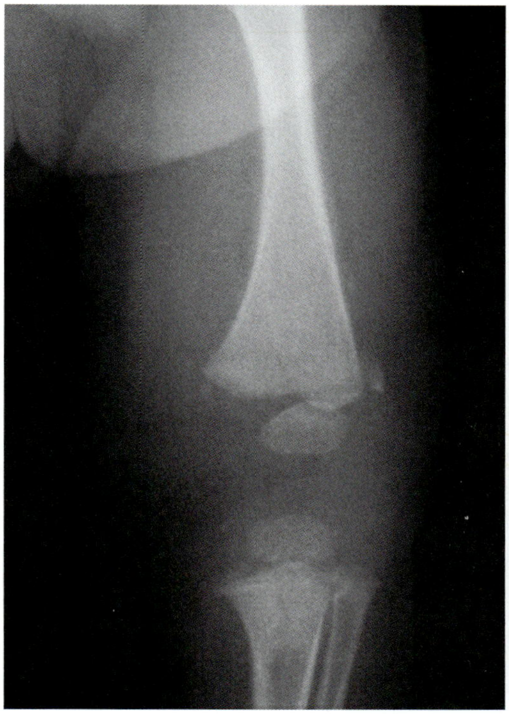

Figure 6.6 **Arrachement métaphysaire**

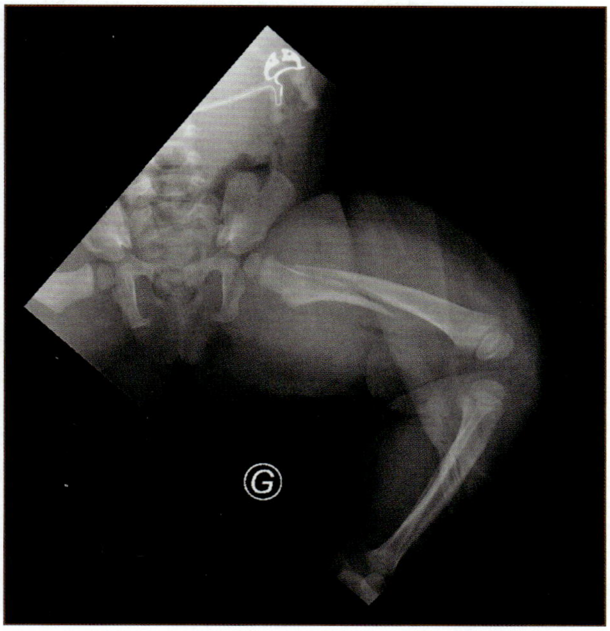

Figure 6.7 **Fracture spiroïde**

3. Lésions neurologiques et/ou ophtalmologiques

Un grand nombre de lésions neurologiques traumatiques peuvent être rencontrées dans le contexte de maltraitance et peuvent entraîner d'importantes séquelles. De même, des lésions ophtalmologiques diverses peuvent être identifiées ; elles sont la conséquence de traumatismes directs induisant des plaies et/ou des contusions palpébrales et cornéennes ou indirects, secondaires à des secousses, induisant des hémorragies rétiniennes.

Une entité bien connue est le syndrome du bébé secoué qui est un traumatisme crânien infligé avec saignements intracrâniens, majoritairement des hématomes sous-duraux et des hémorragies rétiniennes.

D. Examens paracliniques

En cas de forte suspicion ou de situation avérée de maltraitance, il convient de réaliser :

- de manière systématique :
  - un bilan d'hémostase (NFS-Plaquettes-facteur XIII-TP/TCA-fibrinogène),
  - des radiographies du squelette entier et une scintigraphie osseuse (en cas d'absence d'images franches sur les radiographies standard),
  - un avis ophtalmologique : fond d'œil bilatéral à la recherche de décollement rétinien, d'hémorragies rétiniennes, d'un œdème papillaire ;
- de manière orientée :
  - si anomalie neurologique : TDM cérébrale sans injection (recherche d'un hématome sous-dural sous forme de lentille biconcave, d'un hématome parenchymateux, d'hémorragie intracérébrale ou de signes d'hypertension intracrânienne),

- si traumatisme abdominal : échographie abdominale, bandelette urinaire,
- si suspicion de rachitisme carentiel : bilan phosphocalcique,
- si notion d'intoxication : ionogramme, toxiques sanguins et urinaires, transaminases,
- si sévices sexuels : prélèvements locaux (recherche de liquide séminal, Gonocoque/Chlamydia) et sanguins (sérologies IST +/– β-hCG).

III. Diagnostics différentiels

Il convient de garder à l'esprit un certain nombre de diagnostics différentiels à évoquer selon le type de lésions constatées :

- ecchymoses, hématomes, abrasions : tâches mongoloïdes (tâches bleutées « ardoisées » physiologiques chez les enfants à peau foncée), Cao Gio (frottement par métal chaud à but antipyrétique chez certaines populations asiatiques), jeux scolaires, rituels d'endormissement, troubles de l'hémostase, maladie cœliaque (carence en vitamine K) ;
- brûlures : lésions vésiculo-bulleuses d'origine infectieuse ou allergique ;
- fractures : ostéogénèse imparfaite (« maladie des os de verre »), ostéomyélite, cancer, rachitisme, scorbut.

IV. Argumentation de la démarche médicale et administrative

Au terme des examens cliniques et éventuellement paracliniques, le médecin a la possibilité d'une prise en charge ambulatoire et en hospitalisation selon l'appréciation du niveau de risque et de la sévérité du tableau clinique.

Le choix de l'hospitalisation ne doit pas être uniquement guidé par une nécessité médicale absolue mais aussi par l'importance de réaliser un bilan psycho-social dans le cadre d'une évaluation plus globale de l'enfant et enfin d'extraire l'enfant du milieu potentiellement violent. Cette hospitalisation permet en outre de réaliser les différentes mesures médico-administratives ou médico-judiciaires.

En cas de maltraitance avérée ou de complications graves évocatrices de maltraitance, l'hospitalisation doit être la règle, consentie par la famille si possible. S'il existe un danger immédiat, avéré ou potentiel et que les parents refusent l'hospitalisation, le praticien doit avertir sans délai le procureur de la République en formulant une demande d'ordonnance de placement provisoire afin de permettre cette hospitalisation.

A. Prise en charge médicale

Dans tous les cas, la prise en charge de la douleur s'impose. Des prises en charge spécifiques, en milieu chirurgical ou neurologique, par exemple, peuvent être nécessaires.

Les lésions cutanéomuqueuses et les brûlures doivent faire l'objet de mesures adéquates (antisepsie, sutures, injection de sérum antitétanique et vaccination antitétanique en cas de vaccination non à jour).

Dans les cas de suspicions de violences sexuelles, la prise en charge doit être coordonnée entre le pédiatre et le médecin légiste (unités médico-judiciaires). En effet, il convient de ne pas multiplier les examens cliniques (en particulier gynécologiques) réalisés par différents intervenants. Une prise en charge conjointe, pédiatrique et médico-légale, doit être la règle. Elle permet de réaliser le bilan lésionnel nécessitant éventuellement des soins et d'effectuer, si besoin, des prélèvements de biologie moléculaire ou à la recherche d'infections sexuellement transmissibles. Au terme de l'examen clinique est discutée l'indication d'une prophylaxie antivirale (VIH, VHB) et antibactérienne (Chlamydia trachomatis, Neisseria gonorrhoeae). Par ailleurs, une contraception orale d'urgence peut être nécessaire.

Un soutien psychologique doit être apporté à l'enfant et à son entourage.

B. Prise en charge médico-administrative et médico-judiciaire (figure 6.8)

Un certificat médical initial, descriptif, rédigé par un médecin, doit être systématiquement réalisé (voir le chapitre 3 « Certificats médicaux / décès et législation / prélèvements d'organes et législation »).

Deux situations sont à distinguer, celle du danger potentiel et celle du danger avéré. Sont également à prendre en compte dans la décision de la nature de la prise en charge la nature des faits et la coopération de la famille.

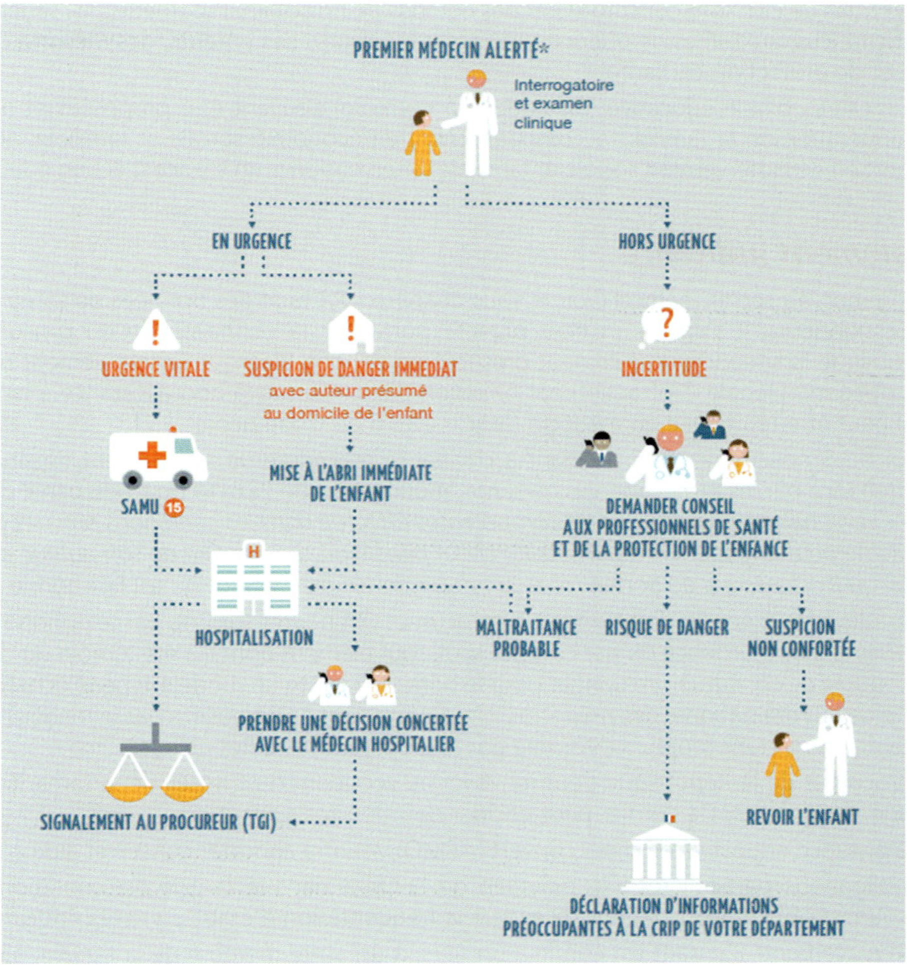

Figure 6.8 Prise en charge médico-administrative et médico-judiciaire

Source : *Maltraitance chez l'enfant : repérage et conduite à tenir* - Octobre 2014, HAS. Nous remercions la Haute Autorité de santé de nous avoir autorisés à reproduire cet outil. Il est également consultable sur le site www.has-sante.fr rubrique « Évaluation & recommandation ».

1. Information préoccupante

Il s'agit de l'ancien « signalement administratif » abrogé par la loi du 5 mars 2007 réformant la protection de l'enfance. L'information préoccupante est définie comme « *Tout élément d'information, y compris médical, susceptible de laisser craindre qu'un enfant se trouve en situation de danger ou de risque de danger, puisse avoir besoin d'une aide et qui doit faire l'objet d'une transmission à la cellule départementale pour évaluation et suite à donner* ».

La notion de danger n'a pas de définition légale, elle est donc à l'appréciation de l'équipe pluridisciplinaire prenant en charge l'enfant. Cependant, l'article R.4127-43 du Code de la santé publique dispose que « *Le médecin doit être le défenseur de l'enfant lorsqu'il estime que l'intérêt de sa santé est mal compris ou mal préservé par son entourage.* » Le terme de santé doit être pris dans sa définition globale de l'OMS intégrant les dimensions bio-psycho-sociales.

L'information préoccupante (IP) est transmise à la Cellule de recueil et d'évaluation des informations préoccupantes (CRIP) dépendant du Conseil départemental et fait l'objet d'une évaluation de la situation du mineur afin de déterminer les actions de protections et d'aide pouvant être mises en œuvre. Il s'agit d'une instance pluridisciplinaire centralisant l'ensemble des IP et les renvoyant vers les Centres d'action sociale compétents dont dépend la Protection maternelle et infantile (PMI).

Les centres de PMI sont constitués par des équipes pluridisciplinaires (médecins, sages-femmes, puéricultrices, auxiliaires de puériculture) assurant le suivi des enfants, des mesures de prévention et de protection de l'enfant.

Des mesures d'aide éducative (prestations à domicile) peuvent être proposées et nécessitent la coopération de la famille : accompagnement en économie sociale et familiale, action d'un technicien de l'intervention sociale et familiale, intervention d'un service d'action éducative, etc.

2. Signalement judiciaire

Dérogation au secret médical (voir le sous-chapitre « Partage des données de santé : le secret professionnel »), il s'agit d'un écrit objectif portant à la connaissance du procureur de la République la situation d'un mineur présumé en danger. Bien que le signalement ne soit pas une obligation légale, l'infraction par omission que constitue la non-assistance à personne en péril peut être reprochée au médecin (article 223-6 du Code pénal).

La loi du 5 novembre 2015, tendant à clarifier la procédure de signalement de situations de maltraitance par les professionnels de santé, modifie l'article 226-14 du Code pénal qui dispose que « *Le signalement aux autorités compétentes effectué dans les conditions prévues au présent article ne peut engager la responsabilité civile, pénale ou disciplinaire de son auteur, sauf s'il est établi qu'il n'a pas agi de bonne foi.* » La jurisprudence précisera ce qu'est la « bonne foi »...

En pratique, le médecin doit signaler au procureur (24 heures sur 24), par téléphone suivi d'un courrier en cas d'urgence ou par courrier seul, tout élément dont il a été témoin ou dépositaire susceptible de constituer un danger pour le mineur. Il existe un modèle-type téléchargeable sur le site de l'Ordre national des médecins. Un double peut être transmis par le médecin à la CRIP, cette dernière étant toujours informée par le procureur de la République.

Le procureur de la République peut renvoyer au président du Conseil départemental ou saisir le juge des enfants. Ce dernier peut décider des mesures suivantes :

- assistance éducative en milieu ouvert (AEMO) visant à apporter conseil et aide à la famille ;
- obligations particulières : le maintien de l'enfant dans la famille est conditionné par la soumission à des obligations telles que la fréquentation d'établissements éducatifs, etc.
- le placement : l'enfant est confié à un tiers, à un autre membre de la famille, à un service ou à un foyer suite à une ordonnance de placement provisoire (OPP). En cas d'urgence, le Parquet peut lui-même ordonner une OPP avant de saisir le juge des enfants. L'OPP doit être motivée et notifiée aux titulaires de l'autorité parentale qui n'ont aucun recours possible. Le placement est valable huit jours.

V. Quelques entités cliniques et paracliniques

A. Syndrome du bébé secoué

Le syndrome du bébé secoué (SBS) est un sous-ensemble de traumatismes crâniens infligés ou traumatismes crâniens non-accidentels provoqués par des secouements avec ou sans impact, survenant la plupart du temps chez un enfant de moins de 1 an.

Les conséquences des secousses chez le nourrisson s'expliquent par un rapport poids tête/ poids corps élevé, une hypotonie axiale, un cerveau immature (faible myélinisation) et de larges espaces sous-arachnoïdiens.

Ainsi, les secouements provoquent la rupture de veines ponts (hémorragie sous durale et sous arachnoïdienne), des hémorragies cérébrales bi-polaires (fronto-occipitales) et des lésions de cisaillements (accélération-décélération) à l'origine de lésions axonales diffuses.

Les signes évocateurs sont :

- un bombement de la fontanelle antérieure ;
- des troubles de la vigilance, des convulsions, une hypotonie axiale ;
- un malaise grave, la pâleur, des vomissements, des pauses respiratoires ;
- un changement de couloir de la courbe du périmètre céphalique ;
- des lésions contuses (ecchymoses, hématomes) intéressant en particulier les zones de préhension.

Le diagnostic de TC infligé par secouement est hautement probable en cas :

- d'hémorragies intracrâniennes extra-axiales plurifocales : hématome sous-dural, hémorragie sous-arachnoïdienne (figure 6.9) ;
- d'hémorragies rétiniennes profuses ou éclaboussant la rétine périphérique (figures 6.10 et 6.11)
- d'histoire absente, fluctuante ou incompatible avec les lésions cliniques ou l'âge de l'enfant.

Il peut également être mis en évidence des lésions cérébrales hypoxiques, œdémateuses et cervicales (hématome intra-canalaire, lésions médullaires, lésions occipito-vertébrales ou cervico-thoraciques).

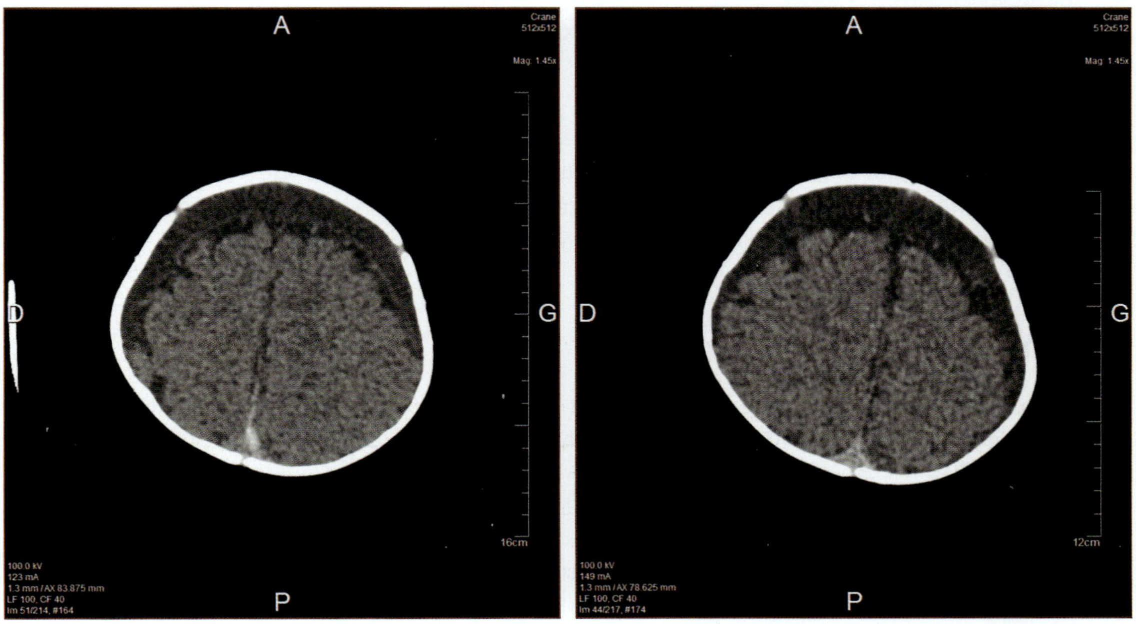

Figure 6.9 **Hématome sous dural fronto-temporal**

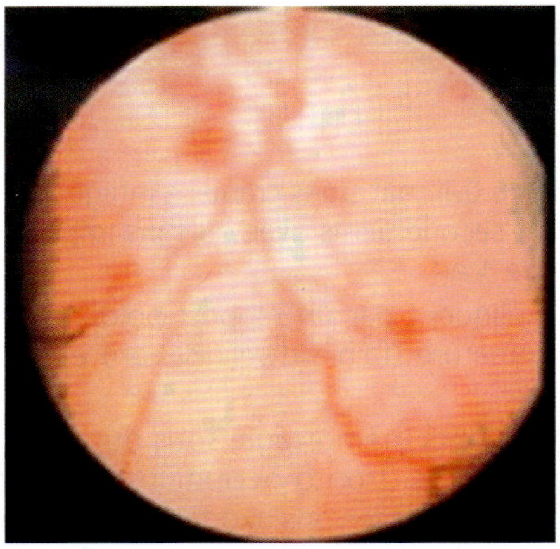

Figure 6.10 **Hémorragie rétinienne**

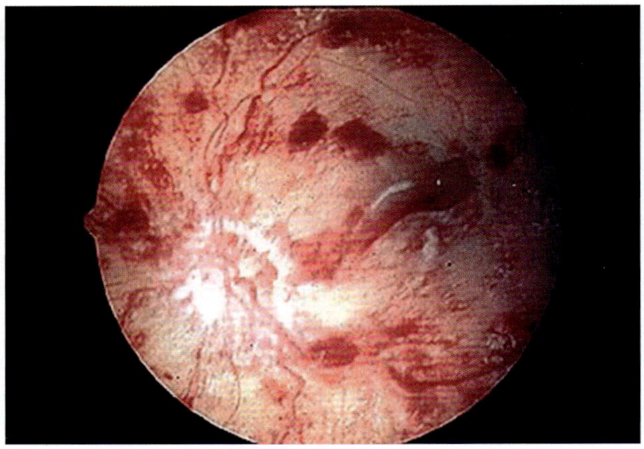

Figure 6.11 **Hémorragie rétinienne**

Le bilan paraclinique comporte :

- imagerie :
  - TDM cérébral + IRM cérébrale et cervicale,
  - radiographies du squelette entier, scintigraphie osseuse : recherche de fracture récente ou de cal osseux ;
- fond d'œil : hémorragies rétiniennes, œdème papillaire (HTIC).

B. Syndrome de Münchhausen par procuration

Il s'agit d'un syndrome rare décrit en 1977 dans lequel un parent (le plus souvent) ou un proche :

- invente une maladie ;
- provoque une maladie : injections de toxiques, malnutrition, etc. ;
- invente et provoque une maladie ;
- simule une maladie.

L'enfant est présenté pour le diagnostic ou les soins d'une affection récurrente ou persistante aboutissant à des actes médicaux à visée diagnostique ou thérapeutique.

Les symptômes disparaissent lorsqu'on procède à la séparation de l'enfant et du parent ou du proche responsable qui dénie la cause des symptômes.

C. Syndrome de Silverman

L'existence de fractures chez un enfant non-déambulant, en dehors d'un contexte accidentel, doit faire évoquer l'hypothèse d'une maltraitance. Le bilan radiographique doit être systématiquement complet.

Le syndrome de Silverman est un syndrome radiologique associant des lésions osseuses multiples d'âges différents :

- fractures diaphysaires récentes ou anciennes (cal osseux ; figure 6.7) ;
- arrachements métaphysaires (figure 6.6) ;
- décollements sous-périostés.

En cas de doute sur une radiographie initiale, il convient de répéter l'examen quinze à vingt-et-un jours après ou de réaliser une scintigraphie osseuse.

Points clés

- Il faut penser à la maltraitance lors d'anamnèse incohérente, de prise en charge ou d'attitude inappropriée, de consultations répétées pour traumatisme, de troubles du comportement chez l'enfant.
- Certaines localisations des ecchymoses, certaines fractures (côtes), des fractures de membres chez un enfant qui ne marche pas doivent faire suspecter une maltraitance.
- L'examen clinique et paraclinique doit être complet et systématique.
- L'association de saignements intracérébraux et d'hémorragies rétiniennes doit faire évoquer le diagnostic de bébé secoué.
- Devant toute suspicion de maltraitance, il faut absolument protéger l'enfant. La protection peut passer par le signalement judicaire ou administratif (information de la Cellule des informations préoccupantes).

Pour en savoir plus

Baccino E. Médecine légale clinique. Elsevier-Masson; 2014.
Loi n° 2007-293 du 5 mars 2007 réformant la protection de l'enfance. Journal officiel du 6 mars 2007.
Rey Salmon C, Adamsbaum C. Maltraitance chez l'enfant. Paris : Lavoisier; 2013.

	Haute autorité de santé. Repérage et signalement de l'inceste par les médecins : reconnaître les maltraitances sexuelles intrafamiliales chez le mineur (2011).
	Haute autorité de santé. Syndrome du bébé secoué. Recommandations de la commission d'audition (2011, mise à jour 2017).
	Haute autorité de santé. Maltraitance chez l'enfant. Repérage et conduite à tenir (2014, mise à jour 2017).

II. Médecine du travail

CHAPITRE

7

Item 28 – UE 2 – Connaître les principaux risques professionnels pour la maternité, liés au travail de la mère

Objectif pédagogique

Connaître les principaux risques professionnels pour la maternité, liés au travail de la mère.

Dossier réalisé à partir des dossiers de l'INRS concernant la reproduction.

Les effets sur la reproduction englobent les effets sur les capacités de l'homme ou de la femme à se reproduire ainsi que l'induction d'effets néfastes sur la descendance.

I. Effets sur la fertilité

De vifs débats existent dans la communauté scientifique depuis près de vingt ans sur le déclin de la fertilité dans les pays industrialisés. Des atteintes du système reproducteur masculin sont régulièrement évoquées avec une baisse du nombre et de la qualité des spermatozoïdes. Leurs impacts sur la fertilité sont discutés. Un des mécanismes invoqués serait une interaction entre la substance chimique et une ou des hormones de l'organisme. Le terme « perturbateur endocrinien » est utilisé dans ce cas pour caractériser la substance en cause. De nombreux facteurs étiologiques sont évoqués. Parmi eux, certains se retrouvent en milieu professionnel. C'est le cas des produits chimiques, comme par exemple certains éthers de glycols, certains phtalates ou le plomb. Plus de 180 substances sont actuellement reconnues par l'Union européenne comme toxiques pour la fertilité. Les effets peuvent être engendrés soit par une exposition à l'âge adulte, soit par une exposition in utero des futurs parents. En fonction des molécules, ces effets sont réversibles ou irréversibles.

L'exposition à la chaleur importante est également décrite dans la littérature comme susceptible d'engendrer des effets sur la fertilité masculine. Les rayonnements ionisants peuvent entraîner des stérilités masculines ou féminines au-delà d'une certaine dose d'exposition.

II. Effets sur le développement lors de l'exposition durant la grossesse

A. Risques chimiques

Plus de 260 substances sont reconnues réglementairement à risque pour l'enfant à naître. La période à risque est généralement le premier trimestre mais, pour certains produits ou certains types d'effets (par exemple les effets sur l'appareil reproducteur masculin), d'autres périodes sont également concernées.

D'autre part, des toxiques comme le plomb sont susceptibles de s'accumuler dans l'organisme lors d'expositions antérieures à la grossesse et d'engendrer des risques durant la grossesse alors que l'exposition a cessé.

Les principaux effets possibles sont :

- des malformations;
- des avortements;
- des hypotrophies (solvants organiques);
- des troubles neurocomportementaux (plomb, éthanol);
- des cancers (le Centre international de recherche sur le cancer [CIRC] a conclu en 2009 à de possibles leucémies chez les enfants dont les mères ont été exposées professionnellement à la peinture avant et pendant leur grossesse);
- des atteintes de la fertilité du fait d'une exposition in utero.

La transmission de mutations génétiques par les parents exposés est également débattue.

B. Risques physiques

- Activité physique : avortements, prématurités et hypotrophies sont des effets souvent associés à l'activité physique au travail (manutention de charges lourdes, station debout prolongée ou activité physique intense). Les troubles musculo-squelettiques (syndromes du canal carpien, douleurs lombaires) sont également plus fréquents durant la grossesse du fait de modifications physiologiques.
- Bruit : l'exposition aux bruits de basse fréquence est susceptible d'atteindre l'audition de l'enfant à naître lors de l'exposition du fœtus à partir de la vingt-cinquième semaine de grossesse. L'exposition au bruit durant la grossesse est associée à un risque accru d'hypotrophie.
- Rayonnements : les rayonnements ionisants sont susceptibles d'entraîner avortements, malformations, retards de développement intellectuel, retards de croissance, cancers. Pour les rayonnements non ionisants (champs électromagnétiques principalement), les études publiées pour l'instant n'ont pas rapporté d'effets sur le déroulement de la grossesse, sauf si l'intensité des rayonnements est telle qu'une augmentation thermique peut-être créée au niveau du conceptus. Ces données ne sont cependant pas encore scientifiquement stabilisées.

C. Risques biologiques

Les maladies infectieuses peuvent entraîner des risques de deux types durant la grossesse :

- risque d'une forme grave de la maladie pour la mère (varicelle, grippe, etc.) ;
- risque pour l'embryon ou le fœtus : avortement, prématurité, malformations, retard de croissance (virus de la rubéole, varicelle, cytomégalovirus ou CMV, parvovirus B19, etc.).

Certaines zoonoses (maladies infectieuses transmissibles à l'homme à partir des animaux) peuvent également engendrer les mêmes risques pour la grossesse (toxoplasmose par exemple).

D. Autres facteurs professionnels

Le travail de nuit et le travail posté (organisation du travail en équipe selon laquelle les travailleurs sont occupés successivement sur les mêmes postes de travail selon un certain rythme et qui entraîne pour les travailleurs la nécessité d'accomplir un travail à des heures différentes [jour et nuit]) augmentent la survenue d'avortements spontanés, d'accouchements prématurés et de retards de croissance intra-utérins.

Le stress est facteur d'hypotrophie fœtale ou d'accouchement avant terme.

E. Exemples concrets

Les métiers qui cumulent les risques sont les plus dangereux. Les études existantes ont mis en avant certains métiers :

- les coiffeuses, qui manipulent des produits chimiques et piétinent toute la journée ;
- les hôtesses de l'air et le personnel navigant qui, elles aussi, passent beaucoup de temps debout, portent des charges lourdes, ont des horaires décalés et sont en plus exposées aux rayonnements cosmiques pendant les vols ;
- les agricultrices, qui sont très exposées aux pesticides et aux zoonoses et qui portent des charges lourdes ;
- les infirmières, qui ont souvent un travail physiquement éprouvant, avec des horaires décalés, voire de nuit, et qui peuvent être exposées à des agents biologiques et à des substances chimiques (médicaments anticancéreux, anesthésiques, etc.) ;
- les assistantes vétérinaires, qui sont également susceptibles d'être exposées aux rayonnements ionisants, aux anesthésiques, aux traitements antiparasitaires et à certaines zoonoses (tableau 7.1).

Tableau 7.1 Exemples de risques professionnels susceptibles d'induire des effets sur le développement de l'embryon ou du fœtus en cas d'exposition durant la grossesse

Risques	Exemples
Chimiques	Plomb Solvants Certains médicaments (exemple : chimiothérapie)
Physiques	Activité physique intense Manutention de charges lourdes Bruit intense Rayonnements ionisants
Biologiques	Rubéole Cytomégalovirus Parvovirus B19 Toxoplasmose
Autres	Travail de nuit Travail posté

En cas d'exposition à un risque professionnel susceptible d'induire des effets sur la grossesse, la salariée doit contacter au plus tôt le médecin du travail qui préconise si besoin un aménagement du poste de travail dans le respect du secret médical.

III. Effets sur l'allaitement

Le passage dans le lait de certains produits chimiques et de certains produits radioactifs est possible. Il peut entraîner dans ce cas une contamination de l'enfant, voire une intoxication. Il en est de même de certains agents biologiques.

IV. Prévention

La prévention des risques pour la reproduction s'appuie sur les principes généraux de prévention et sur des éléments spécifiques concernant la grossesse. Il faut également veiller à la non-discrimination à l'embauche envers les femmes enceintes.

La prévention des risques doit être à chaque fois que possible conçue et réalisée avant le début de la grossesse. L'inventaire des dangers potentiels pour la grossesse doit faire partie intégrante de la démarche d'évaluation des risques en entreprise. Cette évaluation doit prendre en compte les risques auxquels peuvent être exposées les femmes enceintes. Si des agents dangereux ont été repérés, l'information sur les risques liés à leur présence ou à leur utilisation s'impose à tous les salariés, mais les femmes devraient faire l'objet d'actions spécifiques d'information.

Certains postes ou travaux jugés dangereux du fait de la présence de risques chimique, physique et/ou biologique ou de conditions de travail particulières sont interdits aux femmes enceintes voire allaitantes par la réglementation (voir la partie suivante « V. Réglementation »).

D'autre part, il est fortement recommandé aux femmes enceintes, mais également à celles qui ont un projet de grossesse, d'en informer rapidement leur médecin du travail. Dans le respect du secret médical, celui-ci peut procéder à une étude de la situation de travail et, le cas échéant, contribuer à mettre en place des mesures de prévention adaptées (aménagement de poste, reclassement).

Par exemple :

- éviter le travail debout à piétiner : permettre à toute femme enceinte d'être confortablement assise au moins quelques minutes toutes les heures, par exemple ;
- éviter le port de charges lourdes ;
- éviter le travail de nuit à partir de la douzième semaine de grossesse ;
- en cas de contact avec de jeunes enfants et pour la prévention de la transmission du CMV (cytomégalovirus), rappeler les mesures de prévention systématiques : éviter les contacts avec les liquides biologiques (urine, salive, larmes, etc.), se laver fréquemment les mains ou se frictionner avec une solution hydro-alcoolique (notamment lors des changes ou de la toilette), éviter le partage d'objets tels que les cuillères ou les jouets, etc. ;
- réaliser si nécessaire les quelques vaccinations disponibles (rougeole oreillons rubéole, varicelle, grippe) en amont de la grossesse. Rappelons que certaines vaccinations sont contre-indiquées pendant la grossesse (par exemple les vaccinations à virus vivant atténué), alors que d'autres sont recommandées (grippe ; voir item n°143).

V. Réglementation

À condition que les futures mères aient déclaré leur grossesse, la réglementation comporte des dispositions visant à garantir la santé de la future mère et de son enfant. Elle assure aussi la protection des femmes en âge de procréer. Cette partie n'aborde pas les droits de la femme enceinte liés à son contrat de travail.

A. Travaux interdits ou aménagés

Certaines situations de travail sont interdites par la réglementation aux femmes enceintes et allaitantes. Il s'agit par exemple :

- des risques biologiques : activités exposant à la rubéole ou à la toxoplasmose si la salariée n'est pas immunisée ;
- de l'exposition à certains produits chimiques (agents classés toxiques pour la reproduction par la réglementation[3], benzène, mercure, plomb) ;
- de l'exposition aux rayonnements ionisants au-delà d'un certain niveau.

Dans d'autres cas, la réglementation prévoit un aménagement. Par exemple, pour le travail de nuit, la salariée peut demander pendant sa grossesse à être affectée à un poste de jour.

B. Obligations générales de l'employeur

L'employeur sensibilise les femmes à la nécessité de déclarer leur état de grossesse le plus précocement possible et les avertit des mesures prévues par les textes pour les protéger.

Dans le cas de situations de travail exposant à des substances cancérogènes, mutagènes ou toxiques pour la reproduction, une information doit être faite sur les effets potentiels de ces substances sur la fertilité, l'embryon en début de grossesse, le fœtus puis sur l'enfant en cas d'allaitement.

En outre, la salariée bénéficie d'une autorisation d'absence pour se rendre aux examens médicaux obligatoires dans le cadre de la surveillance médicale de la grossesse et des suites de l'accouchement. Ces absences n'entraînent aucune diminution de la rémunération et sont assimilées à une période de travail effectif pour la détermination de la durée des congés payés ainsi que pour les droits légaux ou conventionnels acquis par la salariée au titre de son ancienneté dans l'entreprise.

En cas de nécessité médicale, l'employeur est tenu de proposer à la femme enceinte un autre emploi compatible avec son état, sans diminution de la rémunération. En cas de travail de nuit ou d'exposition à certains risques particuliers et s'il est impossible d'affecter la salariée à un autre emploi, le contrat est suspendu et la salariée bénéficie d'une garantie de rémunération.

C. Rôle du service de santé au travail

Le médecin du travail est le conseiller de l'employeur et des salariés sur les conditions de travail. Il a une mission d'information des femmes en âge de procréer. Cette information doit être délivrée dès l'embauche lors de la visite d'information et de prévention réalisée par le médecin ou l'infirmier. Il exerce une surveillance médicale spécifique pour les femmes qui attendent un enfant. Cette surveillance a pour objectif de s'assurer de la compatibilité du poste et des conditions de travail avec un déroulement satisfaisant de la grossesse. Le médecin demande, s'il l'estime nécessaire, une adaptation du travail ou une affectation temporaire à un autre poste. Une visite de reprise après maternité est par ailleurs obligatoire. L'examen de reprise est organisé dans les huit jours qui suivent la date de reprise du travail de la salariée.

[3] Substances classées R1A ou R1B selon la classification CLP (*classification, labelling and packaging*). Cette information se retrouve en particulier sur les étiquettes des produits sous la forme d'un pictogramme et d'une mention de danger : H360 Peut nuire à la fertilité ou au fœtus.

D. Congé maternité

Le congé maternité comprend un congé prénatal (avant la date présumée de l'accouchement) et un congé postnatal (après l'accouchement). Sa durée varie selon le nombre d'enfants attendus et le nombre d'enfants déjà à charge.

Pour un enfant, la durée du congé maternité est de seize semaines dont, en principe, un congé prénatal de six semaines avant la date présumée de l'accouchement et un congé postnatal de dix semaines après l'accouchement.

Dans cette situation, en effet, la salariée enceinte peut, avec l'avis favorable du médecin ou de la sage-femme qui suit sa grossesse, reporter une partie de son congé prénatal (trois semaines maximum) après son accouchement. Son congé postnatal est alors augmenté d'autant.

À noter cependant que seules les trois premières semaines du congé prénatal peuvent être reportées.

Si la salariée est troisième pare, la durée du congé maternité est de vingt-six semaines dont, en principe, un congé prénatal de huit semaines avant la date présumée de l'accouchement et un congé postnatal de dix-huit semaines après l'accouchement.

En cas de grossesse gémellaire, la durée du congé est de vingt-quatre semaines (douze avant et douze après l'accouchement).

VI. Accidents du travail et maladies professionnelles

Il n'existe pas à ce jour de tableau de maladies professionnelles se rapportant aux effets sur la reproduction.

Points clés

- Les effets sur la reproduction englobent les effets sur les capacités de l'homme ou de la femme à se reproduire ainsi que l'induction d'effets néfastes sur la descendance.
- Il est fortement recommandé aux femmes enceintes d'en informer rapidement leur médecin du travail.
- À condition que les futures mères aient déclaré leur grossesse, la réglementation comporte des dispositions visant à garantir la santé de la future mère et de son enfant.
- Le médecin du travail a une mission d'information des femmes en âge d'être enceinte.

Pour en savoir plus

Dossier élaboré par l'INRS :

Ameli. La durée du congé maternité, www.ameli.fr/assures/droits-et-demarches/par-situation-personnelle/vous-allez-avoir-un-enfant/vous-etes-enceinte-votre-conge-maternite/duree-du-conge-maternite.php.

Cours du collège des enseignants. Grossesse et travail, Santé de la mère et de l'enfant (Pr Gehanno), https://webtv.univ-rouen.fr/videos/permalink/v12515a176cb4a01lwo7/.

INRS. Reproduction : introduction, www.inrs.fr/risques/reproduction/ce-qu-il-faut-retenir.html.

INRS. Reproduction : les risques pour la fertilité, www.inrs.fr/risques/reproduction/expositions-risques.html.

INRS. Reproduction : effets sur la santé, www.inrs.fr/risques/reproduction/effets-sante.html.

INRS. Reproduction : démarche de prévention, www.inrs.fr/risques/reproduction/demarche-prevention.html.

CHAPITRE

8

Item 176 – UE 6 – Risques sanitaires liés aux irradiations. Radioprotection

Objectif pédagogique

Appliquer les principes de la radioprotection aux patients et aux personnels.

I. Généralités

Voici quelques notions à connaître sur les rayonnements ionisants pour mieux comprendre les mesures de radioprotection à mettre en place.

A. Un peu de physique…

La radioactivité est un phénomène naturel lié à la structure de la matière. Tous les corps (gaz, liquides, solides) sont composés d'atomes. Certains de ces atomes sont instables et émettent des rayonnements. Il peut s'agir de :

- substances radioactives naturelles (uranium, radon, etc.) ;
- substances radioactives artificielles (plutonium, etc.).

Ces atomes instables (radioéléments) se transforment spontanément en perdant de l'énergie et reviennent ainsi progressivement à un état stable. Ils émettent alors des particules, dont le flux constitue un rayonnement porteur d'énergie, spécifique du radioélément qui l'émet. Ces rayonnements sont dits ionisants car, par leur interaction avec la matière, ils peuvent l'ioniser, c'est à dire lui enlever un ou plusieurs électrons. Le pouvoir d'ionisation d'un rayonnement dépend de sa nature (alpha, bêta, gamma, X, neutronique) et des énergies de chacune des émissions.

Généralement, un radioélément émet plusieurs types de rayonnements à la fois (alpha, bêta, gamma, X, neutronique ; tableau 8.1).

Tableau 8.1 **Les différents types de rayonnements ionisants et leurs caractéristiques**

Types de rayonnements	Pouvoirs pénétrants
Alpha (α)	Faible pénétration : – parcourt quelques centimètres dans l'air; – est arrêté par la couche cornée de la peau ou une feuille de papier.
Bêta (β)	Pénétration limitée : – parcourt quelques mètres dans l'air; – est arrêté par une feuille d'aluminium ou par des matériaux de faible poids atomique (plexiglas, etc.); – ne pénètre pas en profondeur dans l'organisme (pour une source située dans son environnement extérieur).
Gamma (γ)	Pénétration importante : – parcourt quelques centaines de mètres dans l'air; – traverse les vêtements et le corps; – est arrêté ou atténué par des écrans protecteurs (épaisseurs de béton, d'acier ou de plomb).
X	Pénétration importante : – parcourt quelques centaines de mètres dans l'air; – traverse les vêtements et le corps; – est arrêté ou atténué par des écrans protecteurs (épaisseurs de béton, d'acier ou de plomb).
Neutronique	Pénétration importante : – parcourt quelques centaines de mètres dans l'air; – traverse les vêtements et le corps; – est arrêté par des écrans de paraffine.

B. Quelques définitions

- Rayonnements primaire et secondaire :
  - on parle de rayonnement primaire pour un rayonnement émis spontanément par une source radioactive;
  - on parle de rayonnement secondaire pour un rayonnement résultant des interactions de rayonnements primaires avec la matière. Par exemple : rayonnement X secondaire, diffusé ou réfléchi par les obstacles (murs, sols ou plafonds); rayonnement secondaire lors de l'interaction de neutrons avec la matière (provoquant l'émission secondaire de rayonnements α, β, γ, X ou de neutrons).
- Activité : elle représente l'émission de rayonnements par une substance radioactive. L'activité diminue avec le temps. Ce phénomène est spécifique à chaque radioélément.
- Période radioactive : temps au bout duquel le nombre de noyaux instables dans un échantillon radioactif a décru de moitié. Cette période est de l'ordre de huit jours pour l'iode 131, de 5 737 ans pour le carbone 14 et de plus de quatre milliards d'année pour l'uranium 238. Il faut donc du temps (souvent très longtemps) pour que l'activité d'un radioélément cesse (retour définitif à un état stable).

C. Quelques grandeurs et unités

Ne sont présentées ici que les grandeurs et unités internationales utilisées aujourd'hui : becquerel, gray et sievert (Bq, Gy, Sv). Les anciennes grandeurs ou unités (curie, rad ou rem) ne sont pas explicitées dans ce chapitre.

- Activité d'un corps radioactif (A) : quantifiée en becquerel (Bq), nombre de désintégrations par seconde. Réduite de moitié au bout d'une période radioactive.
- Dose absorbée par un organisme vivant (D) : quantifiée en gray (Gy), énergie absorbée par unité de masse. Dose (Gy) = Énergie (J) ÷ Masse (kg).

- Dose équivalente (Ht) : quantifiée en sievert (Sv). Dose équivalente = Dose absorbée × facteur de pondération radiologique. Ce facteur de pondération radiologique (Wr) dépend du type de rayonnement et de sa « nocivité ». Il vaut 1 pour les rayons X, gamma et bêta, 20 pour les rayons alpha et est variable pour les neutrons (en fonction de leur énergie). En effet, à dose absorbée égale, les effets biologiques dépendent de la nature des rayonnements (α, β, γ, X ou neutrons). La dose équivalente est dite « engagée » quand elle résulte de l'incorporation dans l'organisme de radioéléments (inhalation de substances radioactives lors d'un incident en centrale nucléaire, par exemple) jusqu'à l'élimination complète de ceux-ci, soit par élimination biologique, soir par décroissance physique.
- Dose efficace (E) : quantifiée également en sievert (Sv). Elle représente la somme des doses équivalentes pondérées délivrées aux différents tissus et organes du corps. La pondération correspond à l'application d'un facteur de pondération tissulaire (Wt) à dose équivalente pour chaque organe. Cette notion permet l'évaluation d'une dose corps entier.

II. Expositions

A. Modes d'exposition

L'exposition aux rayonnements ionisants peut se faire selon trois modes :

- externe sans contact cutané (« irradiation ») : la source du rayonnement est extérieure à l'organisme. La source radioactive est située à distance de l'organisme (exposition globale ou localisée). L'irradiation est dans ce cas en rapport avec le pouvoir de pénétration dans le corps des divers rayonnements émis par la source ;
- externe par contact cutané (« contamination externe ») : il y a dépôt sur la peau de corps radioactifs. Par rapport au cas précédent, le contact cutané avec un radioélément peut induire une exposition interne par pénétration du radioélément à travers la peau (altération cutanée, plaie ou plus rarement à travers une peau saine) ;
- interne (« contamination interne ») : les substances radioactives ont pénétré dans l'organisme par inhalation (gaz, aérosols), par ingestion, par voie oculaire ou par voie percutanée (altération cutanée, plaie). Après pénétration dans l'organisme, l'exposition interne de l'organisme se poursuit tant que la substance radioactive n'a pas été éliminée naturellement par l'organisme et que celle-ci continue d'émettre des particules ionisantes.

Le mode d'exposition a une influence directe sur la nature et l'importance des effets sur l'organisme. Une exposition interne aux rayonnements β est ainsi plus nocive qu'une exposition externe à ces rayonnements.

Signalons que la majorité des expositions d'origine professionnelle sont des expositions externes. L'exposition reçue par l'organisme dépend alors de :

- la nature du rayonnement (activité et nature du radioélément) ;
- la distance à la source : plus l'organisme est éloigné de la source d'exposition, moins la dose absorbée est forte (cela varie en fonction inverse du carré de la distance : quand la distance double, la dose est divisée par quatre) ;
- la durée de l'exposition ;
- l'épaisseur et la composition des écrans éventuels.

B. Secteurs d'activité concernés

Les principaux secteurs d'activité utilisant des rayonnements ionisants sont :

- le secteur médical (radiothérapie, radiodiagnostic, médecine nucléaire, etc.) ;
- l'industrie nucléaire (extraction, fabrication, utilisation et retraitement du combustible, stockage et traitement des déchets, etc.) ;

- presque tous les secteurs industriels (contrôle par radiographie de soudure ou d'étanchéité, jauges et traceurs, désinfection ou stérilisation par irradiation, conservation des aliments, chimie sous rayonnement, détection de masses métalliques dans les aéroports, etc.);
- certains laboratoires de recherche et d'analyse.

III. Effets sur la santé

A. Effets biologiques d'une exposition

Le transfert d'énergie des rayonnements ionisants à la matière vivante est responsable des effets biologiques de ces rayonnements. Cette ionisation affecte les cellules des tissus ou des organes exposés, de sorte que les processus biologiques des cellules sont perturbés. Cela peut conduire à :

- l'ionisation des molécules (radiolyse), modifiant leurs propriétés chimiques. Les constituants chimiques de la cellule vivante ne peuvent alors plus jouer leur rôle;
- l'altération de l'ADN, en particulier les ruptures simple brin et double brin. Un système de réparation enzymatique dans la cellule permet de réparer rapidement les lésions de premier type (ruptures simple brin). Dans les autres cas, la réparation peut être incomplète. Ces lésions d'ADN, mal réparées, peuvent, dans certains cas, empêcher la reproduction cellulaire ou entraîner la mort de la cellule. Cette mortalité cellulaire est liée à l'importance de l'irradiation : le nombre de cellules tuées est directement proportionnel à la dose reçue par la matière vivante.

Une réparation incomplète peut entraîner des effets à long terme (cancers).

L'importance et la nature des lésions cellulaires, pour une même dose d'exposition, dépendent des facteurs suivants :

- le mode d'exposition (externe ou interne);
- la nature des rayonnements;
- le débit de la dose reçue (une dose reçue en peu de temps est bien plus nocive qu'une même dose étalée dans le temps);
- certains facteurs chimiques ou physiques influant sur la sensibilité cellulaire (température, présence de certaines substances chimiques telles que l'oxygène);
- le type des cellules exposées : les cellules qui ont un potentiel de multiplication important (dites « indifférenciées », telles que les cellules de la moelle osseuse) sont d'autant plus « radiosensibles ».

B. Conséquences d'une exposition sur la santé

Les effets sur l'organisme des rayonnements sont de deux types :

- les effets à court terme, dits déterministes : ils sont liés directement aux lésions cellulaires et apparaissent à partir d'un certain seuil d'irradiation. Les tissus les plus sensibles sont les tissus reproducteurs, les tissus impliqués dans la formation des cellules sanguines (rate, moelle osseuse, etc.) et la peau. Une irradiation locale cutanée peut entraîner par exemple, selon les doses, un érythème, une ulcération ou une nécrose. En cas d'irradiation globale du corps humain, le pronostic vital est lié à l'importance de l'atteinte des tissus les plus radiosensibles (moelle osseuse, tube digestif). Pour des rayonnements gamma ou X, à partir de 4,5 grays (Gy), la moitié des accidents par irradiation, en l'absence de traitement, sont mortels;

- les effets à long terme et aléatoires (ou stochastiques) : cancers et anomalies génétiques. Le délai de survenue de la maladie est long : de l'ordre de cinq ans pour les leucémies, jusqu'à cinquante ans pour les autres cancers. Il n'a pas été possible de mettre en évidence l'existence d'un seuil pour les effets aléatoires. On considère donc que toute dose, aussi faible soit-elle, peut entraîner un risque accru de cancer.

C. Cas particulier de l'embryon ou du fœtus

La sensibilité de l'embryon et du fœtus existe durant toute la période de grossesse, à des degrés très variables. Les travaux récents confirment que le dommage principal est le retard mental.

On admet généralement que le risque est négligeable pour une dose reçue inférieure ou égale à 0.1 Gy ou 100 millisievert (mSv).

Voir l'item 26 : Prévention des risques fœtaux : infection, médicaments, toxiques, irradiation. Collège National des Gynécologues et Obstétriciens Français (CNGOF).

D. Reconnaissance en maladie professionnelle

Les affections provoquées par les expositions professionnelles aux rayonnements ionisants sont couvertes par les tableaux des maladies professionnelles n° 6 (régime général de la Sécurité sociale) et n° 20 (régime agricole).

IV. Prévention des risques d'exposition

A. Démarche globale de prévention

Quatre grands principes régissent toute démarche de prévention :

- tout d'abord l'évaluation du risque ;
- dans la mesure du possible, l'élimination du risque ;
- si ce n'est pas possible, la mise en place de protections collectives ;
- en dernier ressort, la protection individuelle.

En radioprotection, comme dans d'autres domaines, il est primordial d'intégrer la sécurité le plus en amont possible, en prenant en compte tous les aspects (organisationnels, opérationnels, chimiques, ionisants, etc.).

B. Les trois principes de radioprotection

La radioprotection repose sur trois idées maîtresses :

- la justification : l'utilisation de rayonnements ionisants doit apporter un bénéfice par rapport au risque radiologique ;
- l'optimisation : maintenir les expositions ou les probabilités d'exposition aussi basses que raisonnablement possible, compte tenu des impératifs techniques et économiques (principe ALARA, *as low as reasonably achievable*) ;
- la limitation des doses individuelles, en respectant les valeurs limites réglementaires, qui repose sur deux principes : exclure les effets déterministes, en maintenant les doses inférieures aux seuils connus (protection absolue) et réduire les effets stochastiques pour lesquels il n'existe pas de seuil.

C. Mesures de prévention

Les principaux points de prévention sont :

- la signalisation du risque ambiant : le risque de rayonnement étant invisible et impalpable, le repérage rigoureux des zones à risque d'exposition et des sources revêt une importance particulière. On parle ainsi de zones contrôlées, surveillées selon l'intensité d'exposition. Les conditions d'accès à ces zones réglementées sont nombreuses (formation, suivi dosimétrique, etc. figures 8.1 et 8.2) ;
- le confinement des matières radioactives (éviter toute dispersion dans les locaux de travail et dans l'environnement) ;
- l'assainissement et le traitement de l'atmosphère des locaux de travail ;
- la limitation de l'exposition aux rayonnements ionisants provenant de sources radioactives (matières, émission commandée) : utilisation de collimateurs ou d'écrans, travail à distance, exposition directe évitée, délimitation de zones, organisation du travail de façon à réduire les doses le plus possible, interventions à durée limitée, suivi dosimétrique des personnes exposées avec respect des valeurs limites d'exposition réglementaires ;
- le classement du personnel : l'employeur, après avis du médecin du travail, doit classer le personnel selon son exposition professionnelle aux rayonnements ionisants. Ce classement est une aide à la détermination des conditions de surveillance radiologique et médicale ;
- la désignation d'un conseiller en radioprotection ;
- l'information et la formation des personnes susceptibles d'être exposées ;
- la surveillance médicale des personnes exposées.

Une réglementation très stricte a été établie pour la protection des personnes contre les dangers des rayonnements ionisants : protection des travailleurs (y compris les travailleurs non salariés), protection du public et de l'environnement, protection des patients, protection des personnels des unités d'intervention d'urgence.

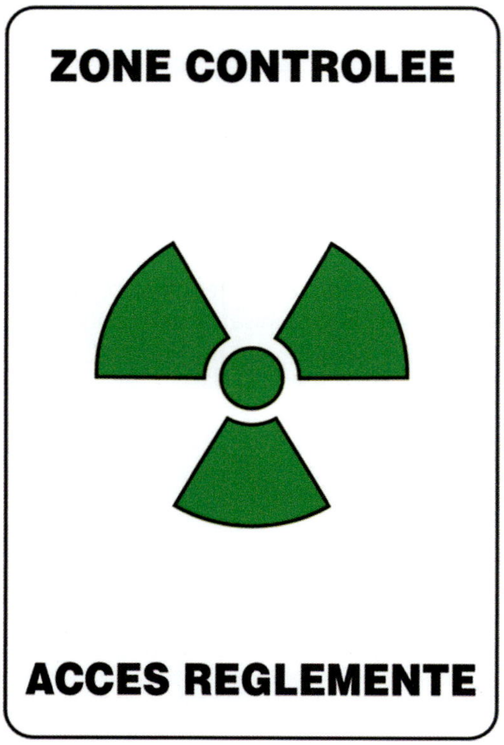

Figure 8.1 Signalétique « accès réglementé – zone contrôlée »

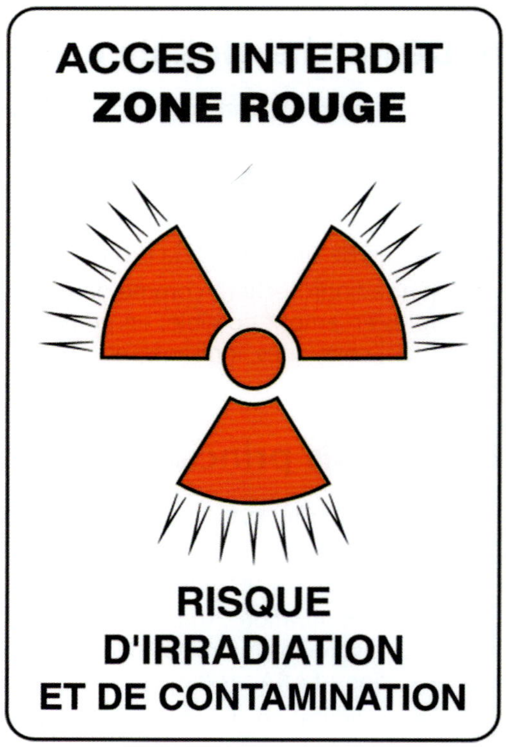

Figure 8.2 Signalétique « accès réglementé – zone rouge »

D. Prévention pour les femmes enceintes

Tous les travailleurs exposés doivent être informés des effets des rayonnements ionisants sur la santé, et notamment des effets néfastes sur l'embryon. Cette information a vocation à sensibiliser les femmes quant à la nécessité de déclarer le plus précocement possible leur état de grossesse. L'exposition de l'enfant à naître doit être la plus faible possible. Dans tous les cas, elle ne doit pas atteindre 1 millisievert (mSv) pour la période située entre la déclaration de grossesse et l'accouchement.

Notons aussi que les femmes allaitantes ne peuvent pas être maintenues à un poste où il y a un risque de contamination interne.

Points clés

- L'exposition aux rayonnements ionisants peut se faire selon trois modes : externe sans contact cutané (« irradiation »), externe par contact cutané (« contamination externe ») et interne (« contamination interne »).
- Les effets des rayonnements sur l'organisme sont de deux types : déterministes et stochastiques.
- Les affections provoquées par les expositions professionnelles aux rayonnements ionisants sont couvertes par les tableaux des maladies professionnelles.
- La radioprotection repose sur trois idées maîtresses : la justification, l'optimisation et la limitation des doses individuelles.

Pour en savoir plus

Dossier réalisé à partir du dossier INRS « rayonnements ionisants ».

Cours du collège des enseignants. Radioprotection : expositions en milieu de travail, principes vis-à-vis des travailleurs (Dr Rollin), https://webtv.univ-rouen.fr/videos/permalink/v12515a177f1fs99agle/.

INRS. Rayonnements ionisants, www.inrs.fr/risques/rayonnements-ionisants/conduite-a-tenir-cas-incident-ou-accident.html.

IRSN. Guide pratique. Réalisation des études dosimétriques de poste de travail présentant un risque d'exposition aux rayonnements ionisants (2015), www.irsn.fr/FR/expertise/rapports_expertise/Documents/radioprotection/IRSN_guide_etude_poste_travail_V4-102015.pdf. Ce guide propose une approche méthodologique d'aide à la réalisation d'études dosimétriques de poste de travail nécessaires pour bien identifier les risques d'exposition aux rayonnements ionisants.

CHAPITRE

9

Item 178 – UE 6 – Environnement professionnel et santé au travail

Objectifs pédagogiques

- Évaluer l'impact du travail sur la santé et rapporter une pathologie aux contraintes professionnelles.
- Évaluer l'impact d'une pathologie chronique sur les capacités de travail.
- Donner des informations sur les conséquences médico-sociales d'une inaptitude au travail et les principes généraux de l'orientation et du reclassement.

L'impact des relations entre le travail et la santé doit s'examiner dans les deux sens :

- travail → santé : la pathologie dont souffre le patient peut-elle être la conséquence de ses expositions professionnelles actuelles ou antérieures. Peut-elle être aggravée par son travail ?
- santé → travail : la pathologie de mon patient, qu'elle soit liée ou non à son travail, retentit-elle sur sa capacité de travail ?

À partir d'un certain niveau d'évolution de la maladie et d'importance des conséquences fonctionnelles, il arrive qu'un patient ne soit plus en état d'occuper son poste de travail. Il faut alors se préoccuper de l'aménagement de son poste de travail ou de son reclassement professionnel.

I. Impact du travail sur la santé : rapporter une pathologie aux contraintes professionnelles

A. Interrogatoire professionnel

Un salarié à temps plein passe au moins 1 600 heures par an au travail. La connaissance des professions actuelle et antérieures d'un patient peut permettre d'évoquer une étiologie professionnelle de sa pathologie.

L'interrogatoire professionnel ne peut alors pas se contenter d'un intitulé d'emploi, il doit approfondir la situation de travail, interroger sur les expositions professionnelles associées et les contraintes physiques ou psychologiques. De même, la connaissance du parcours professionnel (*curriculum laboris*) d'un patient retraité peut être utile. En effet, certaines pathologies apparaissent plusieurs années après l'exposition. C'est le cas, par exemple, de la plupart des cancers d'origine professionnelle pour lesquels l'exposition au cancérogène a eu lieu plusieurs années ou dizaines d'années avant le diagnostic.

La rythmicité des symptômes ou des signes cliniques en fonction de l'activité professionnelle est souvent un élément important à rechercher. Elle résulte de la confrontation de la chronologie des expositions aux différentes nuisances au cours de l'exercice professionnel avec la chronologie de l'apparition ou de la disparition des signes de la maladie. On parle alors de rythme professionnel.

L'établissement de l'imputabilité (lien entre la maladie et l'exposition) est d'autant plus facile qu'il existe un délai court entre l'exposition à la nuisance incriminée et l'apparition de la maladie. Dans ce cas, il est possible d'analyser par l'interrogatoire les effets liés à la suppression des expositions (vacances, week-ends) et à la réexposition (retours au poste). Par exemple, l'asthme et les dermites se prêtent tout à fait à cette approche car on note une amélioration ou une disparition des signes cliniques après la cessation de l'activité professionnelle pendant plusieurs jours et la réapparition des symptômes lors de la nouvelle exposition professionnelle.

L'établissement de l'imputabilité est plus difficile quand le temps de latence est important (délai entre le début de l'exposition et la survenue de la maladie) qui est parfois de plusieurs dizaines d'années, comme cela est souvent le cas pour les pathologies chroniques (par exemple, des pneumoconioses ou des cancers). La recherche d'autres pathologies professionnelles associées constitue des arguments complémentaires, sans pour autant prouver la relation causale (par exemple, la découverte de plaques pleurales chez un patient souffrant de cancer bronchique oriente vers une exposition antérieure à l'amiante).

L'interrogatoire professionnel individuel peut être complété par des données collectives provenant du médecin du travail des entreprises dans lesquelles a travaillé le patient : il s'agit par exemple d'interroger le médecin du travail sur les expositions au poste de travail ou sur la présence d'autres salariés souffrant de la même pathologie.

Pour les cas difficiles, les Centres de ressources sur les pathologies professionnelles des CHU apportent leur expertise pour aider à la détermination de l'imputabilité.

B. Exemples de pathologies professionnelles

Des exemples de pathologies professionnelles par métier sont disponibles sur le site Internet de la CRAMIF (Caisse régionale d'assurance maladie d'Île-de-France).

Certaines pathologies courantes peuvent avoir une étiologie professionnelle. La plupart sont décrites dans les tableaux de maladies professionnelles (voir l'item). En voici quelques exemples :

- les troubles musculo-squelettiques (TMS) liés aux travaux répétitifs représentent la première famille de pathologies professionnelles reconnue comme maladie professionnelle en termes de fréquence, bien que toutes ne soient pas déclarées. En 2013, 40 613 TMS des membres supérieurs (notamment des tendinopathies de l'épaule, des épicondylites, des épitrochléïtes et des syndromes du canal carpien) et inférieurs (des lésions méniscales, par exemple) ont été indemnisés au titre du tableau n° 57 du régime général de la Sécurité sociale (RGSS) sur les 51 452 maladies professionnelles reconnues cette année-là ;
- certaines pathologies lombaires chroniques (lombo-sciatique par hernie discale confirmée par une imagerie tomodensitométrique par résonance magnétique) peuvent être liées à l'activité professionnelle (port de charges lourdes [tableau n° 98 du RGSS], vibrations corps entier [tableau n° 97 du RGSS])[4] ;

4 Il n'est pas nécessaire de connaître les numéros des tableaux de maladies professionnelles pour l'ECN.

- les pathologies allergiques (dermatoses, rhinites, asthme) peuvent être provoquées ou aggravées par une exposition professionnelle. La recherche d'un rythme professionnel permet d'orienter le diagnostic (amélioration pendant les arrêts de travail ou les vacances/week-ends et récidive à la reprise du travail). La réalisation de tests allergologiques peut être très utile au diagnostic étiologique, s'ils sont disponibles ;
- les maladies infectieuses : brucellose, tuberculose, hépatites virales, etc. ;
- les pneumoconioses : maladies pulmonaires dues à une rétention pulmonaire de poussières minérales (par exemple : amiante [asbestose], silice cristalline libre [silicose], oxydes de fer [sidérose]) ;
- les pathologies cancéreuses (benzène, arsenic, certaines amines aromatiques, radiations ionisantes, amiante, etc.) ;
- les plaques pleurales liées à l'exposition à l'amiante ;
- la surdité liée au bruit.

D'autres pathologies, de connaissance plus récente, peuvent être liées au travail, mais ne font pas l'objet d'un tableau de maladies professionnelles. L'augmentation actuelle du nombre de psychopathologies liées au travail en est un exemple.

La confrontation des données médicales détenues par le médecin traitant avec les données sur les expositions professionnelles du médecin du travail est souvent indispensable.

Pour rapporter une pathologie à des contraintes professionnelles, il peut être également utile de connaître la toxicité ou les effets des expositions professionnelles rapportées par les travailleurs.

II. Impact d'une pathologie chronique sur les capacités de travail

A. Pronostic médical et pronostic professionnel

À l'embauche, face à une personne en situation de handicap ou pour préparer la reprise du travail après un arrêt de travail, il est nécessaire d'anticiper les problèmes médico-sociaux.

Certaines pathologies peuvent avoir une incidence sur la capacité de travail et engendrer une incapacité à tenir son poste. Le pronostic professionnel mais aussi social est alors en jeu.

En voici quelques exemples :

- certaines pathologies peuvent contre-indiquer le travail à des postes dits de « sécurité » (le poste de sécurité est un poste de travail où il existe un risque d'accident grave en cas de « défaillance » subite de l'opérateur ; par exemple, chauffeur poids lourd, conducteur de centrale nucléaire, etc.). Les pathologies entraînant potentiellement des pertes de connaissance brutales, telles que l'épilepsie ou le diabète insulino-dépendant ou requérant non équilibrés peuvent par exemple poser problème pour ce genre de postes ;
- les efforts physiques (liés par exemple au port de charges) peuvent être contre-indiqués dans les suites de pathologies cardiaques ;
- le diabète ou l'épilepsie peuvent nécessiter un travail à horaires fixes, voire être incompatibles avec certains postes de travail.

Dans tous ces cas, une adaptation du poste de travail ou un changement de poste devront être envisagés. Charge au médecin du travail de prescrire la périodicité et les modalités du suivi santé et du travail qui doit être réalisé.

Cela peut se faire lors d'une visite de pré-reprise avec le médecin du travail. Cette visite ne peut se faire qu'à l'initiative du patient, de son médecin traitant ou du médecin conseil de la sécurité sociale. Il est donc important que le médecin traitant informe son patient de cette possibilité. Cette visite de pré-reprise est en principe réservée aux patients qui sont en arrêt de travail de plus de trois mois. Cependant, rappelons que tout salarié a toujours la possibilité de demander une consultation spontanée avec le médecin du travail (consultation dite « à la demande du salarié »). Le rôle du médecin du travail lors de ces consultations est d'évaluer, d'une part, les capacités de travail du patient, selon les éléments médicaux dont il dispose et, d'autre part, les contraintes du poste de travail et d'en déduire des préconisations pour l'aménagement du poste, le changement de poste ou la formation professionnelle du patient le cas échéant.

Le médecin du travail peut faire appel aux compétences des autres membres de l'équipe pluridisciplinaire pour aider au maintien dans l'emploi du salarié, infirmier, ergonome et psychologue, par exemple, et à d'autres intervenants spécialisés dans le maintien dans l'emploi et extérieurs au service de santé au travail, en particulier les organismes de placement spécialisés (OPS) présents dans chaque département (qui remplacent les anciens Cap Emploi et SAMETH).

Le médecin du travail transmet ses préconisations, avec l'accord du salarié, à l'employeur.

Parmi les préconisations fréquentes délivrées à l'employeur, citons :

- l'aménagement ou l'adaptation du poste de travail : par exemple, recommandations d'aménagement ergonomique du poste ;
- le changement de poste de travail vers un poste adapté aux capacités dites « restantes » du salarié ;
- les formations professionnelles à organiser en vue de faciliter le reclassement du salarié ou sa réorientation professionnelle.

L'aménagement d'un poste de travail et le reclassement professionnel sont des démarches souvent pluridisciplinaires qui peuvent demander du temps. Il est donc nécessaire d'adresser le patient assez tôt en visite de pré-reprise afin de laisser du temps pour la recherche des solutions les plus adaptées (encadré 9.1).

Encadré 9.1

Visite de pré-reprise : rôle du médecin du travail

- Recommander des aménagements et des adaptations du poste de travail.
- Préconiser un reclassement si nécessaire.
- Préconiser des formations professionnelles à organiser en vue de faciliter un reclassement ou une réorientation professionnelle.

Le médecin ne se prononce pas sur l'aptitude à l'issue de cette visite.

B. La période de la « reprise du travail »

Dès que l'employeur a connaissance de la date de la fin de l'arrêt de travail, il saisit le service de santé au travail qui organise une visite de reprise avec le médecin du travail dans les huit jours à compter de la reprise du travail par le salarié.

Cette consultation a pour objet :

- de vérifier si le poste de travail que doit reprendre le travailleur ou le poste de reclassement auquel il doit être affecté est compatible avec son état de santé ;
- d'examiner les propositions d'aménagement, d'adaptation du poste ou de reclassement faites par l'employeur à la suite des préconisations émises par le médecin du travail lors de la visite de pré-reprise ;
- de préconiser l'aménagement, l'adaptation du poste ou le reclassement du travailleur ;
- d'émettre, le cas échéant, un avis d'inaptitude au poste. La procédure d'inaptitude est une procédure très encadrée réglementairement avec la réalisation d'une étude de poste et l'obligation de recherche de poste de reclassement par l'employeur.

L'employeur est tenu de prendre en considération les propositions du médecin du travail et, en cas de refus, de faire connaître les motifs qui s'opposent à ce qu'il y soit donné suite.

Schématiquement, l'employeur peut donc proposer plusieurs options :

- l'adaptation du poste de travail occupé auparavant par le salarié qui conserve donc son emploi et sa qualification ;
- la mutation sur un autre poste dans l'entreprise, ce qui peut impliquer une diminution de salaire et l'obligation d'un contrat de formation dans un centre de reclassement professionnel ;
- en cas d'impossibilité d'adaptation du poste ou de reclassement dans l'entreprise, le licenciement pour inaptitude médicale.

> **Cas particulier du reclassement d'un salarié victime d'un accident de travail ou d'une maladie professionnelle**
> Il existe une protection renforcée du maintien dans l'emploi. Par exemple, en cas de licenciement, les indemnités de licenciement sont doublées. Lorsque le taux d'incapacité permanente partielle (IPP) est d'au moins 10 %, le travailleur bénéficie du statut de travailleur handicapé.

C. Mesures d'aide au maintien dans l'emploi

Il existe plusieurs mesures pour faciliter le maintien dans l'emploi.

1. Temps partiel thérapeutique

- De quoi s'agit-il ? Globalement, d'un arrêt de travail à temps partiel permettant un retour progressif au travail. Le temps de travail ne correspond pas obligatoirement à un mi-temps. Le pourcentage d'activité (par exemple 50 %, 80 %, etc.) peut-être augmenté progressivement usqu'à la reprise à temps complet.
- Quelle rémunération ? L'assurance maladie continue à verser les indemnités journalières. L'employeur verse la partie du salaire correspondant au temps travaillé. L'ensemble permet généralement de retrouver l'équivalent d'un salaire complet.
- Qui le décide ? Il est prescrit par le médecin traitant et accordé par le médecin conseil de l'assurance maladie. L'accord du médecin du travail et celui de l'employeur sont également nécessaires pour la reprise à temps partiel thérapeutique.
- Durée : au maximum douze mois.

2. Reconnaissance en qualité de travailleur handicapé (RQTH)

- De quoi s'agit-il ? Lorsqu'un patient rencontre des difficultés dans son poste de travail du fait de son état de santé, une reconnaissance en qualité de travailleur handicapé peut être envisagée.
- Comment ? Un dossier en trois parties, complétées par le médecin traitant, le médecin du travail et le patient doit être adressé à la Maison départementale des personnes handicapées (MDPH) qui, après étude du dossier, reconnaît le statut de travailleur handicapé pour une durée déterminée (généralement cinq ans, puis le dossier est à renouveler).
- Quels sont les intérêts à demander cette reconnaissance ? Citons quelques exemples :
  - le statut de travailleur handicapé permet de bénéficier de l'accompagnement de certains organismes spécialisés dans le maintien ou le retour à l'emploi des personnes en situation de handicap (OPS),
  - dans le cas où un aménagement de poste est nécessaire, l'entreprise peut bénéficier d'aides financières de la part des organismes de gestion des fonds pour l'insertion professionnelle des personnes handicapées (AGEFIPH ou FIPHFP),
  - dans le cas où un changement de poste de travail est nécessaire, le salarié peut bénéficier d'aides pour ce changement (aides pour le bilan de compétences, pour une éventuelle formation, etc.),

- par ailleurs, les entreprises comprenant au moins vingt salariés ont une obligation d'emploi de travailleurs en situation de handicap à hauteur de 6 % de leur personnel sous peine d'avoir des pénalités financières.

- L'employeur est-il informé de ce statut de travailleur handicapé ? Le salarié est libre d'informer ou non son employeur de son statut de travailleur handicapé.

Cependant, le taux de chômage des travailleurs handicapés reste deux à trois fois supérieur à celui du reste de la population active, même en période de croissance économique. Trouver un emploi reste un parcours du combattant pour les travailleurs handicapés, d'autant plus qu'ils sont âgés et peu formés. Il faut rappeler qu'un employeur ne peut pas refuser d'embaucher quelqu'un à cause de son handicap : c'est une discrimination.

D. Réduction ou cessation d'activité

Lorsque la reprise du travail n'est pas complètement possible ou impossible du fait d'un état de santé global trop dégradé, le patient peut parfois bénéficier d'une invalidité de l'assurance maladie (branche maladie). Celle-ci est accordée par le médecin conseil lorsque le patient a perdu plus des deux tiers de ses capacités de travail. La rémunération du patient est de l'ordre de 30 à 50 % de son salaire selon la catégorie d'invalidité :

- première catégorie : le patient peut effectuer un travail ;
- deuxième catégorie : le patient ne peut effectuer aucun travail ;
- troisième catégorie : le patient nécessite en plus l'assistance d'une tierce personne.

Remarque : pour une même pathologie, l'invalidité ne peut être cumulée avec une éventuelle reconnaissance en maladie professionnelle.

Points clés

- Interrogatoire professionnel :
  - pour déterminer l'imputabilité de l'exposition professionnelle dans la survenue d'une pathologie, il faut rechercher l'existence d'un rythme professionnel et déterminer le temps de latence entre la fin de l'exposition et la survenue de la pathologie,
  - compléter l'anamnèse individuelle par l'apport des données collectives sur les risques professionnels existant dans les entreprises ayant employé le patient et par la connaissance des postes de travail par le médecin du travail,
  - les services de consultations en pathologies professionnelles des CHU constituent des centres de référence concernant les expositions professionnelles et leurs conséquences en termes de santé humaine.
- La visite de pré-reprise :
  - est demandée par le salarié, le médecin traitant ou le médecin conseil,
  - est recommandée au-delà de trois mois d'arrêt de travail,
  - ne donne pas lieu à la prononciation de l'aptitude au poste,
  - a pour objectif la préparation du retour au travail et l'anticipation des difficultés éventuelles par la formulation de préconisations par le médecin du travail,
  - est effectuée par le médecin du travail qui, avec l'accord du salarié, transmet ses préconisations à l'employeur.
- La visite de reprise :
  - intervient dans les huit jours suivant la reprise,
  - est effectuée par le médecin du travail,
  - permet au médecin du travail de se prononcer sur l'aptitude au poste de travail.
- Le TPT :
  - est prescrit par le médecin traitant et soumis à l'accord du médecin conseil de la Sécurité sociale,
  - nécessite l'accord de l'employeur pour son application pratique,
  - permet la poursuite des soins et une reprise progressive du travail,
  - est modulable (le pourcentage de temps travaillé est variable dans le temps).

- La RQTH :
  - nécessite la constitution d'un dossier rempli par le patient, le médecin traitant et le médecin du travail envoyé à la MDPH,
  - permet un accompagnement du maintien à l'emploi des personnes en situation de handicap par des mesures comprenant des aides financières aux aménagements de poste et aux formations et l'accès à des organismes spécialisés dans le maintien dans l'emploi.
- La mise en invalidité :
  - est accordée par le médecin conseil de l'assurance maladie,
  - est conditionnée par une réduction de la capacité de travail ou de gain d'au moins deux tiers pour une première attribution,
  - permet de percevoir une pension d'invalidité dont le montant dépend de la catégorie (1 à 3) dans laquelle se situe le patient.
- L'inaptitude médicale à un poste de travail :
  - est prononcée par le médecin du travail,
  - nécessite la réalisation d'une étude de poste et des conditions de travail et un échange avec l'employeur,
  - soumet l'employeur à une obligation de reclassement.

Pour en savoir plus

Caisse régionale d'assurance maladie d'Île-de-France (CRAMIF), http://maladies-professionnelles.cramif.fr/index.php?page=reperer&partie=metier.

Cours du collège des enseignants. Maladies chroniques, handicaps et insertion professionnelle / Maintien dans l'emploi (Pr Fantoni), https://webtv.univ-rouen.fr/videos/permalink/v12515a1738b9104ptnv/.

Cours du collège des enseignants. Orientation et insertion professionnelle des personnes en situation de handicap (Pr Caillard), https://webtv.univ-rouen.fr/videos/permalink/v12515a17627cpd4pjeq/.

Cours du collège des enseignants. Pneumoconioses (Pr Brochard), https://webtv.univ-rouen.fr/videos/permalink/v12515a17810ff60wbk8/.

Cours du collège des enseignants. Troubles musculo-squelettiques des membres et du rachis (Pr Roquelaure), https://webtv.univ-rouen.fr/videos/permalink/v12515a17574b730tt1l/.

Remarque : les cours des items 183 et 184 contribuent également aux deux premiers objectifs pédagogiques de cet item.

CHAPITRE

10

Item 179 – UE 6 – Missions et fonctionnement des services de santé au travail

Objectifs pédagogiques

- Expliquer les missions du médecin du travail et le cadre de son action.
- Expliquer les modalités de recours au médecin du travail.
- Expliquer les possibilités d'action préventive du médecin du travail, en termes de prévention primaire, secondaire et tertiaire.

Le médecin du travail est un médecin spécialiste du lien santé-travail. Cette spécialité existe partout en Europe et se retrouve fréquemment dans les autres pays du monde. En France, cette spécialité est quasi exclusivement tournée vers les travailleurs salariés. Ses missions, en plus de celles codifiées pour tout médecin dans le Code de santé publique, sont codifiées dans le Code du travail.

Afin d'assurer le suivi médical des salariés, le Code du travail impose à tout employeur ayant au moins un salarié d'organiser ou d'adhérer à un service de santé au travail (SST).

Les SST ont pour mission de conseiller les employeurs, les travailleurs et leurs représentants, afin d'éviter toute altération de la santé des travailleurs du fait de leur travail.

I. Organisation des services de santé au travail (SST)

Les SST sont organisés, au choix de l'employeur, sous la forme de :

- services autonomes (SST directement implantés dans l'entreprise), lorsque l'effectif de salariés est important (> 500) ;
- services de santé au travail interentreprises (SSTI), assurant le suivi médical de plusieurs entreprises (parfois plusieurs centaines pour un médecin).

A. Missions générales

Pour préserver la santé des travailleurs et promouvoir la santé en milieu de travail, les SST :

- conduisent les actions de santé au travail, dans le but de préserver la santé physique et mentale des travailleurs tout au long de leur parcours professionnel ;
- conseillent les employeurs, les travailleurs et leurs représentants sur les dispositions et mesures nécessaires afin d'éviter ou de diminuer les risques professionnels, d'améliorer les conditions de travail, de prévenir la consommation d'alcool et de drogue sur le lieu de travail, de prévenir le harcèlement sexuel ou moral, de prévenir ou de réduire la pénibilité au travail et la désinsertion professionnelle et de contribuer au maintien dans l'emploi des travailleurs ;
- assurent la surveillance de l'état de santé des travailleurs en fonction des risques concernant leur santé au travail et leur sécurité et celle des tiers, de la pénibilité au travail et de leur âge ;
- participent au suivi et contribuent à la traçabilité des expositions professionnelles et à la veille sanitaire.

B. Pluridisciplinarité

Les missions sont assurées par une équipe pluridisciplinaire de santé au travail comportant des médecins du travail (ainsi parfois que des internes et des médecins en voie de reconversion dénommés collaborateurs médecins pendant leur formation), des infirmiers et des intervenants en prévention des risques professionnels (IPRP), tels que des ergonomes, des ingénieurs, des psychologues, etc., et parfois des assistantes sociales. Les médecins du travail animent et coordonnent l'équipe pluridisciplinaire.

II. Actions des services de santé au travail

A. Actions sur le terrain

Pour exercer les missions prévues par le Code du travail et répondre efficacement aux besoins des entreprises, le médecin du travail ou l'équipe pluridisciplinaire qu'il coordonne exerce des actions directement sur le milieu de travail. À ce titre, il dispose d'un droit d'accès au site de l'entreprise.

Les actions sur le terrain comportent notamment :

- l'identification et l'évaluation des risques professionnels, si besoin par la réalisation d'analyses ou de mesures ;
- l'étude des postes de travail en vue de l'amélioration des conditions de travail, de leur adaptation dans certaines situations ou du maintien dans l'emploi ;
- la délivrance de conseils en matière d'organisation des secours et des services d'urgence ;
- la formation des secouristes ;
- des actions de promotion de santé ;
- des enquêtes épidémiologiques ;
- la participation aux réunions du Comité social et économique (CSE, structure mise en place dans les entreprises de plus de onze salariés et qui remplace les anciens CHSCT, les délégués du personnel et les comités d'établissement).

Le médecin du travail peut, aux frais de l'employeur, réaliser ou faire réaliser par un organisme habilité les prélèvements et les mesures qu'il estime nécessaires pour évaluer les risques sur le lieu de travail (par exemple : bruit, substances chimiques dans des prélèvements atmosphériques, etc.). Le médecin du travail communique à l'employeur les rapports et les résultats des études menées par lui ou par son équipe pluridisciplinaire, dans le cadre de son action en milieu de travail.

B. Actions de l'équipe pluridisciplinaire

Au cœur du dispositif, le médecin du travail coordonne et anime l'équipe pluridisciplinaire obligatoirement mise en place dans les SSTI et qui peut être présente dans certains services autonomes. Il conduit des actions sur le milieu de travail, avec les autres membres de l'équipe, et procède à des examens médicaux (consultations).

L'infirmier de santé au travail conduit des actions sur le milieu de travail ainsi que des entretiens infirmiers (assimilables à des visites infirmières).

Les missions et actions sur le terrain des SST nécessitent de faire appel non seulement aux compétences médicales (médecins du travail qualifiés ou en formation : collaborateurs médecins, internes) ou paramédicales (infirmiers), mais également à des compétences pluridisciplinaires non-médicales (ergonomie, toxicologie, psychologie, organisation du travail). Il peut s'agir d'intervenants en prévention des risques professionnels (IPRP) internes ou externes au service de santé, ou encore d'organismes experts en prévention.

C. Accès aux informations et données relevant des missions des services de santé au travail

Pour remplir ses missions, l'équipe pluridisciplinaire doit être informée :

- de la nature et de la composition des produits chimiques utilisés ainsi que de leurs modalités d'emploi. L'employeur transmet notamment au médecin du travail les fiches de données de sécurité (fiches précisant la composition chimique des produits, la toxicité et les moyens de protection à mettre en œuvre) délivrées par le fournisseur et/ou le fabricant de ces produits ;
- des résultats de toutes les mesures et analyses réalisées dans l'entreprise afin de prévenir les risques professionnels ;
- plus largement, le médecin du travail ou l'équipe pluridisciplinaire a accès à tous les documents non nominatifs rendus obligatoires par le Code du travail, particulièrement à tous les documents afférents à la sécurité et à la santé des salariés.

Ce droit d'accès s'exerce dans des conditions garantissant le caractère confidentiel des données. Il est en effet interdit au médecin du travail et aux autres membres de l'équipe pluridisciplinaire de révéler les secrets de fabrication et les procédés d'exploitation dont ils pourraient prendre connaissance dans l'exercice de leurs fonctions.

III. Médecin du travail

Il a pour principales missions de décider du suivi individuel de l'état de santé des salariés et de conseiller l'employeur, les travailleurs, les représentants du personnel et les services sociaux.

Le médecin du travail, salarié de l'établissement ou rattaché à un service interentreprises, est un acteur central de la prévention des risques professionnels. Soumis au secret médical, il veille sur la santé des salariés.

A. Indépendance professionnelle

L'indépendance du médecin du travail dans l'exercice de son activité est un élément essentiel de la déontologie de cette profession, qui a été consacrée par les textes.

Il dispose d'un statut protecteur de « salarié protégé ». En effet, le licenciement d'un médecin du travail ne peut intervenir qu'après autorisation de l'inspecteur du travail dont dépend le SST et après avis du médecin inspecteur du travail.

B. Activités du médecin du travail

Le rôle du médecin du travail est essentiellement préventif et consiste à promouvoir la santé des travailleurs, notamment en surveillant leurs conditions d'hygiène au travail, les risques de contagion et leur état de santé. Il ne pratique pas la médecine de soins courante mais il doit assurer les soins d'urgence en cas de besoin en attendant l'arrivée du SAMU.

Le médecin du travail est le conseiller de l'employeur, des travailleurs, des représentants du personnel et des services sociaux, notamment sur :

- l'amélioration des conditions de vie et de travail dans l'entreprise ;
- l'adaptation des postes, des techniques et des rythmes de travail à la santé physique et mentale, notamment en vue de préserver le maintien dans l'emploi des salariés ;
- la protection des travailleurs contre l'ensemble des nuisances, et notamment contre les risques d'accidents du travail ou d'exposition à des agents chimiques dangereux ;
- la prévention et l'éducation sanitaires dans le cadre de l'établissement en rapport avec l'activité professionnelle ;
- la construction ou les aménagements nouveaux ;
- les modifications apportées aux équipements ;
- la mise en place ou la modification de l'organisation du travail, etc.

C. Rôle de coordonnateur

Dans les SSTI, le médecin du travail anime et coordonne l'équipe pluridisciplinaire afin de conseiller les entreprises sur les problématiques liées aux conditions de travail et de veiller à la préservation de la santé des salariés.

Dans les SST autonomes, le médecin du travail exerce les missions dévolues à ces services en toute indépendance. Il mène ses actions en coordination avec l'employeur, les membres du CSE ou, à défaut, les délégués du personnel, et éventuellement avec l'équipe pluridisciplinaire quand elle est mise en place.

D. Organisation de l'activité du médecin du travail

1. Activités de terrain

Le médecin du travail doit consacrer au moins un tiers de son temps à l'analyse des conditions de travail dans les entreprises. Il conduit des actions sur le milieu de travail, avec les autres membres de l'équipe pluridisciplinaire dans les SSTI.

2. Consultations

Le médecin du travail assure la surveillance de la santé des salariés à l'occasion des visites d'embauche, périodiques, de reprise, de pré-reprise ou occasionnelles, à son initiative ou à la demande de l'employeur ou du salarié.

Il est juge du contenu des modalités de la surveillance et s'appuie sur des recommandations de bonnes pratiques, lorsqu'elles existent.

Il peut déléguer une partie de cette activé à un médecin du travail en formation (collaborateur médecin ou interne) ou à un infirmier de santé au travail dans le cadre de visites individuelles d'information et de prévention (VIP).

Deux types de suivis de santé sont organisés selon les risques auxquels sont exposés les salariés.

Salariés affectés à un poste de travail présentant des risques particuliers

Tout travailleur affecté à un poste présentant des risques particuliers pour sa santé (agents cancérogènes [ex amiante] ou toxiques pour la reproduction, certains risques biologiques, etc.) ou sa sécurité (montage d'échafaudages, par exemple) ou pour celles de ses collègues ou des tiers évoluant dans l'environnement immédiat de travail bénéficie d'un suivi individuel renforcé de son état de santé.

Ce suivi comprend un examen médical d'aptitude avant l'embauche, réalisé par le médecin du travail, et un suivi périodique, au minimum tous les quatre ans. Des visites intermédiaires peuvent être confiées par le médecin du travail aux infirmiers du service de santé au travail.

Les objectifs de l'examen médical d'aptitude sont :

- s'assurer de l'aptitude médicale du travailleur au poste de travail auquel l'employeur envisage de l'affecter ;
- rechercher si le travailleur n'est pas atteint d'une affection dangereuse pour les autres salariés ;
- proposer, éventuellement, les adaptations du poste ou l'affectation à d'autres postes ;
- informer le travailleur sur les risques d'exposition au poste et le suivi médical nécessaire ;
- sensibiliser le travailleur sur les moyens de prévention à mettre en œuvre.

L'examen médical d'aptitude aboutit à la délivrance d'un avis en termes d'aptitude ou d'inaptitude transmis au salarié et à l'employeur et versé au dossier médical.

Salariés « hors poste de travail à risque »

Les salariés « hors poste de travail à risque » bénéficient désormais d'une visite d'information et de prévention (VIP) à l'embauche et de façon périodique, au minimum tous les cinq ans (à l'exception des travailleurs handicapés, des travailleurs titulaires d'une pension d'invalidité et des travailleurs de nuit pour qui la périodicité ne doit pas excéder trois ans).

Cette VIP peut être assurée par le médecin du travail (ou le médecin en formation) ou déléguée par lui à un infirmier de santé au travail, qui adresse le salarié au médecin du travail en cas de problème.

Les objectifs de cette VIP sont :

- interroger le salarié sur son état de santé ;
- informer le salarié sur les risques éventuels auxquels l'expose son poste de travail ;
- sensibiliser le salarié sur les moyens de prévention à mettre en œuvre ;
- identifier si l'état de santé du salarié ou les risques auxquels il est exposé nécessitent une orientation vers le médecin du travail, si ce n'est pas lui qui réalise la visite ;
- informer le salarié sur les modalités du suivi de son état de santé par le service de santé au travail et sur la possibilité dont il dispose, à tout moment, de bénéficier d'une visite à sa demande avec le médecin du travail.

La VIP aboutit à la délivrance d'une attestation de suivi transmise au salarié et à l'employeur.

Cas particulier de la femme enceinte, allaitante ou venant d'accoucher : si elle le souhaite, elle est orientée, à tout moment et sans délai, vers le médecin du travail, pour proposer, si nécessaire, des adaptations de poste ou une affectation à un autre poste, le cas échéant (voir le chapitre 7 « Connaître les principaux risques professionnels pour la maternité, liés au travail de la mère »).

Consultation médicale de pré-reprise

PAS OBLIGATOIRE

Elle a lieu pendant l'arrêt de travail, lorsque l'arrêt dure plus de trois mois. Elle a pour objectif de préparer la reprise du travail, le plus souvent en anticipant avec l'employeur l'aménagement du poste de travail. Elle est justifiée par le fait que les arrêts de plus de trois mois sont souvent liés à une pathologie chronique, avec des conséquences probables sur la capacité de travail.

La consultation médicale de pré-reprise doit être demandée par le salarié, le médecin conseil ou le médecin traitant, mais ne peut l'être par l'employeur ou par le médecin du travail, qui ne peut convoquer un salarié pendant un arrêt de travail.

Consultation à la demande de l'employeur

L'employeur peut demander une consultation uniquement pour les salariés en activité.

Consultation à la demande du salarié

Le salarié peut demander une consultation aussi bien lorsqu'il est en activité que lorsqu'il est en arrêt de travail.

Consultation médicale de reprise

La consultation médicale de reprise est réalisée dans les cas suivants :

- après un arrêt maladie de plus de trente jours (maladie ordinaire ou accident de travail) ;
- après un arrêt pour cause de maladie professionnelle ;
- après un congé maternité.

E. Préconisations du médecin du travail

1. Pour le salarié, à titre individuel

Lors de la consultation, le médecin du travail conseille et informe le salarié sur la prévention des risques professionnels et le maintien de son état de santé.

Il peut faire des préconisations à l'employeur, par écrit, sur l'aménagement du poste de travail du salarié, en raison de son état de santé, dans le respect du secret médical.

Le médecin du travail peut proposer à l'employeur l'appui de l'équipe pluridisciplinaire du SST ou celui d'un organisme compétent en matière de maintien dans l'emploi (organismes de placement spécialisés) pour mettre en place les préconisations qu'il a faites.

L'employeur est tenu de prendre en considération ces propositions et, en cas de refus, de faire connaître les motifs qui s'opposent à ce qu'il y soit donné suite.

Il arrive malheureusement parfois que le salarié devienne inapte à son travail en raison de problèmes de santé (par exemple, trouble du rythme cardiaque non contrôlé chez un chauffeur poids lourd avec risque d'accident majeur, affection rhumatismale inflammatoire chez un manutentionnaire rendant impossible la manutention, etc.).

Le médecin du travail doit alors étudier le poste de travail pour évaluer si une adaptation du poste de travail permettrait le maintien dans l'emploi du salarié. Si cette adaptation n'est pas possible, le médecin du travail indique alors à l'employeur que le salarié est inapte en réalisant une fiche d'inaptitude au poste de travail.

Il doit également préciser quelles sont les capacités restantes du salarié pour aider l'employeur à rechercher un nouveau poste adapté à son état de santé. L'employeur doit alors rechercher un poste adapté aux préconisations du médecin du travail.

S'il ne trouve pas de poste adapté dans un délai d'un mois, il doit :

- soit licencier le salarié pour inaptitude médicale, avec des indemnités ;
- soit reprendre le versement du salaire, même si le salarié ne vient pas travailler (cela arrive parfois pour les salariés proches de la retraite).

En cas de désaccord sur les motifs médicaux des préconisations du médecin du travail, l'employeur ou le salarié peuvent exercer un recours devant le conseil des prud'hommes.

2. Sur l'environnement de travail

Le Code du travail précise que « Lorsque le médecin du travail constate la présence d'un risque pour la santé des travailleurs (par exemple, un risque lié à l'environnement de travail) il propose par un écrit motivé et circonstancié des mesures visant à la préserver. L'employeur prend en considération ces propositions et, en cas de refus, fait connaître par écrit les motifs qui s'opposent à ce qu'il y soit donné suite ».

F. Documents rédigés par le médecin du travail

1. Dossier médical

Le dossier médical en santé au travail, constitué par le médecin du travail, retrace dans le respect du secret médical les informations relatives à l'état de santé du travailleur, aux expositions auxquelles il a été soumis ainsi que les avis et propositions du médecin du travail le concernant.

2. Fiche d'entreprise

Le médecin du travail est chargé d'établir et de mettre à jour une fiche d'entreprise dans laquelle sont consignés notamment les risques professionnels et les effectifs de salariés exposés, ainsi que son avis sur les dangers existants dans l'entreprise ou les contraintes liées à l'organisation du travail. Cette fiche est transmise à l'employeur, présentée aux délégués du personnel ou au CSE (comité d'hygiène, de sécurité et des conditions de travail). Elle doit servir à renforcer la prévention.

3. Fiche d'aptitude

Le médecin du travail ne doit formuler une aptitude au travail que pour les salariés exposés à des risques particuliers (voir le chapitre 9 « Environnement professionnel et santé au travail »).

G. Secret médical

Le médecin du travail est soumis au secret médical (comme tout médecin) et au secret de fabrication (c'est-à-dire au secret industriel). Le médecin traitant ne peut communiquer des informations au médecin du travail que par l'intermédiaire du patient (car le médecin du travail n'est pas considéré comme participant aux soins). Il faut donc remettre au patient la lettre destinée à son médecin du travail, afin que le patient la lui remette lui-même, s'il le souhaite.

IV. Possibilités d'actions préventives du médecin du travail

En médecine du travail, la démarche de prévention primaire implique une évaluation des risques avec une hiérarchisation des priorités d'action puis la mise en œuvre de moyens visant à supprimer ou à réduire les expositions. Cette étape passe par une modification des produits ou des procédés, la mise en œuvre de moyens de protection collective et, en dernier recours, par l'utilisation d'équipements de protection individuelle. La prévention secondaire passe par la visite médicale périodique qui a pour objectif de dépister les effets délétères liés à l'exposition professionnelle. Enfin, la prévention tertiaire vise à permettre aux salariés porteurs d'une déficience de garder un emploi.

A. Niveaux de prévention

L'action du médecin du travail en milieu professionnel est axée sur la prévention. Elle vise à éviter l'apparition d'effets délétères chez les salariés exposés à un risque chimique, physique, biologique ou lié à l'organisation du travail.

Elle repose en conséquence sur :

- la prévention primaire, qui vise à éviter l'apparition d'effets délétères chez les salariés exposés à un risque chimique, physique ou biologique, mais également à éviter des organisations de travail délétères. Son action repose sur l'évaluation des risques professionnels. La prévention technique qui en découle conduit à la mise en place ou à l'amélioration des protections collectives et individuelles pour permettre la diminution de l'incidence des pathologies (par exemple, pour prévenir les surdités professionnelles, on peut réduire l'exposition au bruit par le capotage des machines ou le port de bouchons auditifs) ;
- la prévention secondaire, qui est surtout médicale, s'effectue au cours du suivi de santé périodique, dont la fréquence dépend de l'état de santé du salarié et des risques auxquels il est exposé. Elle a pour objectif de dépister les pathologies liées au travail, en essayant d'être le plus précoce possible : recherche d'effets cliniques (audiométrie ou EFR, par exemple), biologiques (recherche d'une atteinte hépatique ou rénale, par exemple) ou fonctionnels (somnolence en cas de travail de nuit, troubles de mémoire liés aux solvants, etc.). Le médecin du travail dispose pour cela de la possibilité de prescrire les examens complémentaires nécessaires. L'intervention technique sur les lieux de travail suite à un accident de travail ou à la découverte d'une pathologie professionnelle fait aussi partie de la prévention secondaire ;
- la prévention tertiaire, qui est à la fois technique et médicale. Elle vise à permettre aux salariés porteurs d'une déficience physique ou mentale de garder leur emploi ou de retrouver un nouvel emploi au sein de l'entreprise. Cette action nécessite un bilan médical et des compétences professionnelles et des solutions techniques d'aménagement de poste de travail.

B. Démarche d'évaluation des risques

La démarche d'évaluation des risques professionnels est obligatoire dans les entreprises. Elle est conduite sous la responsabilité de l'employeur par une équipe pluridisciplinaire au sein de laquelle le médecin du travail occupe une place de choix.

Elle est constituée de quatre étapes :

- identification et caractérisation des dangers auxquels sont exposés les salariés à partir d'une bonne connaissance des postes de travail. Dans le cadre des risques chimiques, la connaissance de la composition des produits se fait essentiellement à l'aide des fiches de données de sécurité des produits commerciaux (fiches élaborées par les fabricants de produits et transmises aux entreprises utilisatrices) ;
- évaluation de l'exposition : celle-ci se fait à partir de mesures d'ambiance et individuelles (mesures des niveaux sonores pour un atelier bruyant, mesures atmosphériques d'un composé chimique dans un atelier pollué) ou des indicateurs biologiques d'exposition (toxiques ou métabolites mesurés dans les milieux biologiques des sujets exposés). Les études ergonomiques des postes de travail y contribuent également ;
- définition des relations dose-réponse : les relations entre les niveaux d'exposition et la survenue d'effets sur la santé sont définies à partir des données de la littérature ;
- estimation des risques encourus : on compare les expositions mesurées aux risques connus aux différents niveaux d'exposition, traduits dans les valeurs limites d'exposition :
  - la valeur moyenne d'exposition (VME) : concentration moyenne maximale d'un toxique dans l'air que peut respirer une personne pendant huit heures par jour, et ce sur de longues périodes. Elle vise à prévenir les effets chroniques,
  - la valeur limite d'exposition (VLE) : concentration maximale d'un toxique dans l'air que peut respirer une personne pendant au plus quinze minutes et qui ne doit être dépassée à aucun moment de la journée de travail. Elle vise à prévenir les effets aigus.

À partir de cette évaluation des risques, un plan d'action est alors défini pour diminuer les risques en fonction des priorités.

C. Actions techniques de limitation des expositions

Elles suivent toujours le même ordre, chaque étape devant être considérée. Si l'étape une n'est pas possible, on passe à l'étape deux. Si elle-même n'est pas possible, on passe à l'étape trois :

- remplacement des produits dangereux, élimination ou modification des situations dangereuses : aménagement des locaux et des voies de circulation, changement du procédé de travail ;
- limitation des émissions à la source et de leur dispersion dans l'atelier par des équipements de protection collective : travail en vase clos, aspiration des émissions et mise en place d'une hotte aspirante lors de l'utilisation de solvants, capotage d'une machine bruyante, aménagement des locaux, amélioration de la conception des engins et outils (suspensions et amortisseurs, dispositif de filtrage des vibrations, amélioration de la prise en main, ergonomie du poste de conduite, etc.) ;
- limitation de l'exposition des salariés par le port d'équipements de protection individuelle adaptés (gants, masques respiratoires, lunettes de protection, casques anti-bruit, bouchons d'oreille, etc.) ;
- évaluation de l'efficacité des mesures correctives : surveillance des niveaux d'exposition par métrologie d'ambiance (atmosphérique pour les produits chimiques, sonore pour le bruit, etc.) et surveillance biologique d'exposition (solvants urinaires, plombémie, etc.).

D. Suivi de santé

Le suivi de santé a pour objectif de dépister des maladies pouvant être liées aux expositions professionnelles, des maladies dangereuses pour l'entourage ou les tiers ou des maladies pouvant impacter la capacité de travail (voir ci-avant).

Il a également pour objet d'identifier les risques auxquels est exposé le salarié, en complément de la démarche d'évaluation des risques réalisée sur le terrain.

Enfin, il a pour objectif d'informer le salarié sur les moyens de prévention qu'il doit utiliser et de contribuer à la promotion de la santé au sens large.

Points clés

- La mission des services de santé au travail est d'éviter toute altération de la santé des travailleurs du fait de leur travail.
- Les missions du SST sont assurées par une équipe pluridisciplinaire comprenant des médecins du travail (et parfois des internes et collaborateurs médecins), des infirmiers en santé du travail, des intervenants en prévention des risques professionnels (techniciens, ingénieurs en toxicologie, en ergonomie), des psychologues du travail et des assistantes sociales.
- Les actions des SST et du médecin du travail impliquent une activité de suivi médical et paramédical des salariés ainsi que des actions en milieu de travail.
- Le médecin du travail a un rôle exclusivement préventif, il exerce en toute indépendance ses missions et est soumis au secret médical.
- Le suivi des salariés est adapté selon les risques auxquels ils sont exposés.
- L'action des médecins du travail intervient sur les trois niveaux de prévention : primaire, secondaire et tertiaire.

Pour en savoir plus

ACMS. Profession : médecin du travail, http://www.dailymotion.com/video/x28ayfi_profession-medecin-du-travail_news?start=10. Une vidéo de 7 minutes d'un service de santé au travail de la région parisienne sur le métier de médecin du travail : exemples de risques professionnels (panoramiques 3D élaborés par un interne de médecine du travail de Rouen).

Association professionnelle belge. Respiration sifflante, www.youtube.com/watch?v=XiHTOXTqihM. Une courte vidéo de l'Association professionnelle belge (http://www.apbmt.be) qui illustre les actions du médecin du travail à propos d'un asthme professionnel, en prévention tertiaire (9 minutes et 15 secondes, conseillée). Remarque : c'est le même mode d'exercice qu'en France. Il est toutefois interdit de donner le diagnostic à l'employeur.

Cours du collège des enseignants. Possibilités d'action préventive du médecin du travail (Pr Gehanno), https://webtv.univ-rouen.fr/videos/permalink/v12515a176affu98e90v/.

Entreprise Soproréal. Risque TMS, www.youtube.com/watch?v=CPCoKZuI9iE. Une vidéo sur les actions menées par la société Soproréal (fabrication et conditionnement de produits cosmétiques) pour la prévention des risques professionnels de syndrome du canal carpien. Cette vidéo illustre le nécessaire travail en équipe du médecin du travail pour les améliorations de poste de travail (3 minutes et 51 secondes, conseillée).

Fonderie Saguenay. Coulée de 16,000 lbs de fonte grise, www.youtube.com/watch?v=rQrs40DIII8. Vidéo canadienne sur le travail en fonderie (3 minutes, conseillée). Elle illustre le travail à la chaleur (remarquez les équipements de protection, qui furent autrefois en amiante), l'exposition aux fumées (risque d'irritation, de BPCO), au bruit (remarquez les casques de protection auditifs, relevés sur les casques de chantier et donc non efficaces).

Dossier de l'INRS ayant servi de base à ce document. Services de santé au travail, http://www.inrs.fr/demarche/services-sante-travail/organisation.html.

Risques professionnels. Infirmière de bloc opératoire, www.parispherique.com/panos/divers/chu_bloc/chu_bloc.html.

Risques professionnels. Travail en métallerie, www.parispherique.com/panos/divers/btp_metallerie/metallerie.html.

CHAPITRE

11

Item 180 – UE 6 – Accident du travail et maladie professionnelle

Objectifs pédagogiques

- Définir un accident du travail, une maladie professionnelle, une incapacité permanente, une consolidation.
- Rédiger un certificat médical initial.
- Décrire les procédures de reconnaissance.
- Expliquer les enjeux médicaux et sociaux de la reconnaissance et d'un suivi post-professionnel.

I. Couverture du risque accident du travail et maladie professionnelle (AT/MP) en France

En France, il existe plusieurs régimes couvrant le risque AT/MP :

- régime général de la Sécurité sociale (RGSS) ;
- régime agricole (RA) ;
- fonction publique ;
- régimes spéciaux (EDF-GDF, SNCF, RATP, etc.).

En revanche, il n'existe pas de couverture du risque AT/MP pour les professions libérales, les travailleurs indépendants, les artisans ou les bénévoles, par exemple, car ils ne cotisent pas pour ce risque spécifique. Cependant, ces catégories de travailleurs peuvent souscrire au risque AT/MP de façon volontaire via une assurance privée ou cotiser volontairement au RGSS (cas rare).

Ce chapitre concerne le régime général de la Sécurité sociale.

II. Accident du travail (AT)

A. Définition générale de l'AT (régime général de la Sécurité sociale)

La définition de l'accident du travail dans le régime général de la Sécurité sociale est donnée par l'article L.411 du Code de la Sécurité sociale : « Est considéré comme accident du travail quelle qu'en soit la cause, l'accident survenu par le fait ou à l'occasion du travail à toute personne salariée ou travaillant à quelque titre que ce soit pour un ou plusieurs employeurs ou chefs d'entreprise. »

B. Fait accidentel

Il s'agit généralement d'une cause extérieure violente et soudaine qui, à l'occasion du travail, est à l'origine d'une lésion corporelle (chute d'une poutrelle sur un salarié, par exemple) ou psychique. Toutefois, il peut également s'agir d'un événement brutal sans cause extérieure évidente.

Ainsi peuvent être reconnues en AT, en dehors des événements traumatiques bien définis qui sont les plus courants, d'autres lésions comme une hernie inguinale, un infarctus du myocarde, voire un suicide dans certains cas.

Le critère de soudaineté distingue habituellement l'AT (qui survient à une date certaine) de la maladie professionnelle (MP) caractérisée par son caractère lent et évolutif.

C. Lésion

La lésion de l'organisme peut provenir de plusieurs origines. Elle peut résulter d'une blessure consécutive à l'action d'une machine ou d'un outil, mais elle peut également provenir de l'environnement de travail du salarié (par exemple le froid, des agents chimiques) dès lors qu'une origine et une date certaines peuvent être assignées aux lésions. C'est le cas par exemple d'une contamination par le VIH après un accident exposant au sang.

D. Pendant le temps de travail

L'accident ne pose pas de problème d'interprétation lorsqu'il survient au poste de travail habituel du salarié. Toutefois, la jurisprudence considère désormais que constitue « un AT, tout accident survenu chez un travailleur alors qu'il est soumis à l'autorité ou à la surveillance de son employeur ». C'est le cas pour un salarié en mission (voyage professionnel, rendez-vous chez un client, par exemple), lors du passage au parking, au vestiaire, lors de la pause repas dans les locaux de l'entreprise affectés à cet effet, etc.

E. Notion de présomption d'imputabilité

Si l'AT est survenu sur le lieu du travail et pendant le temps de travail de l'intéressé, la relation entre le travail et la lésion est supposée établie et le salarié n'a pas à faire la preuve du lien : c'est le principe de la présomption d'imputabilité.

Si l'employeur ou la caisse primaire d'assurance maladie (CPAM) contestent, c'est à eux de faire la preuve de l'absence de lien. L'employeur doit démontrer que la victime se livrait lors de l'AT à une activité totalement étrangère au travail ou la CPAM doit apporter la preuve que la lésion est totalement étrangère au travail.

F. Accident de trajet

L'accident de trajet est défini par le Code de la Sécurité sociale : « Est également considéré comme accident du travail, lorsque la victime ou ses ayants droit apportent la preuve que l'ensemble des conditions ci-après est rempli ou lorsque l'enquête permet à la caisse de disposer sur ce point de présomptions suffisantes, l'accident survenu à un travailleur pendant le trajet d'aller et de retour entre :

- sa résidence principale ou secondaire possédant un caractère de stabilité ou tout autre lieu où le travailleur se rend de façon habituelle pour des motifs d'ordre familial et le lieu de travail ;
- le lieu de travail et le restaurant, la cantine ou d'une manière plus générale le lieu où le travailleur prend habituellement ses repas et dans la mesure où le parcours n'a pas été interrompu ou détourné pour un motif dicté par l'intérêt personnel et étranger aux nécessités essentielles de la vie courante ou indépendant de l'emploi. »

Alors que les accidents de travail bénéficient d'une présomption d'imputabilité, ce n'est pas le cas des accidents de trajet où c'est à la victime de faire la preuve de l'accident, des lésions et de la relation entre lésions et accident.

G. Statistiques

Les statistiques des AT établies par la Caisse nationale de l'assurance maladie (CNAM) concernent 18 millions de salariés et permettent de dénombrer en 2015 :

- accidents du travail en chiffres en 2015 :
  - 621 111 accidents ayant entraîné un arrêt de travail ou une incapacité permanente,
  - 3,7 milliards d'euros imputés aux entreprises au titre des AT/MP,
  - 38,5 millions de journées de travail perdues par incapacité temporaire, soit 155 000 équivalents temps plein (ETP),
  - 530 décès ;
- accidents de trajet en chiffres en 2015 :
  - 86 746 accidents de trajet ayant entraîné un arrêt de travail ou une incapacité permanente,
  - 800 millions d'euros imputés aux entreprises au titre des AT/MP,
  - plus de 6 millions de journées de travail perdues par incapacité temporaire, soit 24 000 équivalents temps plein (ETP).

Ces statistiques incluent uniquement le régime général de la Sécurité sociale (et non pas le régime agricole, les fonctions publiques et les régimes particuliers). Les travailleurs les plus fréquemment affectés sont les jeunes, les sujets peu ou pas qualifiés et les travailleurs temporaires, moins bien informés sur les risques professionnels.

Les lésions des AT concernent le plus souvent les mains, les pieds, les yeux et le tronc (rachis). Les lésions de la tête sont moins fréquentes mais plus graves. Les secteurs d'activité professionnelle les plus concernés sont par ordre de fréquence selon ces statistiques : le bâtiment et les travaux publics, la métallurgie, l'industrie du bois, les transports et la manutention.

III. Maladies professionnelles (MP)

A. Définitions générales

Une maladie professionnelle (MP) est un état pathologique d'installation progressive résultant de l'exposition habituelle à un risque déterminé dans le cadre de l'exercice d'une profession. « C'est une maladie qui, vraisemblablement, ne se serait pas produite dans un autre métier » (Leclerc J, Mazel P. *La main d'œuvre nationale après la guerre* (1916). Réédition Larousse, Paris, 1966).

Lorsque l'on parle de maladie professionnelle, il est en général fait référence aux maladies professionnelles indemnisables, qui sont les seules pour lesquelles on dispose de données nationales. Une maladie professionnelle indemnisable est une maladie professionnelle reconnue comme telle par un régime de couverture sociale et réparée par la suite avec les mêmes prestations qu'un accident du travail (mêmes prestations en nature et en espèces).

Dans le régime général et le régime agricole de la Sécurité sociale, est présumée d'origine professionnelle toute maladie désignée dans un tableau de maladies professionnelles et contractée dans les conditions mentionnées dans ce tableau.

C'est en 1919 qu'ont été créés les premiers tableaux de MP : les tableaux n°1 et n°2, respectivement pour le plomb et le mercure. Actuellement, il y a 112 tableaux de MP dans le RGSS numérotés de 1 à 98 (avec parfois des bis et des ter), par ordre chronologique de création.

NB : les autres régimes de couverture sociale (fonction publique, régimes spéciaux) n'ont pas de système comportant des tableaux de MP, mais ils peuvent s'y référer sans forcément appliquer le principe de présomption d'origine.

B. Composition des tableaux de maladie professionnelle

Chaque tableau numéroté comporte un titre et trois colonnes :

- titre : mention du risque et d'une pathologie précisant parfois le mécanisme à l'origine de la maladie ;
- colonne de gauche : désignation des maladies et/ou des symptômes (liste limitative). Dans certains cas, la positivité d'examens complémentaires est exigée pour la reconnaissance de la MP (tests respiratoires ou cutanés, dosages biologiques, imageries, etc.). Plusieurs catégories de maladies sont inscrites sur les tableaux de MP : intoxications professionnelles subaiguës ou chroniques (CO, Pb ou solvants organiques, par exemple), maladies infectieuses (tuberculose, hépatite virale), cancers, maladies relatives à une ambiance de travail (bruit, vibrations, hyperbarie) ou à des gestes et postures, pathologies allergiques ;
- colonne du milieu : délai de prise en charge représentant le délai maximal qui peut s'être écoulé entre la fin de l'exposition au risque et la première constatation médicale de l'affection, pour que l'affection puisse être reconnue en tant que maladie professionnelle. Ce délai est très variable selon les maladies puisqu'il peut s'étendre de quelques jours pour des affections aiguës à plusieurs dizaines d'années pour des cancers. Cette même colonne peut mentionner, pour certains tableaux, une durée d'exposition minimale pendant laquelle le salarié a dû être exposé au risque et obligatoire pour pouvoir bénéficier d'une reconnaissance ;
- colonne de droite : liste de travaux (limitative ou indicative) que doit avoir exécutés le salarié pour pouvoir être pris en charge. Cette liste comporte divers métiers ou circonstances d'exposition professionnelle. Si la liste est limitative, seuls les salariés effectuant l'un des travaux mentionnés ont droit à réparation au titre des maladies professionnelles. Si la liste est indicative, un salarié exposé au risque mentionné au titre du tableau peut être reconnu, même si son activité professionnelle ne figure pas dans cette liste (tableau 11.1).

C. Notion de présomption d'origine

Dans le système des tableaux de MP, le travailleur bénéficie de la présomption d'origine si sa maladie, le délai de prise en charge, éventuellement la durée minimale d'exposition, et sa profession répondent aux critères imposés par le tableau. Cela signifie que son affection est alors systématiquement « présumée » d'origine professionnelle, sans qu'il soit nécessaire d'en établir la preuve et sans tenir compte d'éventuels facteurs extra-professionnels.

Tableau 11.1 Tableau n° 98 « Affections chroniques du rachis lombaire provoquées par la manutention manuelle de charges lourdes »

Désignation des maladies	Délai de prise en charge	Liste limitative des travaux susceptibles de provoquer ces maladies
Sciatique par hernie discale L4-L5 ou L5-S1 avec atteinte radiculaire de topographie concordante Radiculalgie crurale par hernie discale L2-L3 ou L3-L4 ou L4-L5, avec atteinte radiculaire de topographie concordante	6 mois (sous réserve d'une durée minimale d'exposition de 5 ans)	Travaux de manutention manuelle habituelle de charges lourdes effectués : – dans le fret routier, maritime, ferroviaire, aérien ; – dans le bâtiment, le gros œuvre, les travaux publics ; – dans les mines et carrières ; – dans le ramassage d'ordures ménagères et de déchets industriels ; – dans le déménagement, les garde-meubles ; – dans les abattoirs et les entreprises d'équarrissage ; – dans le chargement et le déchargement en cours de fabrication, dans la livraison, y compris pour le compte d'autrui, le stockage et la répartition des produits industriels et alimentaires, agricoles et forestiers ; – dans le cadre des soins médicaux et paramédicaux incluant la manutention de personnes ; – dans le cadre du brancardage et du transport des malades ; – dans les travaux funéraires.

Ainsi, dans le cadre du tableau n°98 du RGSS (exemple ci-avant), un salarié exposé à un des travaux de la liste limitative et présentant une sciatique par hernie discale L4-L5 peut être indemnisé en maladie professionnelle, dans la mesure où sa maladie est constatée alors qu'il est encore exposé à ce poste de travail ou que son exposition a cessé depuis moins de six mois (délai de prise en charge) et que son exposition a duré au moins cinq ans. Il bénéficie de la présomption d'origine et n'a donc aucune preuve à apporter, (même s'il a des antécédents médicaux ou exerce certaines activités extra-professionnelles qui pourraient également expliquer sa sciatique).

Les tableaux de maladies professionnelles sont régulièrement actualisés par des décrets (en Conseil d'État) après avis du Conseil supérieur de la prévention des risques professionnels.

D. Système complémentaire de reconnaissance des maladies professionnelles

Depuis 1993, il existe un système complémentaire de reconnaissance des maladies professionnelles qui repose non pas sur le principe de présomption d'origine mais sur celui de la recherche du lien de causalité. Les salariés peuvent bénéficier d'une indemnisation en MP après avis d'un comité régional de reconnaissance des maladies professionnelles (CRRMP) dans deux cas :

- lorsque la maladie qu'ils présentent est inscrite dans un tableau de MP mais qu'une ou plusieurs conditions requises ne sont pas remplies (délai de prise en charge et/ou durée d'exposition [colonne du milieu], liste limitative des travaux [colonne de droite]). Dans ce cas, il faut que la maladie soit directement causée par le travail habituel de la victime (article L.461-1 alinéa 3 du Code de la Sécurité sociale) ;
- lorsque la maladie n'est pas désignée dans un tableau et qu'elle entraîne le décès ou un taux d'incapacité permanente (IP) estimée à au moins 25 %. Dans ce cas, il faut que le lien entre la nuisance incriminée et la pathologie soit direct et essentiel pour qu'il y ait une reconnaissance en MP (article L.461-1 alinéa 4 du Code de la Sécurité sociale).

Le CRRMP est composé de trois médecins :

- un médecin conseil régional du régime de la Sécurité sociale concerné ;
- un médecin inspecteur du travail (MIT) ;
- un professeur d'université-praticien hospitalier (PU-PH) ou un praticien hospitalier « particulièrement qualifié en matière de pathologie professionnelle ».

E. Maladies à caractère professionnel

Une maladie à caractère professionnel est définie comme toute pathologie en rapport avec l'activité professionnelle mais ne faisant pas l'objet d'un tableau de MP. Le Code de la Sécurité sociale stipule que « en vue tant de la prévention des maladies professionnelles que d'une meilleure reconnaissance de la pathologie professionnelle ou de l'extension ou de la révision des tableaux, est obligatoire pour tout docteur en médecine qui peut en connaître l'existence, notamment les médecins du travail, la déclaration de tout symptôme d'imprégnation toxique et de toute maladie lorsqu'ils ont un caractère professionnel et figurent sur une liste établie par arrêté ministériel. Il doit également déclarer tout symptôme et toute maladie non compris dans cette liste, mais qui présentent à son avis un caractère professionnel. »

Ces déclarations, anonymes, sont adressées à l'inspection du travail qui en informe le médecin inspecteur du travail. Ce système a pour but de recueillir des informations sur d'éventuelles maladies professionnelles nouvelles qui pourraient devenir à terme indemnisables en faisant l'objet d'un tableau de MP.

NB : autrement dit, une maladie à caractère professionnel ne donne aucun droit au patient (absence de reconnaissance en MP, pas d'indemnisation). Malgré son caractère obligatoire, ce système déclaratif fonctionne en pratique de façon très inégale selon les régions.

F. Statistiques

En préambule, il faut signaler qu'il existe en France, comme dans d'autres pays, une sous-déclaration des MP liée à plusieurs facteurs : réparation jugée peu satisfaisante, crainte de perdre son emploi, procédure de déclaration mal connue de la part des praticiens et des patients. À titre d'exemple, moins de 100 cancers de vessie sont reconnus par an en maladie professionnelle alors qu'on estime qu'il y a plus de 1 000 nouveaux cancers professionnels de vessie par an. Par ailleurs, les statistiques ne comptabilisent pas les maladies à caractère professionnel.

Enfin, les statistiques de déclaration des MPI ne couvrent qu'une partie de la population active du RGSS et du RA.

Statistiques des MP établies par la CNAM-TS pour le régime général pour 2015 : 51 631 maladies ayant entraîné un arrêt de travail ou une incapacité permanente, dont :

- 87 % des maladies professionnelles sont des troubles musculo-squelettiques ;
- 7 % des maladies professionnelles sont liées à l'amiante ;
- 10,5 millions de journées de travail perdues par incapacité temporaire, soit 42 000 équivalents temps plein (ETP) ;
- 368 décès imputés aux maladies professionnelles.

IV. Procédures de déclaration d'AT et de MP

A. Accidents du travail (AT ; figure 11.1)

La victime doit signaler l'AT à son employeur dans les 24 heures, sauf cas de force majeure. L'employeur a l'obligation formelle de déclarer l'AT à la CPAM sous 48 heures sur un document spécifique CERFA (sinon la victime a deux ans pour le faire en cas de carence de l'employeur), ceci même s'il conteste la réalité de l'accident de travail. Il pourra le contester ultérieurement. Il doit également délivrer à la victime une feuille de soins AT/MP qui permet au patient la prise en charge des soins et des traitements.

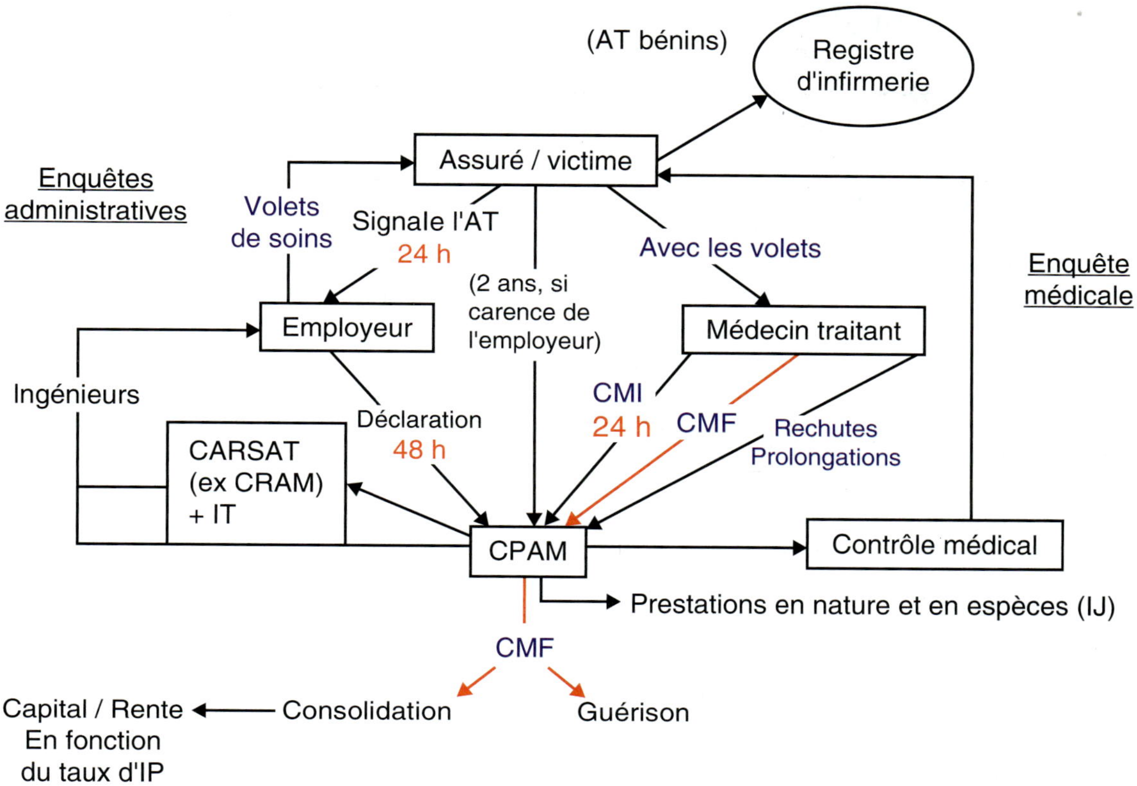

Figure 11.1 Modalités de déclaration d'un accident de travail dans le RGSS

AT : accident du travail ; CARSAT : caisse d'assurance retraite et de la santé au travail (ex CRAM, sauf en Île-de-France : CRAMIF) ; CMI : certificat médical initial ; CMF : certificat médical final ; CPAM : Caisse primaire d'assurance maladie ; CRAM : caisse régionale d'assurance maladie ; IJ : indemnités journalières ; IP : incapacité permanente ; IT : inspection du travail.

Le médecin, consulté par la victime :

- établit un certificat médical initial (CMI) sur le formulaire CERFA adéquat. Le CMI est un document important. Ce certificat est descriptif et objectif, il doit bien dater l'accident et surtout bien décrire toutes les lésions observées (il est toujours difficile de faire prendre en charge ultérieurement une lésion non décrite sur le CMI), mais seulement celles-ci, et être signé par le praticien. Le médecin doit adresser au moins un exemplaire au médecin conseil de la CPAM et remettre l'autre à la victime. Il prescrit librement une thérapeutique. Un arrêt de travail en AT/MP peut être prescrit sur le CMI. Le CMI peut désormais être fait en ligne sur le site Internet AMELI ;
- note son ou ses actes sur la feuille de soins AT/MP, le salarié n'effectuant aucune avance d'argent. Il établit à la fin des soins un certificat médical final descriptif décrivant les séquelles éventuelles en cas de consolidation ou attestant de la guérison. Ce CMF permet au médecin conseil de fixer un taux d'incapacité permanente (IP) en cas de consolidation avec séquelles et donc une indemnisation (rente ou capital en fonction du taux d'IP, voir ci-après).

La CPAM vérifie dans tous les cas la matérialité de l'accident (service administratif) et la réalité des lésions physiques imputables à l'AT (rôle du médecin conseil).

B. Maladies professionnelles indemnisables (figure 11.2)

La victime déclare elle-même la maladie professionnelle à la CPAM (contrairement à un AT). Elle adresse à sa CPAM le formulaire CERFA spécifique en quatre exemplaires précisant ses employeurs successifs et les postes occupés avec les deux premiers volets du CMI établi par le praticien (elle en conserve un exemplaire) et une attestation de salaire (fournie par le dernier employeur) s'il y a arrêt de travail en MP. Cette déclaration doit être faite idéalement dans les quinze jours qui suivent l'arrêt du travail ou la date de la première constatation médicale (en pratique, le patient dispose d'un délai de deux ans pour faire valoir ses droits).

L'employeur remet au salarié qui en fait la demande une attestation de salaire qui permettra le calcul des indemnités journalières (IJ).

Le praticien, librement choisi par l'assuré, établit un CMI en quatre exemplaires : deux destinés à la caisse, un à conserver par le malade, le quatrième pourra être adressé par la victime à l'employeur pour justifier son absence éventuelle. Il ne faut pas omettre de mentionner la date de la première constatation médicale de la maladie qui est la date référence pour déterminer le délai de prise en charge et qui peut être différente de la date de rédaction du certificat (cette date n'est pas forcément la date de la consultation médicale, il peut s'agir de la date de la réalisation antérieure d'un examen radiologique, d'un compte-rendu anatomo-pathologique, etc., avec le document preuve à l'appui). Le certificat médical final descriptif est établi en temps voulu, également par ce praticien.

Le CMI comme le certificat médical final peuvent désormais être faits en ligne sur le site Internet AMELI.

La CPAM instruit le dossier et en informe l'employeur et l'inspecteur du travail. Elle fait procéder à une enquête administrative afin de contrôler la réalité de l'exposition au risque. C'est le service médical qui reconnaît ou non la conformité des symptômes avec ceux mentionnés sur les tableaux.

La CPAM a trois mois pour prendre sa décision, délai qui peut être complété par trois mois complémentaires en cas d'examen ou d'enquête complémentaire nécessaires.

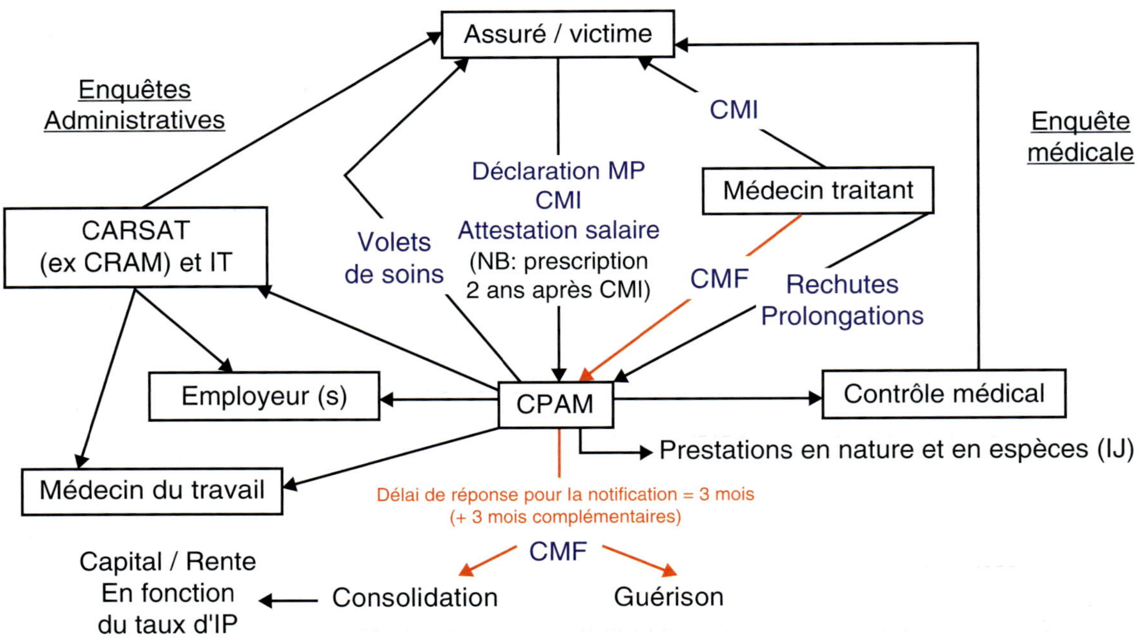

Figure 11.2 Déclaration en maladie professionnelle chez un salarié du régime général

CARSAT : caisse d'assurance retraite et de la santé au travail (ex CRAM, sauf en Île-de-France : CRAMIF) ; CMI : certificat médical initial ; CMF : certificat médical final ; CPAM : Caisse primaire d'assurance maladie ; CRAM : caisse régionale d'assurance maladie ; IJ : indemnités journalières ; IP : incapacité permanente ; IT : inspection du travail ; MP : maladie professionnelle.

V. Réparations des AT et des MP

La réparation est identique pour les accidents de travail et les maladies professionnelles.

Elle comporte une indemnisation en espèces, des prestations en nature et une indemnisation de l'incapacité (séquelles physiques uniquement).

A. Prestations temporaires

La victime en bénéficie pendant toute la durée d'arrêt de travail en AT/MP et/ou des soins (s'il n'y a pas arrêt de travail). Il existe deux sortes de prestations :

- prestations en nature : exonération du ticket modérateur et tiers payant. La victime bénéficie ainsi de la gratuité des soins en ce qui concerne les frais médicaux, chirurgicaux, pharmaceutiques, matériels de prothèse et orthèse, ainsi que la rééducation fonctionnelle et professionnelle. Attention : il s'agit donc ici d'une prise en charge à 100 % des soins par la branche AT/MP. Elle n'a rien à voir avec une ALD qui est également une prise en charge à 100 % mais par la branche maladie du RGSS. En pratique, une pathologie par exemple cancéreuse peut être prise en charge initialement en ALD, mais à partir du moment où cette pathologie est déclarée puis reconnue en MP, la prise en charge des soins à 100 % est impactée en totalité à la branche AT/MP de façon rétrospective ;
- prestations en espèces : indemnités journalières (IJ) versées en cas d'arrêt de travail en AT/MP :
  - en cas d'AT, le jour où s'est produit l'AT est à la charge de l'employeur. Des IJ sont versées à partir du jour suivant l'arrêt de travail jusqu'à la fin de l'arrêt de travail. La date de la première constatation médicale est assimilée au jour de l'accident (AT),
  - en cas de MP, il n'existe pas de délai de carence de trois jours, contrairement à un arrêt de travail en maladie ordinaire,
  - l'IJ est égale à 60 % du salaire journalier de base (dans la limite d'un montant maximal) pendant les vingt-huit premiers jours d'arrêt de travail et à 80 % de ce salaire à partir du vingt-neuvième jour d'arrêt de travail.

B. Prestations définitives

Elles sont liées aux modes évolutifs de l'AT ou de la MP et sont attribuées en fonction des indications mentionnées sur le certificat médical final (CMF) que le médecin traitant a l'obligation de rédiger. Ce CMF précise s'il s'agit d'une guérison, d'une consolidation ou d'une rechute.

La guérison est définie par l'absence de toute séquelle, c'est à dire un retour à l'état antérieur. Elle n'est bien sûr qu'apparente et peut toujours laisser place à une rechute.

La consolidation est « le moment où, à la suite de l'état transitoire que constitue la période de soins, la lésion se fixe et prend un caractère permanent tel qu'un traitement n'est plus, en principe nécessaire, si ce n'est pour éviter une aggravation et qu'il est possible d'apprécier un certain degré d'incapacité permanente découlant de l'accident ou de la maladie. »

En d'autres termes, la date de la consolidation est celle à laquelle l'état de la victime n'est plus susceptible d'évolution, du moins à court ou moyen terme.

Bien que la consolidation implique la fin des soins actifs (seuls peuvent se poursuivre ceux destinés à éviter une aggravation) et la fin du versement des indemnités journalières, elle ne coïncide pas obligatoirement avec la reprise d'une activité professionnelle.

Il persiste des séquelles entraînant un certain degré d'incapacité permanente (IP) au travail, généralement partielle. Elles se traduisent par un taux d'IP, fixé uniquement par le médecin conseil (sur la base d'un barème) après consolidation avec séquelles et après rédaction d'un CMF par le médecin prenant en charge le patient. À défaut de CMF, le médecin conseil propose une date de consolidation que le patient peut contester (figure 11.3).

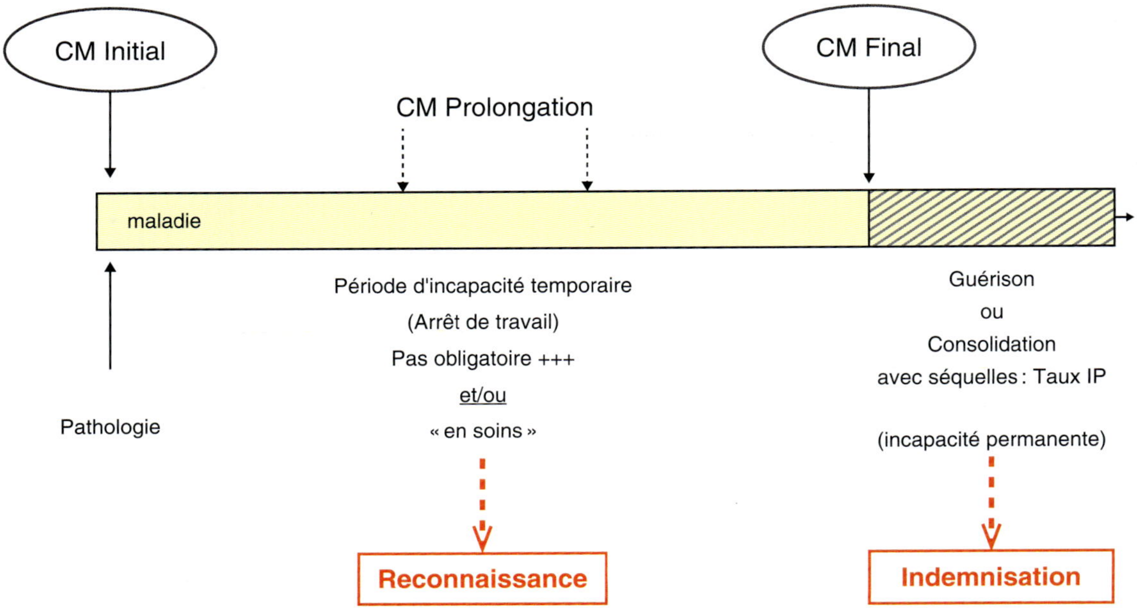

Figure 11.3 Certificats médicaux
CM : certificat médical ; IP : incapacité permanente ; t : temps.

Une explication plus détaillée des différentes notions d'incapacité est présentée dans l'encadré 11.1. Elle est hors programme de deuxième cycle mais est destinée à clarifier des notions qui sont souvent mélangées.

Attention : le taux d'IP fixé uniquement par le médecin conseil d'un régime de protection sociale ne doit pas être confondu avec la notion de taux d'ITT fixé quant à lui par tout médecin, en cas notamment de coups et blessures lors d'une rixe.

La rechute se caractérise, après guérison apparente ou consolidation, par l'apparition d'un fait médical nouveau directement en rapport avec l'accident initial (ou la MP). Ce peut être l'aggravation de l'état séquellaire à l'accident ou l'apparition d'une nouvelle lésion également imputable à l'accident et nécessitant à nouveau des soins actifs avec ou sans arrêt de travail. La victime ne bénéficie plus de la présomption d'imputabilité et elle doit donc apporter la preuve du lien de causalité entre l'accident initial et la rechute invoquée.

Les prestations définitives ne sont versées que s'il y a consolidation, c'est-à-dire présence de séquelles et détermination d'un taux d'IP par le médecin conseil à partir du lendemain de la date de consolidation. Ce taux d'IP prend en compte la perte de capacité fonctionnelle et de travail et de gain appelée « préjudice patrimonial ». Les autres préjudices (préjudices esthétique, d'agrément, souffrances endurées ou *pretium doloris*) dont l'ensemble constitue le préjudice extrapatrimonial ne sont pas pris en compte ni réparés par la législation AT/MP qui est forfaitaire.

La victime peut toutefois aller au tribunal pour faire reconnaître la faute inexcusable de son employeur et ainsi se voir octroyer une réparation plus complète de son IP ainsi qu'une réparation du préjudice extrapatrimonial.

En cas de taux d'IP inférieur à 10 %, l'indemnisation de la victime se fait sous forme de capital perçu en une seule fois.

En cas de taux d'IP supérieur ou égal à 10 %, l'indemnisation se fait sous forme d'une rente à vie proportionnelle au salaire antérieur et au taux d'IP.

Il est important de rappeler que les indemnités d'IP pour maladie professionnelle débutent à la date de la première constatation médicale de la pathologie et non à celle de la rédaction du CMI.

NB : en cas de décès de l'assuré, les ayants droit (conjoint, enfants à charge) peuvent bénéficier d'une rente de réversion partielle.

Toute modification de l'état de santé de la victime peut donner lieu à une réévaluation de l'IP (augmentation ou diminution) après rédaction par le praticien d'un certificat médical de demande de réévaluation du taux d'IP.

Les prestations en espèces sont désormais partiellement imposées (pour 50 % de leur montant).

VI. Dispositions spécifiques pour les maladies liées à l'amiante

En cas de pathologie liée à l'amiante, plusieurs dispositions sociales complémentaires doivent être envisagées.

A. Indemnisation par le Fonds d'indemnisation des victimes de l'amiante (FIVA)

L'objectif de ce fonds est de permettre une réparation intégrale des préjudices. Il concerne tous les patients, quel que soit leur régime de protection sociale. Il existe un barème guide qui fixe les valeurs d'indemnisation, qui dépendent de la pathologie et de l'âge du patient. Si le patient est reconnu en maladie professionnelle, le FIVA complète l'indemnisation de l'incapacité versée par la Sécurité sociale et répare également d'autres préjudices (dont les préjudices extrapatrimoniaux). Si le patient n'est pas ou ne peut pas être reconnu en maladie professionnelle, le FIVA l'indemnise intégralement. Toutefois, seules les expositions subies sur le territoire français peuvent faire l'objet d'une indemnisation.

B. Cessation anticipée d'activité

La cessation anticipée d'activité des travailleurs de l'amiante est ouverte en cas de maladie professionnelle liée à l'amiante reconnue par la Sécurité sociale (les fonctionnaires ne sont actuellement pas concernés). Il s'agit d'un droit et non d'une obligation.

Le patient perçoit, s'il a plus de 50 ans, une allocation correspondant à 66 % de son dernier salaire, jusqu'à son âge théorique de retraite.

Cette disposition est également ouverte pour les sujets qui ont antérieurement exercé dans une entreprise exposant à l'amiante, dont la liste limitative est publiée dans le Journal officiel, même en dehors de toute reconnaissance en maladie professionnelle.

VII. Protection de l'emploi

La victime d'un AT ou d'une MP bénéficie de mesures de protection de son emploi pendant toute la durée de l'arrêt de travail (contrat de travail suspendu) ainsi qu'à la reprise du travail s'il y a inaptitude médicale à l'ancien poste. Il est alors nécessaire pour l'employeur de procéder au reclassement professionnel au sein de l'entreprise.

Un licenciement est possible en cas d'inaptitude médicale, mais avec des indemnités supérieures (doublées) à celles dues en cas de licenciement ordinaire.

VIII. Litiges

Depuis le 1er janvier 2019, l'ensemble du contentieux général de la Sécurité sociale est transféré au tribunal de grande instance. Ce transfert entraînera la suppression des tribunaux des affaires de Sécurité sociale (TASS). Ces tribunaux sont remplacés par le pôle social du tribunal de grande instance.

Les contestations de l'employeur relevant du contentieux général sont, par exemple, les suivantes :

- la matérialité de l'accident ou de la lésion ;
- le caractère professionnel de l'accident ou de la maladie ;
- l'imputation de l'état de rechute à un précédent accident ;
- le bien-fondé d'une prolongation de soins ou d'un arrêt de travail ;
- la date de consolidation fixée par le médecin traitant ;
- la reconnaissance d'une faute inexcusable.

IX. Suivi post-professionnel

Cette action de prévention secondaire consiste à dépister des pathologies liées au travail après cessation de l'emploi (retraité, demandeur d'emploi). En effet, la surveillance des salariés effectuée pendant tout le long de leur emploi par le service de santé au travail cesse, alors que certaines pathologies liées au travail, notamment cancéreuses, peuvent encore se révéler (temps de latence).

A. Caractéristiques

Son organisation est définie par le Code de la Sécurité sociale (articles D.461-5, D.461-23 et D.461-25).

Il existe une liste précise des agents concernés cancérogènes (amiante, certaines amines aromatiques, benzène, chrome, poussières de bois, rayonnements ionisants, etc.) mais aussi des agents responsables de pneumoconioses (silice, fer, charbon) et des modalités d'examens médicaux correspondantes dont la nature et la fréquence varient bien entendu en fonction du type de risque auxquels le salarié a été exposé.

Cette surveillance médicale est réalisée par le médecin de son choix. Les dépenses sont prises en charge par le Fonds national des accidents du travail.

L'accès à ce suivi nécessite une attestation d'exposition remplie par l'ancien employeur. Cette attestation est complétée par le médecin du travail pour les données médicales. En pratique, c'est le salarié qui demande à sa caisse de Sécurité sociale de bénéficier de cette surveillance ; il doit pour cela produire l'attestation d'exposition qui lui a été remise à son départ de l'entreprise.

B. Enjeux

Les enjeux sont de maintenir un suivi médical lorsque le risque d'apparition de la maladie subsiste et de dépister des pathologies plus facilement curables à un stade précoce.

X. Différents types d'incapacité (encadré 11.1)

Encadré 11.1

Différents types d'incapacité

Incapacité totale de travail

L'ITT est une notion purement pénale. Elle est fixée par tout médecin, qu'il soit légiste ou non, lors d'un accident, d'une agression, etc. Au sens pénal, il peut y avoir une ITT si une plainte a été portée contre un auteur supposé (plainte « contre X » si l'auteur est inconnu avant l'enquête). L'ITT prend la forme d'une durée qui conditionne les conséquences pénales pour l'auteur de l'accident ou des coups et blessures. L'ITT était anciennement (avant 1994) dénommée « incapacité totale de travail personnel » (ITTP).

Incapacité permanente

L'IP est fixée uniquement par un médecin conseil de l'organisme de protection sociale à partir d'un barème en fonction des séquelles après consolidation de la pathologie (après réception du certificat médical final rédigé par le médecin traitant du patient au sens large, généraliste ou spécialiste) pour une maladie professionnelle ou un accident de travail reconnu comme tel. Ce taux d'IP permet une indemnisation sous forme de rente à vie (si le taux d'IP est supérieur ou égal à 10 %) ou d'un capital (si le taux d'IP est inférieur à 10 %). L'IP était anciennement dénommée « incapacité permanente partielle » (IPP). L'IP est révisable, par exemple en cas d'aggravation ou de rechute de la pathologie.

L'incapacité permanente peut donner lieu à deux types d'IP :

- IP totale (IPT ; taux d'IP égal à 100 %) : lésions rendant la victime incapable d'effectuer tout travail rémunérateur ;
- IP partielle (IPP ; taux d'IP compris entre 0 et 99 %) : lésions permanentes même si elles n'ont pas d'influence réelle sur le salaire, la notion de réduction de la capacité étant théorique. À l'inverse, la réparation est forfaitaire et ne compense pas obligatoirement le préjudice financier.

Lors d'un arrêt de travail en accident du travail, une indemnité journalière (IJ) est versée (sur la base du salaire avec un plafond) et une incapacité temporaire de travail (professionnelle) est attribuée. Celle-ci peut être totale (dite aussi ITT, d'où la confusion avec l'ITT pénale) ou partielle (ITP).

NB : un accident de travail n'implique pas nécessairement un tiers (c'est le cas le plus fréquent avec un fait accidentel banal : chute, blessure avec un outil, etc.). Si l'accident de travail est provoqué par un tiers (agression, hold-up, accident de trajet, etc.), un taux d'ITT au sens pénal (c'est-à-dire une incapacité totale de travail) doit être octroyé par tout médecin recevant la victime.

En effet, en cas d'accident de travail, même en l'absence de tiers directement en cause, des procédures judiciaires sont parfois ouvertes avec dépôt de plainte contre l'employeur (pour violences involontaires en général) si par exemple les mesures de sécurité n'ont pas été mises en place ou respectées. Un certificat médical avec ITT au sens pénal est alors demandé lors du dépôt de plainte.

Points clés

Accidents de travail :

- sur le lieu de travail et pendant le temps de travail ;
- présomption d'imputabilité : pas de pouvoir d'appréciation du médecin ou de l'employeur lors de la déclaration ;
- le médecin rédige un certificat médical initial, descriptif et objectif ;
- l'employeur déclare l'accident de travail (sans préjuger des faits ou de l'authenticité de l'accident) ;
- cas de l'accident de trajet.

Maladie professionnelle : résultat d'une exposition habituelle au risque incriminé, souvent prolongée :

- tableaux : maladie + délai de prise en charge (fin exposition → première constatation médicale) + profession = présomption d'origine ;
- hors tableaux : comité spécialisé (CRRMP) = pas de présomption d'origine.

Bénéfices d'une reconnaissance en AT/MP (uniquement si déclaré et reconnu) :

- prestation en nature : soins gratuits ;
- prestations en espèce :
  - meilleurs IJ en AT/MP qu'au régime maladie pendant l'arrêt de travail,
  - indemnisation : rente (à vie) ou capital en fonction du taux d'IP et du salaire antérieur.

Pour en savoir plus

Ameli. Espace des professionnels de santé, https://espacepro.ameli.fr.

Ameli. Formalités à remplir par le médecin, www.ameli.fr/sites/default/files/formulaires/118/s6909.cnam_homol_avril_2018_spec_non_remp_sec.pdf.

Cours du collège des enseignants. Accidents de travail et maladies professionnelles (Pr Gehanno), https://webtv.univ-rouen.fr/videos/permalink/v12515a173ca24tot5ka/.

Fonds d'indemnisation des victimes de l'amiante, http://www.fiva.fr.

INRS. Accidents du travail et maladies professionnelles (AT-MP), www.inrs.fr/demarche/atmp/ce-qu-il-faut-retenir.html.

INRS. Tableaux des maladies professionnelles, www.inrs-mp.fr/mp/cgi-bin/mppage.pl?.

Notice d'utilisation destinée au praticien du certificat médical initial pour les accidents de travail et les maladies professionnelles, http://vos-droits.apf.asso.fr/files/Fichespratiques/Fichespratiquesfevrier2012/Theme5Emploitravail/S6909.pdf.

CHAPITRE

12

Item 183 – UE 7 – Hypersensibilités et allergies cutanéomuqueuses chez l'enfant et l'adulte. Urticaire, dermatites atopique et de contact

Objectifs pédagogiques

- Expliquer la physiopathologie de l'urticaire et des dermatites atopique et de contact.
- Diagnostiquer une hypersensibilité cutanéomuqueuse aiguë et/ou chronique chez l'enfant et chez l'adulte.
- Argumenter l'attitude thérapeutique et planifier le suivi du patient.
- Identifier le caractère professionnel d'une dermatose allergique : démarche diagnostique étiologique, éviction du risque.

Les dermatoses professionnelles sont définies comme des maladies cutanées provoquées tout ou partie par l'activité professionnelle. Elles constituent l'une des principales causes de maladies liées au travail dans de nombreux pays européens où elles peuvent représenter jusqu'à 30 % des pathologies professionnelles indemnisées. Leur coût, en tenant compte des traitements, des indemnisations et des journées de travail perdues, est estimé à plus de 6 milliards d'euros chaque année à l'échelle de l'Union européenne (UE).

Les mains sont leur site de prédilection et lorsque les lésions se chronicisent, les conséquences en matière d'emploi peuvent être désastreuses pour les travailleurs touchés, avec un risque d'inaptitude au poste et de désinsertion socioprofessionnelle.

Pour l'Agence européenne pour la sécurité et la santé au travail (OSHA), les dermatoses professionnelles sont une des principales priorités en termes d'effort de prévention en santé au travail.

Les dermatoses professionnelles sont l'une des principales causes de pathologies professionnelles en Europe et, dans près de 80 % des cas, elles concernent des dermatites de contact professionnelles qui constituent un véritable enjeu de prévention pour la santé des travailleurs.

I. Aspects cliniques

Les dermatites de contact professionnelles comprennent les dermatites allergiques de contact (DAC), les dermatites irritatives de contact (DIC) et les urticaires de contact.

La dermatite irritative de contact est très souvent impossible à différencier de la dermatite allergique de contact. En cas d'eczéma des mains sans autre localisation, il peut être aussi difficile de la différencier cliniquement d'une dermatite atopique (tableau 12.1).

Tableau 12.1 Allergies cutanées d'origine professionnelle

Types	Définitions	Agents sensibilisants responsables
Dermatite allergique de contact	Réaction allergique cutanée de type retardée, apparaissant 24 à 48 heures après le contact avec l'allergène. Une irritation cutanée (due à un contact avec des produits irritants) peut présenter parfois le même aspect clinique.	Allergènes, le plus souvent des substances de bas poids moléculaire. Par exemple : produits de coloration de cheveux, additifs des gants en caoutchouc, résines, métaux, agents anti- microbiens, etc.
Urticaire de contact	Réaction allergique cutanée de type immédiat, apparaissant dans les minutes après le contact avec l'allergène.	Allergènes, le plus souvent des protéines d'origine animale ou végétale. Par exemple : latex naturel.
Dermatite de contact aux protéines	Réaction allergique cutanée mêlant des éléments cliniques immédiats et retardés, apparaissant après le contact avec l'allergène.	Allergènes, le plus souvent des protéines d'origine alimentaire. Par exemple : viande, fruits, légumes, etc.

II. Données épidémiologiques – Principales étiologies

L'analyse récente des 5990 cas de dermatites de contact professionnelles notifiés par les centres de pathologie professionnelle entre 2001et 2010 montre qu'elles touchent plus fréquemment les femmes, dans des tranches d'âges jeunes.

Les postes les plus fréquemment liés aux cas de DAC étaient, par ordre décroissant de fréquence : les coiffeurs et esthéticiens, suivis du personnel de soins (infirmiers et cadres infirmiers, sages-femmes et aides-soignants) et des agents de nettoyage (aides et nettoyeurs dans les bureaux, hôtels, autres établissements et aides de ménage domestique).

Par ailleurs, l'analyse des postes liés aux cas de DAC montrait une différence selon le sexe. Chez les femmes, les trois postes prédominants parmi les cas de DAC étaient les coiffeuses, le personnel de soins et les agents de nettoyage. Chez les hommes, il s'agissait par ordre décroissant de fréquence des maçons, des mécaniciens et ajusteurs de véhicules à moteurs, des travailleurs des métiers de l'alimentation (boulangers-pâtissiers et cuisiniers) et enfin des conducteurs de machines-outils.

Les principaux allergènes professionnels étaient :

- les métaux : principalement le nickel (chez les femmes) et le chrome (chez les hommes);
- les produits de coiffure : principalement la paraphénylène-diamine (et autres composés en para) et les produits capillaires et de décoloration, tous ces cas concernant principalement les femmes;

- les biocides avec majoritairement les ammoniums quaternaires et isothiazolinones, touchant principalement les femmes ;
- les résines et colles avec majoritairement des résines époxy chez les hommes ;
- des caoutchoucs, principalement des additifs de vulcanisation ;
- les produits cosmétiques à usage professionnel avec les ingrédients des savons et les parfums, les femmes étant plus fréquemment concernées ;
- les huiles et plus fréquemment les huiles de coupe et les lubrifiants, chez les hommes ;
- les produits de nettoyage, les femmes étant plus concernées que les hommes ;
- le ciment.

Pour les DIC, les postes les plus fréquemment mis en cause correspondent aux personnels de soins (infirmiers et cadres infirmiers, aides-soignants et sages-femmes), aux personnels de nettoyage (aides et nettoyeurs dans les bureaux et aides de ménage domestique) suivis par les coiffeuses et les esthéticiennes puis par les cuisiniers.

L'analyse de la distribution des postes mis en cause met en évidence des différences selon le sexe. Chez les femmes, les postes les plus concernés sont ceux mentionnés précédemment : les personnels de soins, les personnels de nettoyage et les coiffeuses.

Chez les hommes, les postes affectés sont plus variés et concernent les mécaniciens (de moteurs, d'avions ou de machines agricoles ou industrielles), les cuisiniers et boulangers-pâtissiers, les professionnels de l'usinage et du travail des métaux (régleurs et conducteurs de machines-outils et tôliers-forgerons) et enfin les maçons.

Les principales étiologies pour les dermatites irritatives de contact sont :

- le travail en milieu humide ;
- les détergents ;
- les désinfectants et antiseptiques ;
- les acides et les bases ;
- les solvants organiques ;
- les huiles et fluides de coupe.

Concernant les urticaires de contact et les dermatites de contact aux protéines, l'analyse des agents responsables montre que les protéines d'origine végétale sont de loin la première cause d'UC. C'est le caoutchouc naturel, ou plus précisément le caoutchouc en latex naturel (CLN), qui est l'agent prédominant parmi toutes les protéines végétales et toutes causes confondues. Les cas d'allergie au latex sont essentiellement féminins (milieu de soins). Certains agents chimiques peuvent également être impliqués, en particulier les produits de coiffure et plus précisément les produits de décoloration capillaire.

Les principales évolutions récentes dans les étiologies sont les suivantes :

- la prévalence des dermatites de contact professionnelles associées aux cosmétiques (savons ou parfums) et les biocides augmente significativement dans le secteur de la santé et de l'action sociale ;
- les produits de coiffure et les cosmétiques (savons essentiellement) augmentent dans le secteur des services personnels, essentiellement parmi les coiffeurs ;
- on observe une montée des cas de dermatites allergiques de contact aux résines époxy dans la construction, et les dermatites irritatives de contact liées au ciment dans ce secteur ne baissent pas ;
- les cas de dermatites allergiques de contact aux métaux augmentent dans le secteur des services fournis aux entreprises (personnels de nettoyage).

Globalement, on observe une hausse des dermatites allergiques de contact liées aux isothiazolinones, quel que soit le secteur, et une baisse des dermatites irritatives de contact liées à l'action de lavage des mains (utilisation itérative des savons) dans le secteur des soins, qui s'explique par les nouvelles procédures de désinfection des mains.

III. Stratégie diagnostique

L'interrogatoire doit permettre de préciser les produits manipulés dans l'exercice de la profession et les conditions de manipulation, la chronologie des manifestations cutanées par rapport à l'activité professionnelle et l'existence de lésions similaires chez les collègues de travail.

A. Bilan allergologique d'une suspicion de dermatite allergique

Il repose sur la pratique de tests épicutanés (ou patch-tests).

Plusieurs batteries sont disponibles pour réaliser des tests épicutanés (exploration de l'hypersensibilité retardée [type IV de classification Gell et Coombs]) : la batterie standard européenne recommandée par le *European contact dermatitis research group* (ECDRG), les batteries de tests spécialisés par activité professionnelle (caoutchouc, cosmétiques, acrylates à usage dentaire, médicaments, etc.) et les tests avec les produits professionnels dont la composition chimique est connue.

Le matériel à tester (dissout dans de la vaseline ou en milieu aqueux) est déposé sur un support inerte sous forme de pastilles et appliqué sur la partie supérieure du dos, en peau saine. Les tests sont retirés 48 heures après avec une lecture immédiate et si possible différée à 72 ou 96 heures (recherche d'une réaction retardée ; figure 12.1).

La positivité d'un test est à confronter à l'anamnèse et à l'examen clinique afin d'évaluer sa pertinence.

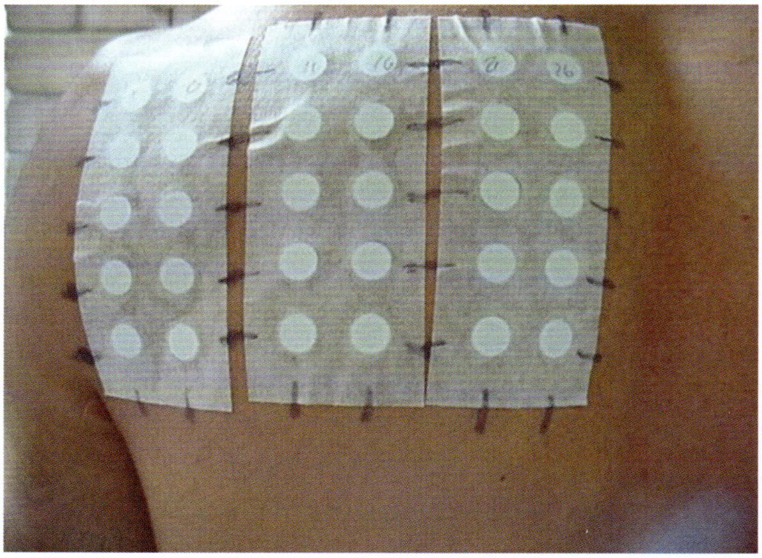

Figure 12.1 Patch-test

Source : © Marie-Noëlle CRÉPY, www.atlasdedermatologieprofessionnelle.com

B. Exploration d'une urticaire de contact ou d'une dermatite de contact aux protéines

Elle repose sur la pratique de tests cutanés (prick-tests) et de recherche d'IgE spécifiques in vitro (figure 12.2).

Les tests cutanés conventionnels les plus fiables pour diagnostiquer les causes d'urticaires de contact immunologiques et les dermatites aux protéines sont les prick-tests (exploration de l'hypersensibilité immédiate [type I de classification Gell et Coombs]). Ils sont réalisés sur les faces antérieures des avant-bras. Une goutte de la solution contenant l'allergène est déposée à la face antérieure de l'avant-bras, qui est percée avec une lancette. Il est nécessaire d'y ajouter un contrôle positif (histamine ou codéine) et un contrôle négatif (sérum physiologique). La lecture se fait 20 minutes plus tard (réaction immédiate). En cas d'allergie apparaît une réaction locale immédiate appelée triade de Lewis, associant prurit, érythème et œdème. Cependant, cette réaction n'est pas spécifique de l'allergie IgE-dépendante.

Pour certaines substances responsables d'urticaires de contact immunologiques, des IgE spécifiques et moléculaires peuvent être recherchées par la technique de Radioallergosorbant test (RAST). C'est le cas pour le latex, la farine, l'alpha-amylase, ainsi que pour de nombreux fruits et légumes.

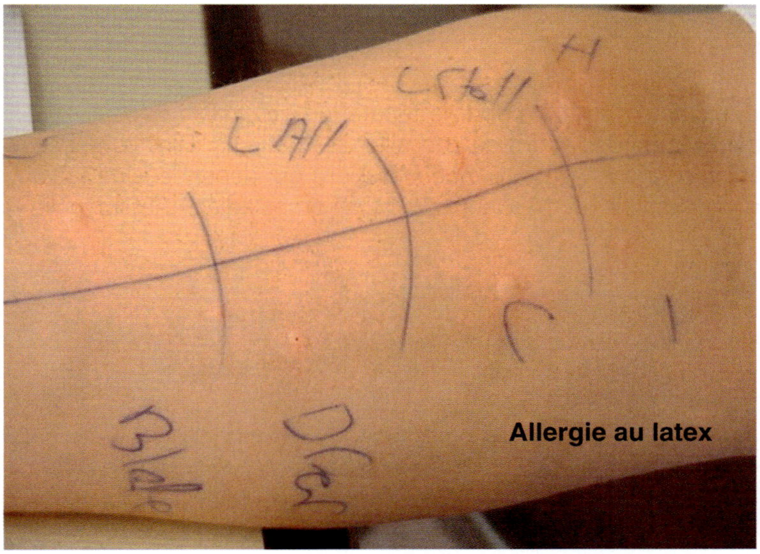

Figure 12.2 Prick-test
Source : © Marie-Noëlle CRÉPY, www.atlasdedermatologieprofessionnelle.com

IV. Prévention

La prévention est à la fois technique et médicale.

La prévention technique, dont la responsabilité revient à l'employeur avec le conseil, entre autres, du médecin du travail, consiste à limiter au maximum les contacts cutanés directs, manuportés ou aéroportés avec les molécules allergisantes : remplacement de ces molécules par d'autres, moins ou non allergisantes, emploi en circuit fermé, automatisation, etc.

Le port de gants est une mesure classique et utile si les mesures précédentes ne peuvent être mises en œuvre. Néanmoins, les gants peuvent être à l'origine d'urticaire (latex) ou d'eczéma (accélérateurs de vulcanisation du caoutchouc), ou aggraver une dermatose préexistante (macération, pénétration de produits à l'intérieur de gants inadaptés ou détériorés par les substances chimiques).

L'hygiène cutanée est un élément essentiel de la prévention médicale. Certains savons très alcalins et abrasifs induisent des dermites d'irritation favorisant la sensibilisation.

Le nettoyage des mains avec des solvants ou des détergents est formellement contre-indiqué.

L'application de crèmes émollientes, régulièrement répétée et correctement répartie sur les mains, est utile.

La prévention permet réellement de réduire l'incidence des dermatoses professionnelles. Ainsi, la campagne de substitution des gants en latex dans le secteur de soins au milieu des années 2000 a été suivie d'une réduction significative de la notification des cas d'urticaires de contact, et la baisse de la concentration en chrome hexavalent dans le ciment en 2005 s'est accompagnée d'une réduction de moitié des cas de dermatites allergiques de contact en France et au Royaume-Uni.

Au stade de dermatite de contact allergique confirmée, l'éviction de l'allergène dans l'environnement non seulement professionnel mais aussi domestique du patient est indispensable mais parfois difficilement obtenue lorsqu'il s'agit d'allergènes ubiquitaires comme le nickel. Si l'éviction est impossible, la prévention inefficace (gants non tolérés ou non adaptés aux gestes, par exemple) et le changement de poste impossible, la dermatose peut déboucher sur une inaptitude médicale au poste et un licenciement.

V. Réparation

Les procédures administratives pour la réparation des maladies professionnelles doivent être connues par tout médecin afin de conseiller ses patients. Elles comportent plusieurs étapes (déclaration, reconnaissance puis indemnisation) qui dépendent de la couverture sociale du patient (voir le chapitre 11 « Accident du travail et maladie professionnelle »).

Points clés

- Il existe plusieurs types de dermatites professionnelles :
  - les dermatites allergiques de contact,
  - les dermatites irritatives.
- L'interrogatoire permet de différencier rapidement la dermatite allergique de contact de l'urticaire, notamment du fait de délais d'apparition différents (24 heures à 48 heures versus quelques minutes).
- Les patch-tests permettent, en cas de positivité, de retrouver l'étiologie d'une dermatite allergique. Les prick-tests permettent de mettre en évidence l'étiologie d'une urticaire.

Pour en savoir plus

Atlas de dermatologie professionnelle, www.atlasdedermatologieprofessionnelle.com.

Cours du collège des enseignants. Dermatologie professionnelle (Pr Frimat), https://webtv.univ-rouen.fr/videos/permalink/v12515a175cc130ksh8q/.

CHAPITRE

13

Item 184 – UE 7 – Hypersensibilité et allergies respiratoires chez l'enfant et chez l'adulte. Asthme, rhinite

Objectif pédagogique

Identifier le caractère professionnel d'une allergie respiratoire : démarche diagnostique étiologique, éviction du risque.

I. Définitions

L'asthme en relation avec le travail (ART) représente environ 10 à 15 % des asthmes chez l'adulte en population générale. Le nombre de nouveaux cas est estimé entre 4000 à 6750 par an en France. L'ART est caractérisé par une inflammation des voies aériennes, s'accompagnant d'une obstruction variable des bronches et d'une hyperréactivité bronchique non spécifique à degré variable, induite par l'exposition à un agent présent dans le milieu professionnel, comme des aérosols liquides ou gazeux, des particules ou des vapeurs. L'ART comporte deux entités :

- l'asthme professionnel (AP) : il s'agit d'un asthme de novo récidivant à toute nouvelle exposition. Il existe deux types d'AP :
  - l'AP avec période de latence (mécanisme immunologique le plus souvent ; environ 95 % des cas). Il existe deux sortes d'asthme avec période de latence :
    - l'asthme allergique lié à une sensibilisation à des agents allergènes professionnels après des expositions répétées. Cette sensibilisation est soit de mécanisme IgE-dépendant lorsqu'il s'agit d'agents de haut poids moléculaire, soit de mécanisme immunologique souvent mal ou peu connu pour des agents de faible poids moléculaire,
    - l'asthme non immunologique induit par des expositions répétées à un agent irritant. Ce type d'asthme est rare et est appelé « *low-dose RADS* » (*reactive airway dysfunction syndrome*) ou « *low intensity chronic exposure dysfunction syndrome* »,

- l'AP sans période de latence (mécanisme non immunologique ; environ 5 % des cas). Il survient après une exposition aiguë massive à un agent irritant. Une substance irritante induit un effet inflammatoire transitoire sur un tissu vivant par action chimique de contact. Il est également appelé « syndrome de Brooks », « syndrome d'irritation aiguë des bronches » ou « *reactive airway dysfunction syndrome* » (RADS). Habituellement, il n'y a pas de récidive si l'exposition à l'agent causal est faible ;
- l'asthme aggravé (exacerbé) par le travail. Il s'agit d'un asthme préexistant exacerbé par les expositions subies sur les lieux de travail. L'existence d'un asthme préexistant n'exclut pas le développement d'un asthme en relation avec le travail.

A. Agents irritants

Les principaux agents irritants sont :

- certains gaz (dichlore [Cl_2], dioxyde de soufre [SO_2], ozone [O_3], dioxyde d'azote [NO_2], ammoniac [NH_3], etc.) ;
- des produits de nettoyage irritants ;
- les chloramines (piscines) générées par le contact entre le Cl_2 et les fonctions amines des protéines. Ces substances sont irritantes et sensibilisantes ;
- les produits acides ou basiques en général ;
- les aldéhydes
- les gaz lacrymogènes ;
- les solvants organiques ;
- certains pesticides ;
- les fumées d'incendie, de soudage.

B. Agents sensibilisants

Les agents sensibilisants se subdivisent en fonction de leur poids moléculaire :

- les protéines de haut poids moléculaire (HPM) d'origine animale ou végétale :
  - induction d'une production d'IgE spécifiques,
  - atopie : facteur favorisant ;
- les substances chimiques de bas poids moléculaire (BPM ; par exemple les métaux) :
  - multiplicité des agents étiologiques (> 300),
  - mécanismes immunologiques variables parfois méconnus : IgE-spécifiques, non IgE-spécifiques avec, par exemple, une liaison à une protéine appelée haptène pour induire une réaction immunologique,
  - atopie : facteur non favorisant.

Les principaux allergènes professionnels sont :

- les farines (environ 25 % ; HPM) ;
- les persulfates alcalins (produits de décoloration capillaire ; BPM) ;
- les protéines de latex (HPM) ;
- les acariens (HPM) ;
- les aldéhydes (formaldéhyde [formol], glutaraldéhyde par exemple ; BPM) ;
- les ammoniums quaternaires (contenus par exemple dans des produits désinfectants ou ménagers ; BPM) ;
- les poussières de bois (HPM) ;
- certaines amines aliphatiques (contenues par exemple dans des produits désinfectants ou ménagers ; BPM) ;

- les isocyanates (employés par exemple dans la mise en œuvre des peintures ou mousses polyuréthannes ; BPM) ;
- les métaux (nickel par exemple ; BPM).

NB : il existe des corrélations dans la littérature entre la concentration d'un allergène ou la durée quotidienne d'exposition à un allergène et le risque de sensibilisation à cet allergène, ainsi qu'avec le risque de survenue d'une maladie asthmatique liée à l'allergène en question.

C. Principales professions à risque d'asthme en relation avec le travail

- Boulangers-pâtissiers : farines de céréales (blé, seigle, son, etc.), enzymes (α-amylase), acariens de stockage, blattes, etc.
- Métiers de la santé et de la petite enfance (crèches notamment) : latex des gants, formol utilisé comme fixateur de tissus, ammoniums quaternaires et amines aliphatiques utilisés dans les produits de désinfection, etc.
- Coiffeurs : persulfates alcalins utilisés comme produits de décoloration capillaire, latex des gants, etc.
- Peintres au pistolet dans l'industrie automobile : isocyanates entrant dans la composition des peintures polyuréthannes, etc.
- Travailleurs du bois (menuisiers, ébénistes, charpentiers, luthiers.) : poussières de bois, colles (colophane, formaldéhyde), vernis (isocyanates, chrome).
- Métiers du nettoyage : acariens, latex des gants, ammoniums quaternaires, amines aliphatiques. Il est important de signaler que l'utilisation de produits sous forme de sprays facilite la pénétration des allergènes dans les voies respiratoires.

II. Diagnostic d'un asthme en relation avec le travail

Le diagnostic d'ART est difficile et souvent long. Il faut tout d'abord :

- affirmer le diagnostic d'asthme ;
- affirmer l'origine professionnelle de l'asthme ;
- identifier le ou les agents étiologiques potentiels. L'enquête est parfois négative, ce qui n'élimine pas forcément une origine professionnelle de l'asthme.

Idéalement, le bilan diagnostique est à faire pendant une période d'activité professionnelle.

A. Diagnostic d'asthme et explorations fonctionnelles respiratoires (EFR)

Le diagnostic d'asthme est avant tout clinique. Celui-ci doit être confirmé par des explorations fonctionnelles respiratoires objectivant un syndrome obstructif réversible ou non et/ou par un test d'hyperréactivité bronchique non spécifique. En cas de maladie asthmatique, la réalisation d'une spirométrie avec une courbe débit-volume permet de mettre en évidence :

- soit un trouble ventilatoire obstructif (TVO), c'est-à-dire un rapport VEMS/CVF inférieur à 70 % témoignant d'une obstruction des bronches. Un test de bronchodilatation par administration de bronchodilatateurs permet par la suite de mettre en évidence une éventuelle réversibilité (augmentation de plus de 12 % du VEMS en post-bronchodilatation par rapport au VEMS initial) ;
- soit l'absence de TVO. Dans ce cas, la recherche d'une hyperréactivité bronchique non spécifique (HRBNS) par un test pharmacologique, par exemple à la méthacholine, permet de mettre éventuellement en évidence une chute du VEMS de plus de 20 % par rapport au VEMS initial signant une HRBNS.

Remarque : il est important de noter que le diagnostic d'asthme est un diagnostic clinique et ne se fait pas uniquement à partir des résultats d'une EFR. En effet, une HRBNS est présente chez environ 10 % de la population générale et signe le plus souvent un déclin accéléré de la fonction respiratoire et non un asthme.

B. Interrogatoire

Une éventuelle origine professionnelle doit être évoquée systématiquement devant tout asthme. En premier lieu, un interrogatoire minutieux et exhaustif est indispensable, accompagné d'un examen clinique rigoureux à la recherche notamment de signes de gravité de l'asthme.

Les éléments à recueillir lors de l'interrogatoire sont les suivants :

- histoire clinique détaillée de l'asthme (crise banale avec des sifflements thoraciques expiratoires, mais aussi oppression thoracique, dyspnée sibilante et/ou toux sèche), consommation de médicaments antiasthmatiques ;
- existence ou non :
  - de manifestations associées (rhinite allergique, urticaire, sinusites à répétition, œdème de Quincke, conjonctivite, kératite, etc.). En cas de rhinite, il faut demander un examen ORL spécialisé avec un scanner des sinus. De même, en cas de kératite et/ou de conjonctivite, il faut demander un avis ophtalmologique. Il a été démontré qu'en cas de rhinite d'origine professionnelle, le risque d'apparition de l'asthme professionnel est prépondérant la première année et persiste pendant plusieurs années,
  - d'hyperréactivité bronchique non spécifique pouvant se traduire par des manifestations bronchospastiques vis-à-vis de nombreux stimuli (effort, rire, froid, fumée de tabac et autres irritants),
  - d'un terrain atopique personnel et/ou familial ;
- mise en évidence :
  - d'une exposition à un ou plusieurs allergènes non professionnels dans l'environnement personnel, comme la présence au domicile d'animaux, de plantes, de moquettes, de literies non traitées contre les acariens, etc., et la pratique de loisirs ou de bricolage,
  - de l'exposition accidentelle antérieure à une substance chimique irritante ou caustique dans l'hypothèse d'un syndrome de Brooks, que ce soit sur le lieu de travail ou au domicile,
  - lors d'une enquête professionnelle avec l'intéressé (et le médecin du travail par l'intermédiaire du patient) :
    - d'une profession à risque,
    - d'une relation temporelle (rythme professionnel) entre la survenue des symptômes et le travail (déclenchement des symptômes en période de travail et amélioration des symptômes les jours de repos, disparition lors des congés),
    - de gestes et/ou de tâches déclenchants précis : identification clinique de l'agent responsable,
    - de produits manipulés par le patient ou à proximité de lui (compositions chimiques).

En effet, l'interrogatoire initial à la recherche d'une étiologie professionnelle de l'asthme doit être complété dans la mesure du possible par une étude du poste de travail incriminé sur le terrain. Il est fondamental, dans la mesure du possible et selon le contexte, que le patient prenne contact avec son médecin du travail pour l'aider dans cette démarche diagnostique étiologique. Il est donc nécessaire d'obtenir la liste de tous les produits manipulés et les fiches de données de sécurité de ces produits. Les conditions de travail et de protection individuelle doivent être précisées, ainsi que la notion éventuelle d'atteinte collective de plusieurs travailleurs dans l'entreprise ou dans l'atelier.

C. Aide des examens complémentaires dans le diagnostic étiologique

Certains examens complémentaires orientés par l'interrogatoire minutieux préalable apportent une aide importante au diagnostic étiologique quand cela est possible.

D. Recherche d'un rythme professionnel objectif

Tout d'abord, il est fondamental de rechercher un rythme professionnel objectif pour conforter le diagnostic d'asthme professionnel. Ce rythme professionnel peut être objectivé par la mise en évidence de variations des mesures répétées avec une aggravation pendant les périodes de travail ou une amélioration pendant les périodes de congés. Les paramètres mesurés peuvent être :

- le débit expiratoire de pointe et/ou le VEMS à l'aide d'automesures répétées pluriquotidiennes sur plusieurs semaines incluant une semaine d'interruption. Ces automesures nécessitent une parfaite collaboration du patient avec un journal quotidien détaillé des activités et des produits manipulés;
- la présence d'une HRBNS en période de travail ou en période hors travail en milieu pneumologique.

E. Recherche d'une sensibilisation à un ou plusieurs allergènes par un test immunologique

Il faut rechercher une sensibilisation immunologique à un ou plusieurs allergènes en cas de mécanisme IgE-dépendant (allergènes de haut poids moléculaire) en s'orientant grâce aux données de l'interrogatoire :

- tests cutanés (prick-tests) en milieu allergologique en consultation de ville ou en milieu hospitalier;
- dosages sériques d'IgE spécifiques lors d'une prise de sang dans un laboratoire;
- recherche d'une atopie par dosage d'un panel de pneumallergènes courants tel que le Phadiatop.

NB : les dosages sériques d'IgE spécifiques sont un complément précieux au diagnostic, surtout avec les allergènes de haut poids moléculaire (protéines d'origine animale ou végétale). En revanche, concernant les allergènes de faible poids moléculaire, la pertinence des résultats de ces dosages est médiocre (faux négatifs importants pour certains de ces allergènes).

F. Tests de provocation spécifique d'un allergène

Dans certains cas, une hyperréactivité nasale ou bronchique spécifique à un allergène incriminé peut être mise en évidence uniquement en milieu hospitalier spécialisé. Ces tests de provocation spécifique sont disponibles uniquement pour quelques substances (la farine par exemple). Il s'agit des tests de provocation spécifique :

- bronchique (test réalisé si le VEMS est supérieur à 70 % de la valeur théorique et en l'absence d'HRBNS);
- nasale (rhinomanométrie; test réalisé si des symptômes ORL sont présents et en l'absence d'obstruction nasale).

III. Pronostic, évolution et devenir du sujet atteint d'un ART

Le pronostic dépend de la précocité du diagnostic. En effet, la sévérité de l'asthme est conditionnée par la rapidité du diagnostic, de la prise en charge médicale et de la mise en œuvre des mesures d'éviction de l'allergène.

L'éviction complète de l'agent causal est sans conteste le meilleur traitement, mais elle est souvent obtenue au prix de conséquences socioprofessionnelles très péjoratives.

Concernant le devenir professionnel du sujet atteint d'un ART, il n'existe pas de règle dogmatique applicable à n'importe quel cas d'asthme. En effet, le maintien dans l'emploi est parfois possible sans risque d'aggravation :

- en réduisant les expositions à l'agent causal sur le lieu de travail;
- en optimisant le traitement.

Le devenir d'un sujet atteint d'un asthme en relation avec le travail n'est donc pas synonyme d'inaptitude. Il résulte de la confrontation de deux risques : médical et social. Ceci nécessite une démarche rigoureuse :

- évaluation de la maladie;
- facteurs pronostiques principaux :
  - délai entre le diagnostic et la mise en place des mesures correctives,
  - EFR au diagnostic : degré d'obstruction fixée, importance de l'HRBNS;
- évaluation du poste de travail et de l'entreprise.

Il faut donc une concertation entre le salarié et le médecin traitant, et entre le salarié et le médecin du travail pour une optimisation de la prise en charge thérapeutique, professionnelle et sociale.

IV. Mesures de prévention

A. Prévention médicale

La prévention médicale débute par l'orientation professionnelle, en évitant d'orienter des adolescents asthmatiques ou avec une rhinite allergique vers des métiers exposant à des allergènes de HPM ou à des agents irritants. Il en est de même pour les adolescents ayant un terrain atopique qui sont plus à risque de développer un asthme en lien avec un allergène de HPM. En revanche, un sujet avec un terrain atopique n'a pas de risque majoré de développer un asthme en lien avec un allergène de BPM.

L'apparition d'une rhinite allergique doit constituer un véritable signe d'alarme de risque d'apparition ultérieure d'un asthme et doit donc amener à une amélioration des conditions de travail (aménagement du poste, reclassement ou réorientation professionnelle). Il est important de souligner que l'apparition d'une rhinite allergique n'est pas un passage obligé pour faire un asthme. Le rôle du médecin du travail est primordial.

Les mesures de prévention et d'orientation professionnelle sont donc capitales et à discuter au cas par cas selon le contexte clinique (gravité de l'asthme) et social (âge, qualification, risque de perte d'emploi, etc.).

B. Prévention technique

Le but idéal est la suppression de l'allergène professionnel responsable si celui-ci est identifié (remplacement des gants, des produits). Ceci n'est pas toujours possible, ni suffisant (exposition indirecte par l'entourage professionnel immédiat, par exemple). Il est alors important de diminuer les niveaux d'exposition en améliorant des techniques d'utilisation (par exemple, favoriser les dilutions des produits et limiter au maximum les pulvérisations sous forme de spray et l'emploi de poudres). Il faut favoriser les moyens de prévention collectifs, avec notamment le travail en vase clos (circuit fermé), la mise en place de captage à la source d'émission avec des aspirations efficaces, le capotage de machines, etc.

Le port de protections individuelles n'est à envisager que lorsque ces mesures collectives de suppression ou de réduction des risques s'avèrent insuffisantes ou impossibles à mettre en œuvre.

Par ailleurs, il est important d'informer les salariés des risques et des règles d'hygiène à respecter.

V. Réparation

Deux principaux tableaux importants permettent la reconnaissance en maladie professionnelle :

- régime général de la Sécurité sociale (RGSS) : n° 66 (rhinites et asthmes professionnels) ;
- régime agricole (RA) : n° 45 (maladies professionnelle d'origine allergique).

D'autres tableaux spécifiques d'agents ou de familles d'agents allergisants existent :

- RGSS : n° 10 bis (acide chromique), n° 10 bis (chromates et bichromates), n° 15 bis (amines aromatiques), n° 34 (organo-phosphorés et carbamates hétérocycliques anticholinestérasiques), n° 37 bis (nickel), n° 41 (béta-lactamines), n° 43 (formaldéhyde/formol), n° 47-A (poussières de bois), n° 49 bis (amines aliphatiques), n° 50 (phénylhydrazine), n° 70 (cobalt et ses dérivés), n° 74 (furfural), n° 82 (méthacrylate de méthyle), n° 95 (latex) ;
- RA : n° 11 (organo-phosphorés et carbamates hétérocycliques anticholinestérasiques).

Points clés

- Il existe plusieurs types d'asthmes professionnels : l'asthme avec période de latence (asthme allergique) et l'asthme sans période de latence (asthme induit par des irritants respiratoires). Par ailleurs, un asthme préexistant à une exposition professionnelle peut être aggravé par le travail.
- L'interrogatoire doit rechercher une rythmicité professionnelle et la présence de signes associés, dont une rhinite.
- Le diagnostic d'asthme est avant tout clinique. Cependant, il doit être confirmé par des explorations fonctionnelles respiratoires.

CHAPITRE

14

Item 288 – UE 9 – Cancer : cancérogénèse, oncogénétique

Objectifs pédagogiques

- Décrire l'histoire naturelle du cancer.
- Connaître les implications cliniques des données d'oncogénétique constitutionnelle et somatique.
- Décrire les principales étiologies professionnelles des cancers et expliquer les principes de dépistage des cancers professionnels.

I. Généralités

En 2010, d'après l'enquête Surveillance médicale des expositions aux risques professionnels (Sumer 2010), 2,2 millions de salariés ont été exposés à au moins un produit chimique cancérogène au cours de la dernière semaine travaillée, soit 10 % des salariés.

Outre les agents chimiques cancérogènes, les travailleurs peuvent également être exposés à des agents cancérogènes physiques comme les rayonnements ionisants (259 000 salariés exposés en 2010) ou différents agents biologiques, comme les virus des hépatites B et C.

De nombreuses localisations sont concernées, mais la probabilité qu'un cancer soit lié à des expositions professionnelles à des agents cancérogènes (chimiques, physiques ou biologiques) est plus importante pour certaines localisations, comme le poumon, la vessie, la sphère ORL ou la peau, ou pour certains types de cancers, comme le mésothéliome ou certaines leucémies.

Selon l'Agence nationale de santé publique (Santé publique France, anciennement Institut de veille sanitaire), 4 à 8,5 % des cancers seraient attribuables à des expositions d'origine professionnelle.

Toutefois, la fraction de risque attribuable aux facteurs de risque professionnels varie largement d'un site de cancer à un autre (chez l'homme, les estimations sont les suivantes : entre13 % et 29 % pour le poumon, 85 % pour le mésothéliome, entre 8 % et 14 % pour la vessie, entre 24 % et 41 % pour les cancers naso-sinusiens, entre 5 % et 18 % pour les leucémies) et est très généralement plus élevée chez les hommes que chez les femmes, reflétant des expositions professionnelles antérieures nettement plus fréquentes chez les hommes.

Il est actuellement admis que les statistiques annuelles des cas reconnus en maladie professionnelle (environ 2 000 cas par an) sous-estiment largement le nombre réel des cas de cancers professionnels (ceci résultant de multiples facteurs intriqués, notamment l'absence d'identification des expositions antérieures, la sous-déclaration par les patients, le refus de reconnaissance lié à l'absence de confirmation de l'exposition par la Sécurité sociale, en particulier en cas d'exposition très ancienne survenue plusieurs dizaines d'années auparavant). Cette sous-déclaration en maladie professionnelle des cancers d'origine professionnelle entraîne une protection sociale amoindrie pour le salarié (ou l'ancien salarié).

Du fait de leur long temps de latence de survenue (dix à quarante ans selon le type de cancer), la majorité des cancers liés au travail apparaissent après la cessation de l'activité professionnelle (et de la surveillance médicale par le médecin du travail). Le rôle du médecin, généraliste ou spécialiste, prenant en charge des patients atteints de cancer, est fondamental dans le repérage, l'information et la prise en charge médico-administrative des patients ayant été exposés à des cancérogènes en milieu de travail (surveillance post-professionnelle).

II. Cancers broncho-pulmonaires (CBP)

Seuls les CBP primitifs peuvent être des CBP reconnus en maladie professionnelle.

A. Amiante (encadré 14.1)

Une exposition professionnelle à l'amiante sera suspectée comme étant causale d'un CBP dans les cas suivants :

- un métier exposant (penser aux métiers antérieurs, au début de la carrière);
- une association (inconstante) à un syndrome interstitiel (asbestose) ou à des plaques pleurales sur le TDM (ou histologiquement à l'intervention);
- une analyse minéralogique dans le liquide de LBA ou du poumon (voire de l'expectoration) montrant une charge élevée en corps asbestosiques.

Remarque : il n'y a plus lieu d'effectuer de façon itérative de radiographie thoracique ni d'exploration fonctionnelle respiratoire, sauf en cas de signes cliniques ou de symptômes d'appel (recommandation labellisée par la Haute autorité de santé en 2015).

Encadré 14.1

Surveillances post-exposition et post-professionnelle « amiante »

Cette surveillance est destinée à dépister les pathologies bénignes liées à l'amiante chez les sujets y ayant été exposés (recommandation labellisée par la Haute autorité de santé).

Elle comporte une consultation à visée pneumologique et un examen tomodensitométrique thoracique sans injection :

- pour les expositions cumulées de niveau fort : tous les cinq ans (début vingt ans après le début de l'exposition);
- pour les expositions cumulées de niveau intermédiaire : tous les dix ans (début trente ans après le début de l'exposition).

B. Autres cancérogènes

- Silice cristalline (le tableau de MP n°25 du régime général de la Sécurité sociale ne réparant que les cas de cancers du poumon associés à une silicose).
- Hydrocarbures aromatiques polycycliques (HAP) dérivés du charbon ou de la houille (goudron de houille, suies de combustion du charbon).
- Arsenic, cadmium, dérivés du nickel, gaz et poussières radioactifs, carbure de tungstène-cobalt, travaux au fond des mines de fer, dérivés du chrome, etc.

III. Mésothéliomes

Ces tumeurs des séreuses touchent préférentiellement par ordre de fréquence décroissant la plèvre, le péritoine voire le péricarde. Chez les hommes, 85 % des mésothéliomes pleuraux sont liés à une exposition professionnelle antérieure à l'amiante.

IV. Tumeurs malignes de vessie et des voies urinaires (encadré 14.2)

Les principales étiologies professionnelles sont :

- certaines amines aromatiques (colorants);
- les hydrocarbures aromatiques polycycliques (dérivés des goudrons de houille).

Encadré 14.2

Surveillances post-exposition et post-professionnelle des salariés exposés antérieurement à des agents cancérogènes pour la vessie

Cytologie urinaire tous les six mois (début vingt ans après le début de l'exposition) en cas d'emploi antérieur dans un secteur d'activité associé à un risque élevé ou très élevé (recommandation labellisée par la Haute autorité de santé).

V. Leucémies aiguës

Les principales étiologies professionnelles sont :

- le benzène;
- les radiations ionisantes.

VI. Tumeurs malignes cutanées (épithéliomas cutanés)

Les principales étiologies professionnelles sont :

- les radiations ionisantes;
- les HAP dérivés du charbon ou de la houille (goudrons de houille, suies de combustion) ou du pétrole;
- l'arsenic.

VII. Cancers naso-sinusiens (encadré 14.3)

Les principales étiologies professionnelles sont les poussières de bois (menuisiers, ébénistes) et les dérivés du chrome hexavalent.

Encadré 14.3

Surveillances post-exposition et post-professionnelle pour les travailleurs exposés aux poussières de bois

Nasofibroscopie avec visualisation des fentes olfactives tous les deux ans pour tout travailleur exposé aux poussières de bois pendant plus d'un an cumulé et dont la première exposition remonte à plus de trente ans (recommandation labellisée par la Haute autorité de santé et l'Institut national du cancer).

VIII. Cancers du nasopharynx

La principale étiologie professionnelle est l'exposition au formaldéhyde (formol).

IX. Angiosarcomes hépatiques

La principale étiologie professionnelle est l'exposition au chlorure de vinyle monomère.

X. Principales circonstances d'exposition à ces agents cancérogènes

Dans le passé, l'utilisation d'amiante a été très large (isolation, calorifugeage, amiante ciment, amiante textile pour des tissus de protection contre la chaleur, plaquettes de frein, etc.). Les professions les plus exposées étaient les calorifugeurs, les soudeurs, les plombiers, les chauffagistes, les ouvriers non qualifiés du gros œuvre du bâtiment et les ouvriers qualifiés de la maintenance en électricité et en électronique. Les secteurs professionnels tout particulièrement concernés étaient les industries avec d'importantes sources de chaleur (verrerie, sidérurgie) et les chantiers de réparation navale.

En dépit de l'interdiction de l'usage de l'amiante dans les années 1990, de nombreux travailleurs sont encore exposés, tels que les professionnels du retrait de l'amiante (déflocage, décalorifugeage, etc.) ou, de manière plus ponctuelle, lors de rénovations de bâtiments (électriciens, plombiers, couvreurs, etc.).

Les amines aromatiques sont des intermédiaires de synthèse largement utilisés dans l'industrie chimique (notamment dans l'industrie des colorants, mais également comme accélérateurs et antioxydants dans l'industrie du caoutchouc). Seules certaines d'entre elles sont cancérogènes (4-aminobiphényl, 2-naphtylamine, benzidine, ortho-toluidine, etc.) et elles ont été peu à peu supprimées.

L'arsenic a été surtout rencontré en métallurgie (raffinage des métaux), en fonderie (pour durcir le cuivre, le plomb ou l'or), en verrerie ou dans l'industrie des colorants. Il est entré également dans la composition d'insecticides.

Le benzène est l'un des composés du pétrole et est présent dans l'essence en grande quantité (jusqu'à 5 % dans les années 1990). Les expositions se rencontrent donc en raffinage, en pétrochimie mais également chez ceux qui manipulent des carburants automobiles (pompistes, transporteurs).

Le chlorure de vinyle monomère est utilisé dans la fabrication du PVC (polychlorure de vinyle, qui est une matière plastique). L'exposition survient principalement dans les usines de fabrication du PVC, qui n'existent quasiment plus en France.

L'exposition au chrome se rencontre dans la métallurgie du chrome et dans le traitement de surface (dépôt par électrolyse d'une couche de chrome pour l'acier inoxydable).

Le formaldéhyde (formol) est encore largement utilisé en anatomo-pathologie et, à un degré moindre, comme désinfectant de locaux en milieu de soins. Le formaldéhyde est également utilisé dans la fabrication de certaines résines (industrie du bois, du papier, de la construction, etc.).

Les hydrocarbures aromatiques polycycliques sont des mélanges de composés à deux noyaux benzéniques (ou plus). On les rencontre dans l'industrie du pétrole ou de la houille, dans les bitumes (application pour la confection de routes ou de revêtements de toitures), mais également dans les fumées de diesel et dans certaines peintures pour étanchéifier (sur des canalisations ou sous les véhicules).

Les radiations ionisantes sont utilisées en milieu de soins (radiographie, radiothérapie) mais également en milieu industriel (radiographies pour le contrôle des soudures). On les rencontre aussi en centrale nucléaire (irradiation externe, contamination).

Depuis l'arrêt de l'activité minière en France, l'exposition à la silice se rencontre principalement dans les carrières (granit, mais pas seulement), le bâtiment (préparation du béton, découpage de bordures), la fabrication des tuiles et de la céramique (sanitaires, carrelages) ainsi qu'en fonderie (tableau 14.1).

Tableau 14.1 Principaux facteurs de risque de cancers professionnels

CIRC : Centre international de recherche sur le cancer ; HAP : hydrocarbures aromatiques polycycliques ; UV : ultra-violets.

Types/sites de cancers	Principaux facteurs de risque professionnels identifiés, faisant l'objet de tableaux de maladies professionnelles	Exemples d'autres agents ou situations d'expositions professionnelles « hors tableaux » mais cancérogènes, certains selon le CIRC
Cancers du poumon	– Amiante (nombreuses situations d'exposition antérieures, notamment dans les métiers du bâtiment) – Gaz et poussières radioactives (radon ; travaux au fond des mines de fer) – Certains métaux : arsenic, cadmium, certains dérivés du chrome et du nickel, cobalt associé au carbure de tungstène (industrie des métaux durs) – Silice cristalline (en cas de silicose) – Goudrons de houille, brais de houille, suies (HAP) – Bischlorométhyléther, chlorométhylméthyléther (rare)	– Béryllium – Fumées de gaz d'échappement de moteurs diesel
Mésothéliomes (plèvre, péritoine, péricarde)	Amiante (nombreuses situations d'exposition antérieures, notamment dans les métiers du bâtiment)	
Cancers de la vessie et des voies excrétrices supérieures	– Certaines amines aromatiques (expositions anciennes : 4-aminobiphényl, benzidine et dérivés, 2-naphtylamine ; orthotoluidine, etc. ; MBOCA ; concerne la synthèse des colorants, encres, peintures, industrie textile, imprimerie, industrie du cuir et papetière, caoutchouc) – Certains travaux exposant à des HAP : production d'aluminium (ancien procédé Söderberg), travaux en cokerie, ramonage et entretien de chaudières/chauffages au charbon, goudrons routiers (avant 1985)	
Cancers naso-sinusiens	– Poussières de bois – Certains dérivés du nickel – Certains dérivés du chrome	Poussières de cuir
Cancers du nasopharynx	Formaldéhyde	Poussières de bois
Leucémies	– Radiations ionisantes (radiologues, radiographies industrielles, utilisation de radioéléments) – Benzène (uniquement leucémies aiguës myéloblastiques et lymphoblastiques)	
Cancers cutanés	Arsenic, HAP (goudrons, brais de houille, huiles minérales peu raffinées, huiles de moteur usagées, suies de combustion)	– Irradiation solaire (UV) – Rayons X ou gamma

Points clés

- 4 à 8,5 % des cancers seraient attribuables à des expositions d'origine professionnelle. Néanmoins, cette fraction de risque attribuable aux facteurs de risque professionnels varie largement d'un site de cancer à un autre.
- Les expositions professionnelles sont à l'origine :
  - de cancers des poumons : amiante, silice, chrome, hydrocarbures aromatiques polycycliques (HAP),
  - de cancers de la vessie : colorants (certaines amines aromatiques), HAP,
  - de leucémies : benzène, rayonnements ionisants,
  - de cancers des sinus : poussières de bois.
- Pour le médecin traitant, il est important de :
  - penser à demander la profession en cas de cancer : déclaration en MP,
  - proposer un dépistage (y compris après la retraite) aux anciens travailleurs exposés (surveillance post-professionnelle).
- Pour l'employeur, il est nécessaire d'évaluer les risques et de réduire les expositions.
- Pour le médecin du travail, il faut faire de la surveillance médicale, agir sur les risques et prévenir l'exposition aux agents cancérogènes

Pour en savoir plus

Cours du collège des enseignants. Cancers professionnels : fréquence, diagnostic étiologique (Pr Pairon), https://webtv.univ-rouen.fr/videos/permalink/v12515a17600dp76tlr4/.

Institut national du cancer. Cancers liés au travail, www.e-cancer.fr/Comprendre-prevenir-depister/Reduire-les-risques-de-cancer/Cancers-lies-au-travail.

Institut national du cancer. Cancers liés au travail : qu'est-ce qu'un cancer lié au travail ?, www.e-cancer.fr/Comprendre-prevenir-depister/Reduire-les-risques-de-cancer/Cancers-lies-au-travail/Qu-est-ce-qu-un-cancer-lie-au-travail.

Société française de médecine du travail. Recommandations de la SFMT, www.chu-rouen.fr/sfmt/pages/Recommandations.php.

II

Entraînements

I. Médecine légale

CHAPITRE 15

Dossiers progressifs

Énoncés et questions

Dossier progressif 1

Vous êtes praticien hospitalier dans un hôpital public. Pierre, 65 ans, directeur général d'une grande entreprise, y est hospitalisé. Il a une fille, Marie, qu'il ne voit quasiment jamais. Il est séparé et en cours de divorce avec Jacqueline, la mère de Marie. Il vit une relation amoureuse avec Denise. Denise a un fils d'une première union, Antoine, qui est chirurgien, praticien hospitalier dans le même CHU que vous.
Prétextant un voyage d'affaires et sans prévenir personne de son entourage, Pierre a subi une coloscopie et un scanner thoraco abdomino-pelvien. Le bilan que vous avez prescrit a permis de diagnostiquer un cancer colique avec des métastases hépatiques et pulmonaires.

Question 1

Est-il possible de soigner Pierre sans en avertir quiconque ?

A. Oui, mais on lui conseille de désigner au moins une personne qu'il accepte d'informer.
B. Oui, à condition qu'il désigne une personne de confiance.
C. Oui, à condition qu'il rédige des directives anticipées.
D. Non, il est obligatoire d'informer sa femme Jacqueline car ils n'ont pas encore divorcé.
E. Non, il est obligatoire d'informer sa fille Marie.

Question 2

Ses antécédents sont marqués par un tabagisme toujours actif, une hypercholestérolémie traitée et la pose d'un pacemaker. Il a été hospitalisé en psychiatrie sans son consentement il y a dix ans, suite à un épisode psychotique aigu. Il n'y a jamais eu d'autres antécédents psychiatriques. Pierre vous demande d'établir un certificat médical pour l'envoyer à son assurance prévoyance, afin de bénéficier d'un revenu.
Choisissez la ou les propositions correctes.

A. Vous pouvez fournir le dossier médical de Pierre au médecin de l'assurance, dans l'intérêt de Pierre.
B. Le médecin de l'assurance peut convoquer Pierre pour un examen médical.
C. Vous pouvez établir un certificat mentionnant le cancer colique avec des métastases osseuses, hépatiques et pulmonaires et le donner à Pierre, sans mentionner ses antécédents.
D. Vous pouvez fournir à Pierre des documents médicaux qu'il pourra transmettre à son assurance
E. Vous devez mentionner les antécédents psychiatriques sur votre certificat.

Question 3

Pierre ne veut pas que sa fille soit informée de son état de santé. Que faites-vous ?

A. Vous respectez son refus d'informer sa fille.
B. Vous notez dans le dossier médical qu'il refuse que sa fille y accède.
C. Vous lui faites préciser si ce refus doit persister après son décès.
D. Vous informez sa fille sans le lui dire car il s'agit d'une pathologie grave.
E. Vous lui conseillez d'informer sa fille car il s'agit d'une pathologie grave.

Question 4

Pierre est rassuré car vous avez noté dans le dossier médical qu'il s'oppose à l'information de sa fille, y compris après sa mort. Il vous demande qui, de son vivant, a accès à son dossier médical en dehors du CHU.

A. Lui-même.
B. Sa fille.
C. Son épouse.
D. Le médecin qu'il a lui-même autorisé.
E. Son notaire.

Question 5

Vous croisez Antoine dans un couloir du CHU. Il vous demande des nouvelles de Pierre.
Que répondez-vous ?

A. Vous l'informez car il est praticien hospitalier du CHU.
B. Vous lui demandez une autorisation écrite de Pierre.
C. Vous lui conseillez d'aller voir directement Pierre.
D. Vous refusez de lui donner des informations médicales car il n'y a pas de secret partagé s'il n'intervient pas dans les soins de Pierre.
E. Vous l'informez car il n'y a pas de secret médical entre deux médecins d'un même CHU.

Question 6

Pierre a décidé d'informer a minima Denise de son état de santé. Il lui a dit qu'il avait une tumeur mais que ça se soignait très bien. Denise a sollicité un rendez-vous. Elle vient vous parler de Pierre, qu'elle trouve « bizarre » depuis quelques temps. Elle pense qu'il lui « cache des choses », et elle a un mauvais pressentiment. Elle vous demande quel est le diagnostic exact et quelle est son espérance de vie.
Que répondez-vous ?

A. Vous lui expliquez que vous ne pouvez rien lui dire car vous êtes soumis au secret médical.
B. Vous lui conseillez d'en parler directement à Pierre.
C. Vous demandez au préalable à Pierre ce qu'il vous autorise à dire à Denise.
D. Vous répondez à sa demande car il s'agit d'une pathologie grave, à condition qu'elle soit désignée comme personne de confiance.
E. Vous lui expliquez que vous ne pouvez donner d'informations qu'à la fille et à l'épouse de Pierre.

Question 7

Le divorce de Pierre et Jacqueline a été prononcé. Désormais, Pierre vit en concubinage avec Denise. Il a désigné Denise comme personne de confiance et comme personne à prévenir.
Choisissez la ou les propositions correctes concernant la personne de confiance.

A. Elle est obligatoirement désignée par toute personne à son entrée à l'hôpital.
B. Elle peut être un parent, un proche ou le médecin traitant.
C. La personne désignée ne peut pas refuser.
D. Elle a accès au dossier médical du patient.
E. Elle est consultée lorsque le patient est hors d'état d'exprimer sa volonté et de recevoir l'information nécessaire.

Question 8

Quelques mois plus tard, Pierre est pris en charge en soins palliatifs, la maladie ayant évolué très vite. Denise vous demande un rendez-vous pour avoir des renseignements médicaux.
Choisissez la ou les propositions correctes concernant le secret professionnel.

A. Il peut être partagé avec la personne de confiance sauf opposition du patient.
B. Il disparaît à la mort du patient.
C. Il couvre tout ce qui a été vu, entendu et compris dans l'exercice de sa profession.
D. Il s'applique aux confidences du patient sur sa vie privée.
E. Il est opposable au patient.

Question 9

Deux jours plus tard, Pierre est retrouvé décédé. Sa fille Marie estime que la prise en charge n'a pas été adaptée. Elle veut obtenir le dossier médical de son père.
Choisissez la ou les propositions correctes concernant le dossier médical de Pierre.

A. Le médecin peut donner des éléments du dossier de Pierre à Denise dans la mesure où c'est nécessaire pour connaître les causes de la mort, défendre la mémoire du défunt ou faire valoir ses droits.
B. Le médecin ne peut pas fournir des éléments du dossier de Pierre à sa fille Marie.
C. Denise doit préciser par écrit, lors de sa demande, le motif justifiant sa requête et justifier de sa qualité de concubine.
D. Le dossier de Pierre peut être transmis à Jacqueline en l'absence d'opposition de Pierre de son vivant.
E. Le dossier de Pierre peut être détruit un an après son décès.

Question 10

Choisissez la ou les propositions correctes concernant le dossier médical du patient décédé.

A. Il doit être transmis par l'intermédiaire d'un médecin demandeur.
B. Il doit être transmis par l'intermédiaire d'un avocat.
C. Il est transmis sous forme de photocopies dont le coût est pris en charge par le demandeur.
D. Tout médecin qui a pris en charge le patient de son vivant y a accès.
E. Il faut l'autorisation du juge d'instruction du fait de l'obstacle médico-légal.

Question 11

Concernant la demande plus particulière de Marie, choisissez la ou les propositions correctes.

A. Vous envoyez une copie du dossier à Marie.
B. Vous conseillez à Marie de s'adresser à la direction du CHU en charge de l'accès au dossier et non directement à vous.
C. Marie doit envoyer un courrier de son avocat.
D. Marie n'aura pas accès au dossier de son père car il s'y est opposé de son vivant.
E. L'hôpital doit délivrer à Marie l'original du dossier médical de son père.

Question 12

Marie a effectivement déposé plainte contre le CHU mais aussi contre le médecin généraliste qui suivait Pierre et une information a été ouverte. Dans ce cadre, le dossier médical de Pierre est saisi sur commission rogatoire d'un juge d'instruction.
Lors d'une saisie de dossier dans un CHU à la demande d'un juge d'instruction, quelles sont les personnes présentes pour la réalisation de cette saisie ?

A. Le procureur de la République.
B. Un officier de police judiciaire ou un juge d'instruction.
C. Le médecin chef de service ou son représentant.
D. Le directeur de l'hôpital ou son représentant.
E. Un médecin du Conseil départemental de l'Ordre.

Question 13

Le dossier médical du médecin généraliste qui suivait Pierre est également saisi.
Lorsqu'un dossier médical de médecine générale est saisi par la justice, qui assiste à la saisie ?

A. Le médecin expert judiciaire désigné pour étudier le dossier.
B. Le médecin généraliste.
C. Le directeur de l'Agence Régionale de Santé ou son représentant.
D. Le procureur de la République.
E. Le juge des tutelles si le patient était sous tutelle.

Question 14

Quelle est la durée de conservation du dossier médical ?

A. Dix ans à compter de la dernière prise en charge.
B. Vingt ans à compter de la date du décès.
C. Pour un mineur, jusqu'à sa vingt-cinquième année.
D. Indéfiniment.
E. Dix ans à compter de la date du décès.

Question 15

Vous êtes convoqué par un policier en tant que témoin dans le cadre de l'instruction.
Choisissez la ou les propositions correctes.

A. Vous êtes obligé d'y aller.
B. Vous pouvez refuser de répondre à certaines questions du fait du secret médical.
C. Vous pouvez refuser d'y aller car vous êtes médecin hospitalier.
D. Vous pouvez y aller accompagné d'un avocat.
E. Vous fournissez le dossier médical de Pierre aux policiers.

Question 16

Un médecin mandaté par une compagnie d'assurance vous demande le dossier médical de Pierre.
Choisissez la ou les propositions correctes.

A. Vous lui fournissez le dossier médical dans une enveloppe cachetée si c'est dans l'intérêt des ayants droit de Pierre.
B. Vous lui répondez que vous pouvez fournir le dossier médical à Denise.
C. Vous lui dites de s'adresser à François, son tuteur.
D. Vous pouvez lui communiquer le dossier car Pierre ne s'y est pas opposé de son vivant.
E. Vous pouvez lui fournir le dossier car Pierre est décédé.

Dossier progressif 2

Vous êtes médecin aux urgences d'un hôpital public. Justine, adolescente de 15 ans, est emmenée aux urgences vers 22 heures par sa mère, Mme M. Justine aurait déclaré à sa mère avoir été victime de violences physiques volontaires lors d'une tentative de vol de son téléphone par un tiers inconnu à la sortie de son établissement scolaire, environ quatre heures avant sa venue aux urgences.

Lors de l'interrogatoire, Justine déclare avoir reçu des claques au visage et un coup de poing sur le crâne, avoir été saisie par les bras et avoir été projetée au sol.
Dans les antécédents de Justine, vous retrouvez une appendicectomie, une amygdalectomie ainsi qu'un asthme traité par salbutamol. Elle présente également des allergies aux acariens et aux pollens.
Justine se plaint de douleurs à la cuisse droite et au bras gauche, elle vous dit être angoissée et « choquée » par ce qui s'est passé.
À l'examen clinique de Justine, vous relevez :

- un érythème bilatéral des joues ;
- un léger strabisme divergent de l'œil droit ;
- une ecchymose violacée et jaunâtre de 1,5 cm × 1 cm sur la pommette gauche ;
- une ecchymose violacée et jaunâtre de 2 cm × 2 cm en région cervicale antérolatérale gauche ;
- une ecchymose violacée de 1 cm × 1 cm à la face interne du tiers moyen du bras gauche ;
- de multiples cicatrices linéaires de même orientation, blanchâtres, à la face antérieure du poignet gauche ;
- une ecchymose bleuâtre de 3 cm × 1,5 cm à la face externe du tiers supérieur de la cuisse droite ;
- une dermabrasion de 3 cm × 2 cm à la face antérieure du genou droit ;
- un examen neurologique normal ;
- l'absence de limitation fonctionnelle du tronc ou des membres.

Question 1

Choisissez la ou les propositions correctes concernant votre prise en charge médicale initiale de Justine.

A. Vous recherchez d'autres épisodes de violences plus anciennes à l'interrogatoire.
B. Vous effectuez un examen otoscopique à la recherche d'une éventuelle perforation tympanique.
C. Vous prescrivez un bilan radiographique du corps entier.
D. Vous prescrivez la réalisation d'un fond d'œil.
E. Vous conseillez une consultation avec un psychologue.

Question 2

Mme M. vous demande d'examiner Justine afin d'établir un certificat médical descriptif de ses blessures, car elle veut porter plainte contre l'agresseur.
Choisissez la ou les propositions correctes.

A. L'examen médical de Justine peut être réalisé à la demande de Mme M., sans réquisition judiciaire.
B. L'examen médical de Justine peut être réalisé sur réquisition judiciaire.
C. Si l'identité de l'agresseur est connue, vous devez l'indiquer sur votre certificat.
D. Le certificat doit préciser l'incapacité temporaire personnelle.
E. Le certificat doit être conclu par la mention « pour faire valoir ce que de droit ».

Question 3

Choisissez la ou les propositions concernant Justine qui doivent figurer dans le certificat médical qui vous est demandé.

A. Ses antécédents médicaux et chirurgicaux.
B. Son traitement médicamenteux.
C. Ses allergies.
D. Les lésions traumatiques cutanées ayant été observées à l'examen clinique.
E. La compatibilité éventuelle entre les mécanismes traumatiques allégués et les constatations cliniques, lorsque cela est possible.

Question 4

Vous réalisez l'examen clinique de Justine et établissez un certificat médical descriptif à la demande de Mme M., sans réquisition judiciaire.
Choisissez la ou les propositions correctes concernant le devenir du certificat au décours de votre examen en dehors de toute procédure de signalement judiciaire.

A. Vous pouvez remettre le certificat à Mme M.
B. Vous pouvez remettre le certificat à un officier de police judiciaire pour qu'une enquête soit ouverte.
C. Vous pouvez remettre le certificat à Justine.
D. Vous pouvez remettre le certificat au procureur de la République.
E. Vous pouvez remettre le certificat à l'avocat de Mme M.

Question 5

Lors de votre examen médical, Justine vous explique que les ecchymoses en région cervicale et au niveau de sa pommette gauche ne sont pas en rapport avec son agression et remontent à quelques jours. L'ecchymose en région cervicale serait due à un « suçon » de son petit ami. En insistant sur les circonstances à l'origine des lésions que Justine présente au niveau de la pommette gauche, ainsi que sur son retentissement psychologique, elle finit par vous avouer avoir menti sur son agression. Elle aurait été victime de violences sexuelles de la part de son beau-père il y a environ 36 heures : elle dit avoir subi une pénétration pénienne vaginale sans préservatif et avoir été forcée à pratiquer une fellation. Elle aurait également reçu des claques au visage à ce moment-là.
Les coups décrits lors de son agression de ce jour (claques au visage, coup de poing sur le crâne, saisie par les bras et projection au sol) auraient bien été portés de cette manière, mais par son beau-père.
Au vu de ces nouvelles déclarations, choisissez la ou les propositions correctes.

A. L'examen gynécologique doit idéalement être réalisé sur réquisition.
B. En l'absence de gynécologue disponible aux urgences, l'examen gynécologique peut être réalisé le lendemain.
C. Les prélèvements à visée médico-légale à faire doivent être réalisés sur réquisition.
D. Une trithérapie peut être prescrite à la demande spécifique des services de police.
E. En cas de plainte et de faits avérés, le correctionnel serait la juridiction compétente.

Question 6

À l'interrogatoire de la mère, celle-ci finit par vous déclarer que le beau-père de Justine est aussi violent physiquement avec elle depuis plusieurs mois. Mme M. déclare avoir reçu à plusieurs reprises des claques et coups de poing au visage, des coups de pied aux membres inférieurs et avoir été « bousculée ». Elle déclare également avoir été menacée et « étranglée » il y a environ vingt-quatre heures. Elle vous dit ne pas savoir quoi faire et avoir peur de représailles si une action en justice est entreprise.
Choisissez la ou les propositions correctes.

A. Vous pouvez effectuer un signalement judiciaire des violences dont Mme M. dit avoir été victime, même sans son accord.
B. Vous pouvez effectuer un signalement judiciaire des violences sexuelles dont Justine dit avoir été victime, même sans son accord.
C. Une information préoccupante doit être rédigée concernant Justine.
D. Une information préoccupante peut être rédigée concernant Mme M.
E. Si un signalement judiciaire est effectué pour Justine, il doit être adressé au procureur de la République.

Dossier progressif 3

Vous recevez dans votre cabinet de médecine générale Mme X., âgée de 95 ans, veuve, deux enfants, vivant seule. Vous connaissez cette patiente que vous suivez depuis plusieurs années pour HTA, infarctus du myocarde ayant nécessité la pose d'un défibrillateur et énucléation de l'œil droit (post-traumatique).
Elle vous apprend que depuis un mois, son fils de 55 ans est revenu vivre chez elle car il s'est séparé de sa femme avec qui il est en conflit. Elle vous explique que c'est difficile à son âge de s'occuper d'une autre personne mais qu'elle est contente de pouvoir l'aider.
Vous remarquez que la patiente présente une importante perte de poids depuis sa dernière consultation (six mois auparavant, dans le cadre de son suivi régulier), qu'elle attribue au fait que son fils a un appétit d'ogre et qu'il l'aide à finir ses assiettes (elle se demande à voix haute si elle a bien fait de vous en parler). Vous notez également que Mme X., auparavant si précautionneuse de son apparence, apparaît négligée (changes sales, hygiène limite).
Par ailleurs, elle vous semble désorientée avec un MMS à 22/30 alors qu'il était de 28/30 à la précédente consultation.
À l'examen clinique vous notez :

- TA = 110/77 mmHg ;
- pouls = 67/minute ;
- température sous axillaire = 36,7 °C.

Elle présente également des lésions cutanées que vous prenez en photo. Elle vous dit tomber régulièrement. Elle marche à l'aide d'une canne.

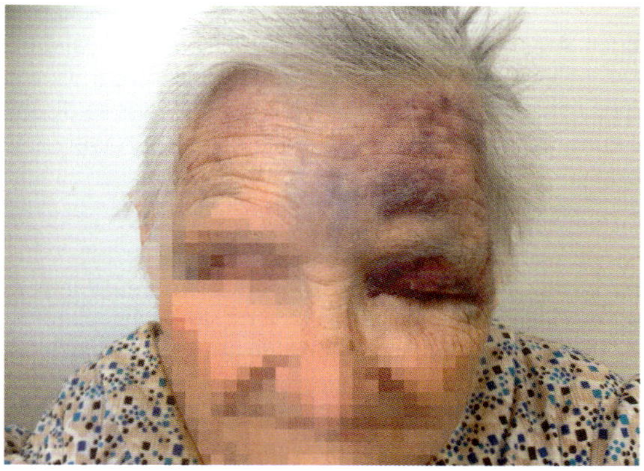

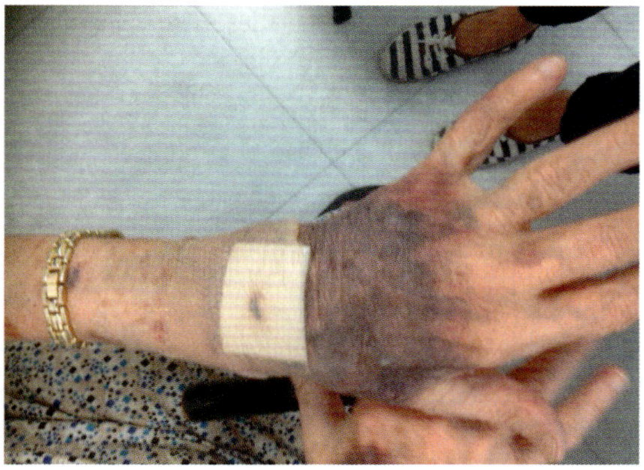

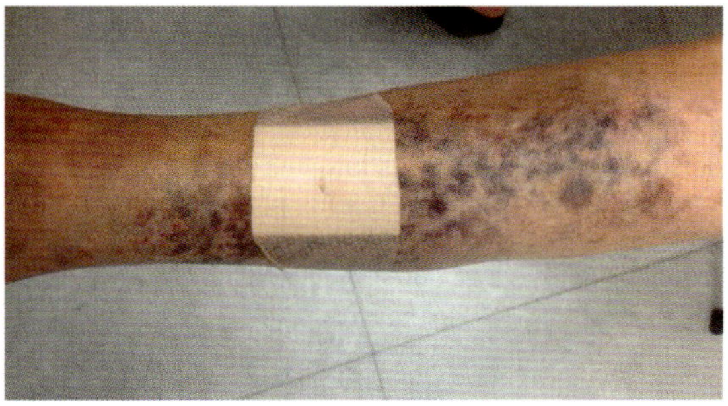

Question 1

Comment décririez-vous les lésions cutanées constatées sur la main et sur l'avant-bras ?

A. Ecchymoses contemporaines les unes des autres.
B. Lésions érythémateuses.
C. Lésions d'insuffisance veineuse au niveau du membre inférieur.
D. Purpura sénile de Bateman sur la main.
E. Ecchymoses d'âges différents.

Question 2

Choisissez la ou les propositions correctes concernant un certificat médical initial descriptif de blessures.

A. C'est une attestation écrite de constatations cliniques concernant l'état de santé d'un patient qui a été examiné.
B. Il peut être remis à un proche (si désorientation de l'intéressé).
C. Il doit être remis aux parents d'un mineur lorsqu'ils sont titulaires de l'autorité parentale.
D. Il peut être fait sur réquisition du procureur de la République.
E. Il ne peut pas engager la responsabilité pénale du rédacteur.

Question 3

Quels éléments doivent figurer dans un certificat médical initial descriptif de blessures ?

A. Les antécédents du patient.
B. Les constatations faites lors de l'examen (positives ou négatives).
C. Le nom de l'éventuel agresseur.
D. La date de constatation des blessures.
E. La signature du médecin.

Question 4

Choisissez la ou les propositions correctes concernant l'ITT au sens du Code pénal.

A. ITT est l'acronyme pour incapacité totale de travail.
B. ITT est l'acronyme pour inadaptation temporaire au travail.
C. Il s'agit d'une estimation de la durée d'arrêt de travail nécessaire.
D. Elle est obligatoirement mentionnée sur un certificat médical initial.
E. Si la blessure est volontaire, la durée d'ITT participe au choix du tribunal compétent.

Question 5

Dans le cadre de coups et blessures volontaires, et s'il n'existe aucun facteur aggravant, quelle est la valeur de l'ITT qui peut qualifier l'infraction (contravention ou délit) ?

A. Huit jours.
B. Quinze jours.
C. Trente jours.
D. Soixante jours.
E. Quatre-vingt-dix jours.

Question 6

Parmi les propositions suivantes, quelles sont celles issues de la définition des personnes vulnérables selon l'article 222-14 du Code pénal ?

A. Un mineur de 15 ans.
B. Une femme enceinte.
C. Une personne en fauteuil roulant.
D. Un policier dans l'exercice de ses fonctions.
E. Un individu en garde à vue.

Question 7

Compte tenu de la situation, de l'âge de la patiente, de son état de dénutrition sévère et des lésions constatées, un signalement judiciaire est réalisé.

Quelles sont les modalités d'un tel signalement ?
A. Il ne peut se faire qu'avec l'accord de la patiente.
B. Il ne peut se faire qu'avec l'accord d'un membre de sa famille.
C. Il est adressé au préfet.
D. Il est adressé au procureur.
E. Il faut en informer la patiente.

Question 8
Que doit comporter le signalement ?
A. L'identité du médecin.
B. L'identité de la patiente.
C. Les doléances de la patiente.
D. La description des lésions physiques.
E. Le nombre de jours d'ITT.

Question 9
Choisissez la ou les propositions correctes concernant le signalement judiciaire.
A. C'est une dérogation au secret médical.
B. S'il n'est pas fait, il peut engager la responsabilité pénale du médecin pour non-assistance à personne en péril.
C. Il ne peut être fait que pour des personnes vulnérables ou des mineurs.
D. Il doit être adressé au juge des tutelles.
E. Il ne peut être fait que par un médecin.

Question 10
La patiente est hospitalisée en gériatrie dans un centre hospitalier afin de prendre en charge cette dénutrition et le syndrome confusionnel. Au décours de l'hospitalisation, elle chute de son lit du fait de l'absence de barrière au lit (oubli de les remettre après un change) et se casse le col du fémur.
Choisissez la ou les propositions correctes concernant la responsabilité médicale.
A. La responsabilité civile du chef de service peut être engagée.
B. La responsabilité civile de l'établissement peut être engagée.
C. La responsabilité civile de la cadre de santé peut être engagée.
D. La responsabilité civile de l'infirmière peut être engagée.
E. La responsabilité administrative de l'établissement peut être engagée.

Question 11
Au décours de l'intervention pour la prise en charge de la fracture survient un accident médical non fautif entraînant le décès de la patiente. La famille veut initier une action en recherche d'indemnisation.
Que peut-elle faire ?
A. Porter plainte près du procureur de la République.
B. Déposer une requête auprès du juge administratif.
C. Initier une procédure auprès du tribunal de grande instance.
D. Adresser une demande auprès de la CCI.
E. Porter plainte auprès du CDO.

Dossier progressif 4

Vous êtes médecin dans une maison médicale de campagne. Les gendarmes vous appellent car ils ont reçu la plainte d'une jeune femme de 19 ans se disant victime d'une agression sexuelle et ils souhaiteraient que vous l'examiniez.

Question 1
Quel(s) document(s) les gendarmes doivent-ils vous remettre afin que vous procédiez à cet examen médico-légal ?
A. Le procès-verbal d'audition de la victime.
B. Une réquisition judiciaire.
C. La carte d'identité de la victime.
D. Un extrait du casier judiciaire de la victime.
E. Une copie du dossier médical de la victime.

Question 2
Quels sont le ou les cas dans lesquels un médecin peut ne pas répondre à une réquisition ?
A. S'il a auparavant été requis pour cette même personne.
B. S'il présente une inaptitude physique à remplir la mission.
C. S'il est le médecin traitant de la patiente.
D. S'il n'en possède pas la compétence technique.
E. S'il est dans d'obligation d'aller donner des soins urgemment à un autre patient.

Question 3
Vous répondez favorablement à la demande des gendarmes et recevez cette jeune femme. L'agression aurait eu lieu quelques heures auparavant. La patiente aurait été victime d'un viol avec pénétration vaginale, buccale et anale, sans préservatif et avec éjaculation. Elle vous raconte son histoire, de manière tout à fait détachée, presque comme si elle ne l'avait pas vraiment vécue, elle a les yeux dans le vide, son visage est inexpressif, sa voix monocorde. Elle n'a aucun antécédent psychiatrique. Après lui avoir expliqué le déroulement de la consultation, vous procédez à l'examen clinique.
Outre l'interrogatoire, que doit comporter votre examen ?
A. Un examen des vêtements.
B. Une inspection du revêtement cutané.
C. Un examen endo-buccal.
D. Un examen de la sphère vulvo-vaginale.
E. Un examen de la sphère anale.

Question 4
Quels prélèvements faites-vous à visée génétique ?
A. Des écouvillons narinaires.
B. Des écouvillons vulvo-vaginaux.
C. Des écouvillons endo-buccaux.
D. Un prélèvement urinaire.
E. Un prélèvement d'une mèche de cheveux.

Question 5
Quels prélèvements faites-vous à visée toxicologique ?
A. Un prélèvement sanguin.
B. Des écouvillons vulvo-vaginaux.
C. Des écouvillons endo-buccaux.
D. Un prélèvement urinaire.
E. Un prélèvement d'une mèche de cheveux.

Question 6
Vous décidez de pratiquer des prélèvements à visée infectieuse. Lesquels réalisez-vous ?
A. Des écouvillons narinaires.
B. Des écouvillons vaginaux.
C. Des écouvillons endo-buccaux.
D. Un prélèvement sanguin.
E. Un prélèvement urinaire.

Question 7
Quel(s) autre(s) risque(s) devez-vous évaluer chez cette patiente ?
A. Le risque hémorragique.
B. Le risque de grossesse.
C. Le risque de cancer du col de l'utérus.
D. Le risque de psycho-traumatisme.
E. Le risque de développement d'une toxicomanie.

Question 8
En poursuivant l'interrogatoire, la patiente vous apprend qu'elle n'a pas eu de règles depuis l'agression. L'examen somatique est normal. Vous lui proposez de faire un bilan sanguin à la recherche d'une grossesse, elle accepte. Vous la revoyez quelques jours plus tard avec les résultats du bilan qui confirment la grossesse. Elle souhaite avorter.
En France, quel est le délai légal maximal pour avorter ?
A. Douze semaines de grossesse.
B. Quatorze semaines d'aménorrhée.
C. Quatorze semaines de grossesse.
D. Douze semaines d'aménorrhée.
E. Douze semaines après le dernier coït.

Dossier progressif 5

M. X., âgé de 45 ans, Témoin de Jéhovah, est pris en charge à son entreprise suite à un appel au centre 15 de sa femme inquiète de ne pas arriver à le joindre. À son arrivée, en même temps que la police, l'équipe du SMUR constate qu'il git au sol, la tête dans une mare de sang. À l'examen, le médecin constate :

- au niveau occipital, une plaie contuse aux bords adaptables ;
- TA = 150/100 mm Hg ;
- pouls = 100/min ;
- saturation en oxygène = 92 % ;
- ouverture des yeux à la stimulation douloureuse ;
- réponse verbale incohérente ;
- réaction non orientée à la stimulation douloureuse.

Question 1
Sur quel(s) signe(s) clinique(s) les réanimateurs évoquent-ils diagnostic de mort encéphalique de M. X. ?
A. L'absence de fermeture des paupières après percussion de la glabelle.
B. L'absence de fermeture de la paupière par stimulation cornéenne.
C. La contraction de la houppe du menton par stimulation de l'éminence thénar homolatéral.
D. Une élévation du premier orteil lors d'une stimulation de la plante du pied allant du talon vers les orteils.
E. L'absence de ralentissement cardiaque après compression des globes oculaires.

Question 2
Quels sont le ou les examens paracliniques qui permettent de confirmer le diagnostic de mort encéphalique de M. X. ?
A. Une IRM cérébrale.
B. Des potentiels évoqués multimodaux.
C. Deux électroencéphalogrammes réalisés à 2 heures d'intervalle.
D. Un doppler transcrânien.
E. Un angioscanner cérébral.

Question 3
La mort encéphalique est constatée. Étant donné le contexte, un obstacle médico-légal est posé. À quelle(s) condition(s) le PMO envisagé par les réanimateurs peut-il être réalisé ?
A. La détention d'une carte de donneur d'organes par M. X.
B. Son absence d'inscription sur le registre national des refus.
C. Une consultation obligatoire de ses directives anticipées.
D. L'absence de témoignage écrit de son épouse qu'il s'était opposé de son vivant au prélèvement.
E. L'autorisation du procureur de la République.

Question 4
Un PMO est décidé. Sur quel(s) principe(s) repose ce dernier ?
A. La sécurité sanitaire.
B. L'indemnisation possible du donneur.
C. L'anonymat.
D. Le consentement présumé de M. X.
E. L'intérêt thérapeutique du ou des receveurs.

Question 5
Quelles sont la ou les infections recherchées avant sa réalisation ?
A. Toxoplasme.
B. HSV-1 et 2 (herpès simplex virus).
C. Syphilis.
D. Hépatite C.
E. CM (cytomégalovirus).

Dossier progressif 6

Vous êtes appelé au domicile de M. X. par sa fille. Celle-ci n'arrivait pas à joindre son père depuis plusieurs jours. Elle a pu rentrer facilement car la porte était restée ouverte. Elle a découvert son père décédé, assis à la table de sa cuisine. Elle l'a allongé sur le sol.

Question 1

Vous découvrez la scène suivante. Que pouvez-vous dire concernant l'examen du corps ?

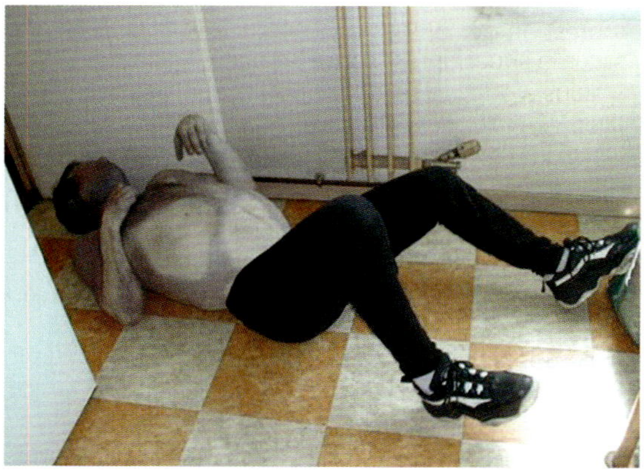

A. Il présente de larges ecchymoses sur le tronc.
B. Il présente une rigidité aux membres supérieurs et aux membres inférieurs.
C. Il présente une circulation posthume.
D. Il présente des signes de putréfaction.
E. Le décès date de plus de six jours.

Question 2

À l'examen, vous êtes ennuyé car vous constatez plusieurs ecchymoses récentes et une plaie au sommet de la tête.
Comment remplissez-vous le certificat de décès ?

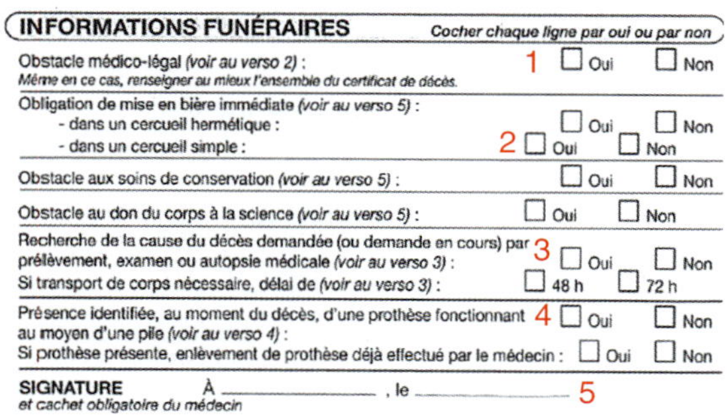

INFORMATIONS FUNÉRAIRES *Cocher chaque ligne par oui ou par non*

Obstacle médico-légal *(voir au verso 2)* : 1 ☐ Oui ☐ Non
Même en ce cas, renseigner au mieux l'ensemble du certificat de décès.

Obligation de mise en bière immédiate *(voir au verso 5)* :
- dans un cercueil hermétique : ☐ Oui ☐ Non
- dans un cercueil simple : 2 ☐ Oui ☐ Non

Obstacle aux soins de conservation *(voir au verso 5)* : ☐ Oui ☐ Non

Obstacle au don du corps à la science *(voir au verso 5)* : ☐ Oui ☐ Non

Recherche de la cause du décès demandée (ou demande en cours) par prélèvement, examen ou autopsie médicale *(voir au verso 3)* : 3 ☐ Oui ☐ Non
Si transport de corps nécessaire, délai de *(voir au verso 3)* : ☐ 48 h ☐ 72 h

Présence identifiée, au moment du décès, d'une prothèse fonctionnant au moyen d'une pile *(voir au verso 4)* : 4 ☐ Oui ☐ Non
Si prothèse présente, enlèvement de prothèse déjà effectué par le médecin : ☐ Oui ☐ Non

SIGNATURE À ______________ , le ______________ 5
et cachet obligatoire du médecin

A. Concernant le 1, vous cochez oui.
B. Concernant le 2, vous cochez non.
C. Concernant le 3, vous cochez oui.
D. Concernant le 4, vous cochez oui.
E. Concernant le 5, vous inscrivez le 12/12/2019.

Question 3

Quand la case « obstacle médico-légal à l'inhumation » doit-elle être cochée ?
A. Mort subite de l'adulte jeune.
B. Suicide par pendaison.
C. Piéton retrouvé décédé sur le bord de la route.
D. Mort naturelle attendue à l'hôpital.
E. Lorsqu'il existe un problème de responsabilité médicale.

Question 4

Quelles sont la ou les conséquences d'un certificat de décès avec obstacle médico-légal à l'inhumation ?
A. Obligation du médecin de se mettre en rapport avec la police ou la gendarmerie.
B. Possibilité d'une levée de corps médico-légale sur réquisition.
C. Suspension de toutes les opérations funéraires.
D. Réalisation systématique d'une autopsie médico-légale.
E. Délivrance obligatoire du permis d'inhumer par le procureur de la République.

Question 5

La fille de M. X. est informée par les policiers qu'il y aura peut-être une autopsie judiciaire. Elle vous demande quelques précisions sur cette procédure.
Que pouvez-vous lui dire ?
A. Le permis d'inhumer est délivré par le médecin légiste ayant pratiqué l'autopsie.
B. Tout obstacle médico-légal conduit à une autopsie médico-légale.
C. Le corps sera restauré à l'issue de l'autopsie.
D. Le registre national des refus devra être consulté.
E. La réalisation d'une autopsie rend impossible la réalisation d'une crémation.

Question 6

Un examen de corps a été réalisé par un médecin légiste. Le parquet délivre le permis d'inhumer et un certificat de décès est rédigé.
Quelles sont la ou les pathologies qui interdisent la réalisation de soins de conservation ?
A. La peste.
B. Le syndrome respiratoire aigu sévère.
C. Tout état septique grave.
D. L'infection par le VIH.
E. Le virus de l'hépatite C.

Question 7

Quelles sont la ou les pathologies qui nécessitent une mise en bière immédiate ?
A. Le choléra.
B. L'hépatite C.
C. La tuberculose active.
D. La maladie de Creutzfeld-Jacob.
E. Tout état septique grave.

Question 8

Choisissez la ou les propositions correctes concernant le volet médical complémentaire du certificat de décès de M. X.

A. Il est établi par le réanimateur ayant rédigé le certificat de décès.
B. Il est adressé à la mairie du lieu du décès.
C. Il est établi par le médecin légiste ayant réalisé l'autopsie.
D. Il est transmis par voie électronique.
E. Il est adressé au CepiDC Inserm.

Dossier progressif 7

Vous recevez aux urgences Patricia L., nourrisson de 9 semaines, amenée par ses parents. Le motif de consultation est le suivant : œdème et impotence du membre supérieur gauche suite à une chute de transat il y a 48 heures.

En ouvrant le carnet de santé et en interrogeant à nouveau les parents sur les ATCD de Patricia, vous complétez votre observation avec les éléments suivants : Patricia est le premier enfant du couple, elle est née à 35 SA+2, la vaccination n'est pas débutée, elle est alimentée par allaitement artificiel. Le papa n'a pas d'antécédents notables en dehors du fait d'avoir perdu son premier enfant dans un accident de voiture. La mère est âgée de 16 ans et présente une hypothyroïdie. Les parents sont domiciliés chez la grand-mère paternelle de Patricia, lieu où le grand-père de Patricia aurait trébuché sur le transat. Patricia serait tombée la tête en avant sur le sol avec le bras coincé dans le transat. Vous informez les parents sur de possibles séquelles en lien avec la fracture, le père vous fait remarquer qu'il a lui-même un genou enraidi suite à une fracture récente et qu'il s'en accommode très bien.

Question 1

Vous suspectez une maltraitance. Quel(s) facteur(s) de risque de maltraitance pouvez-vous retrouver dans cette observation ?

A. La prématurité.
B. Le jeune âge parental.
C. Le contexte socio-économique.
D. Le contexte psychologique.
E. L'allaitement artificiel.

Question 2

Quel(s) élément(s) anamnestique(s) ayant valeur d'orientation vers une suspicion de maltraitance pouvez-vous retrouver dans cette observation ?

A. Le délai inexplicable entre la chute et la consultation.
B. L'écart entre les explications fournies par les parents et les signes physiques constatés.
C. La responsabilité reportée sur une tierce personne.
D. L'incohérence entre le motif invoqué de la consultation et le tableau clinique observé.
E. Le manque d'intérêt pour le pronostic des lésions diagnostiquées.

Question 3

Quel(s) examen(s) complémentaire(s) demandez-vous ?

A. Un scanner cérébral.
B. Des radiographies du squelette entier.
C. Un body scanner.
D. Une NFS (numération formule sanguine).
E. Un bilan de coagulation.

Question 4

Vous suspectez une situation de maltraitance. Que faites-vous ?

A. Vous demandez aux parents de se rendre au commissariat de police pour qu'ils signalent la situation.
B. Vous ne pouvez entreprendre aucune démarche car la situation est couverte par le secret médical.
C. Vous alertez le secrétariat du préfet de région.
D. Vous mettez en œuvre une procédure de signalement au titre d'une information préoccupante.
E. Vous vous adressez à la cellule départementale de recueil d'évaluation et de traitement des informations préoccupantes (CRIP).

Réponses

Dossier progressif 1

Question 1

Réponse A.

Le patient n'est pas obligé de désigner une personne de confiance mais on doit le lui proposer lors de toute hospitalisation. Les directives anticipées ne sont pas obligatoires. Le patient peut s'opposer à l'information de sa famille.

Question 2

Réponses B, C et D.

Le médecin soignant ne doit pas fournir de document médical directement au médecin de l'assurance mais, en revanche, il peut fournir des documents directement au patient qui en fait l'usage qu'il souhaite.

Question 3

Réponses A, B, C et E.

L'information de l'entourage est possible :

- en cas de diagnostic ou de pronostic grave (article L.1110-4 du Code de la santé publique) sauf opposition de la part du patient ;
- si le patient est « hors d'état d'exprimer sa volonté » (article L.1111-4 du Code de la santé publique).

Question 4

Réponses A et D.

Du vivant du patient, son entourage n'a pas accès à son dossier.

Question 5
Réponses C et D.
Le secret partagé entre médecins existe uniquement pour les médecins qui concourent aux soins d'un même patient et non entre collègues de travail.

Question 6
Réponses A, B, C et D.
L'information de la personne de confiance, de la famille ou de l'entourage est possible en cas de diagnostic ou de pronostic grave sauf opposition de la part du patient. Il convient de d'abord s'assurer de l'absence d'opposition de Pierre.

Question 7
Réponses B et E.
Article L.1111-6 du Code de la santé publique : « Toute personne majeure peut désigner une personne de confiance qui peut être un parent, un proche ou le médecin traitant et qui sera consultée au cas où elle-même serait hors d'état d'exprimer sa volonté et de recevoir l'information nécessaire à cette fin. Cette désignation est faite par écrit et cosignée par la personne désignée. »
La personne de confiance n'a pas accès au dossier médical.
Il est obligatoirement proposé au patient de désigner une personne de confiance à son entrée en hospitalisation, mais il peut refuser.

Question 8
Réponses A, C et D.
Les informations peuvent être partagées avec la personne de confiance qui est l'interlocuteur privilégié car désigné par le patient (sauf opposition du patient).
Le secret persiste après la mort du patient.

Question 9
Réponse A, B et C.
On rappelle que Pierre s'est opposé à l'information de sa fille, y compris après sa mort.
Article L.1110-4 du Code de la santé publique : « Le secret médical ne fait pas obstacle à ce que les informations concernant une personne décédée soient délivrées à ses ayants droit, son concubin ou son partenaire lié par un pacte civil de solidarité, dans la mesure où elles leur sont nécessaires pour leur permettre de connaître les causes de la mort, de défendre la mémoire du défunt ou de faire valoir leurs droits, sauf volonté contraire exprimée par la personne avant son décès. »

Question 10
Réponse C.

Question 11
Réponses B et D.
Voir le corrigé de la question 15.

Question 12
Réponses B, C, D et E.
Un médecin du conseil de l'Ordre doit toujours être présent lors d'une saisie d'un dossier médical.

Question 13
Réponse B.

Question 14
Réponse E.
Le dossier est conservé pendant vingt ans à compter de la dernière prise en charge et dix ans à compter de la date du décès du patient.

Question 15
Réponses A, B et D.
Le médecin doit se rendre à la convocation mais peut refuser de répondre à des questions.

Question 16
Réponse B.
En cas de décès, le médecin peut fournir des documents médicaux à un ayant droit qui lui-même les fournira éventuellement à une assurance.

Dossier progressif 2

Question 1
Réponses A, B et E.
A : lors d'un examen de violence, il faut rechercher des signes en faveur de violences répétées.
B : l'examen doit être complet.
C et D : il ne faut pas faire d'examens exhaustifs s'ils ne sont pas nécessaires au diagnostic médical.
E : le retentissement psychologique doit être apprécié et pris en compte.

Question 2
Réponses A et B.
L'examen médical d'une victime peut se faire à sa demande ou à la demande de la Justice sur réquisition.
C : il ne faut pas mentionner l'identité d'un éventuel auteur sur le certificat.
D : il s'agit de l'incapacité totale de travail.
E : il suffit de mentionner « certificat remis en mains propres ».

Question 3
Réponses D et E.
A, B et C : il faut éviter de mentionner des notions qui ne sont pas ne rapport avec les constatations des blessures. Les antécédents médicaux, les traitements en cours ne doivent pas être mentionnés sauf si ces antécédents peuvent influer sur les constatations (exemple : antécédent de plaies suturées dans une région où se situe une lésion récente, fracture du nez ancienne avec déformation lors d'un traumatisme nasal récent, antécédents de lombalgies chroniques en cas de traumatisme lombaire récent, etc.).

Question 4
Réponse A.
A : le certificat ne peut être remis qu'au représentant légal pour un mineur (ici le parent). Il ne peut pas être remis directement à Justine (la réponse C est fausse). Il ne peut pas être remis à une tierce personne (la réponse E est fausse).

B et D : un certificat ne peut être remis à un OPJ ou au procureur que si l'examen a été fait sur réquisition (dans ce cas, le certificat ne peut être remis qu'à l'autorité requérante).

Question 5

Réponses A et C.

L'examen doit être idéalement réalisé sur réquisition afin que les constatations et les prélèvements puissent être utilisés comme valeur de preuve médico-légale.

B : les faits remontant à 36 heures, il faut réaliser l'examen en urgence afin d'essayer d'avoir des prélèvements positifs (recherche de spermatozoïdes ou d'ADN).

D : il s'agit d'un traitement médial qui ne relève pas de la demande de la Justice.

E : le viol est un crime. La juridiction compétente est la cour d'assise.

Question 6

Réponses B et E.

A : le signalement de violence chez une personne majeure non protégée ne peut se faire qu'avec son accord.

B et E : Justine est mineure. Le signalement peut se faire même sans son accord. Le médecin a un devoir de protection qui peut passer par le signalement. Le signalement est adressé au procureur de la République.

C : il s'agit de violences très graves. Il s'agit d'une urgence judiciaire qui doit relever d'un signalement et non de l'information préoccupante.

D : non, Mme M. est majeure.

Dossier progressif 3

Question 1

Réponse A.

Les ecchymoses sont de même couleur, on peut légitiment dire qu'elles ont été faites au même moment.

L'érythème est une rougeur due à la vasodilatation des vaisseaux superficiels de la peau (analogue au coup de soleil). Le mécanisme est un traumatisme contondant plat, sans relief et pas très violent, comme une gifle. Ce n'est pas le cas ici.

Question 2

Réponses A, C et D.

Les certificats médicaux sont des documents écrits rédigés par un médecin à la demande d'un particulier et destinés à constater des faits d'ordre médical, de nature à influencer directement ou indirectement ses intérêts.

Le certificat doit être « établi à la demande de l'intéressé et remis en mains propres ». Cette phrase doit être indiquée en conclusion du certificat médical. La remise en mains propres est un impératif absolu pour préserver le secret professionnel (article 226-13 du Code pénal, article 4 du Code de déontologie).

Il ne faut jamais remettre un certificat à un avocat, à la police ou la gendarmerie (en dehors des rapports de réquisition), à la Justice (en dehors des rapports de réquisition ou d'expertise), au conjoint (en effet, certains certificats remis au conjoint ont été utilisés par celui-ci dans une procédure de divorce, bien entendu ignorée du médecin : il s'agit d'une violation du secret professionnel et les médecins peuvent être condamnés dans ces circonstances).

Les parents représentent leur enfant et le secret professionnel ne peut pas leur être opposé. Un certificat concernant un enfant doit être remis aux représentants du mineur.

Question 3

Réponses B, D et E.

Rappelons l'article 51 du Code de déontologie : « Le médecin ne doit pas s'immiscer sans raison professionnelle dans les affaires de famille ni dans la vie privée de ses patients. » Le médecin ne doit pas affirmer la responsabilité d'un tiers ou se prononcer sur la réalité des faits.

Habituellement, un diagnostic ne doit pas être indiqué sur un certificat médical. Celui-ci pourra en effet passer ultérieurement par de nombreuses mains non médicales. Il faut donc respecter (sauf certains cas particuliers) ce principe déontologique, en expliquant les difficultés potentielles au patient.

La date de l'examen et la date de rédaction du certificat doivent être indiquées.

Question 4

Réponses A et E.

Incapacité totale de travail au sens du Code pénal : il s'agit d'une perte majeure d'autonomie, c'est-à-dire de l'impossibilité pour une victime d'effectuer seule les actes ordinaires et essentiels de la vie quotidienne.

Le tribunal qui jugera l'auteur des faits ainsi que la nature de la sanction pénale dépendent de la durée de l'ITT. Cependant, si la Justice doit tenir compte de l'avis du médecin, le magistrat n'est jamais lié à cet avis, notamment parce qu'il dispose d'autres éléments, par exemple des circonstances aggravantes ou la récidive d'une infraction.

L'ITT n'est obligatoire que si elle est demandée explicitement sur la réquisition, sinon rien n'oblige le médecin à donner une ITT.

Question 5

Réponse A.

En cas de coups et blessures volontaires (agressions) :

- si l'ITT au sens du Code pénal est strictement supérieure à huit jours, il s'agit d'un délit qui relève d'un jugement au tribunal correctionnel ;
- si l'ITT au sens du Code pénal est inférieure ou égale à huit jours, il s'agit d'une contravention qui relève d'un jugement au tribunal de police.

Question 6

Réponses A, B et C.

Critères de vulnérabilité selon le Code pénal (article 222-14 du Code pénal) :

- âge (la plupart des études considèrent qu'il s'agit des plus de 65 ans);
- maladie (personne fragilisée, grabataire, etc.);
- infirmité;
- déficience physique ou psychique (handicap, maladie mentale ou psychiatrique);
- état de grossesse.

Question 7

Réponse D et E.

Compte tenu de la vulnérabilité de la patiente et de sa désorientation, le signalement peut se faire sans aucun consentement. Il doit être fait au procureur de la République.

Même si le signalement peut se faire sans le consentement de la personne, il faut l'en informer si elle est capable de comprendre l'information.

Question 8

Réponses A, B, C et D.

Le signalement doit comporter l'identité du médecin et du patient.

Il doit également mentionner tous les éléments relevés par le médecin et qui lui font suspecter les maltraitances. La durée de l'ITT n'est pas requise à ce stade de la procédure.

Question 9

Réponses A et B.

Il s'agit d'une dérogation au secret médical. Bien que le signalement ne soit pas une obligation légale, l'infraction par omission que constitue la non-assistance à personne en péril peut être reprochée au médecin (article 223-6 du Code pénal).

Il est possible de faire un signalement judiciaire pour dénoncer des violences commises sur un majeur non protégé, mais il ne peut alors se faire qu'avec l'accord du majeur.

En pratique, le médecin doit le signaler au procureur (24 heures sur 24).

Un signalement peut être fait par toute personne astreinte au secret (assistante sociale, infirmière libérale, etc.).

Question 10

Réponse E.

Dans le cadre d'un CHU : responsabilité administrative. Il n'est pas possible d'engager la responsabilité civile d'un agent (sauf faute détachable, c'est-à-dire faute grave personnelle). Ici, il s'agit d'une faute de service, c'est-à-dire commise dans l'exercice des fonctions.

Question 11

Réponses B et D.

La responsabilité administrative est recherchée devant une juridiction administrative.

Le juge civil n'est pas compétent car le CHU est une personne publique et il n'est possible d'engager que la responsabilité administrative du CHU (voir le QCM 10).

Déposer plainte auprès du procureur a pour but la recherche de la responsabilité pénale qui n'est pas la voie permettant une indemnisation (il est possible de se constituer partie civile mais la responsabilité pénale aboutit avant tout à une sanction pénale).

Déposer plainte auprès du CDO peut aboutir à des sanctions disciplinaires (avertissement, blâme, interdiction d'exercer), mais ne permet aucune indemnisation.

Les CCI permettent un règlement amiable et sont une voie intéressante pour les recherches d'indemnisation.

Dossier progressif 4

Question 1

Réponse B.

Après un dépôt de plainte pour coups et blessures, tout médecin peut être requis par une autorité judiciaire pour pratiquer un examen médical, par le biais d'une réquisition judiciaire.

Question 2

Réponses B, D et E.

Tout médecin est tenu de répondre favorablement à une réquisition judiciaire sauf en cas d'inaptitude physique ou technique ou d'obligation d'aller donner des soins à un malade de façon urgente. Il ne s'agit pas ici de réaliser une expertise, le médecin traitant peut donc être requis pour pratiquer l'examen médical.

Question 3

Réponses A, B, C, D et E.

Le médecin doit s'attacher à rechercher tout élément pouvant corroborer les dires de la victime. Les vêtements seront examinés à la recherche de traces de liquides biologiques (sperme, sang, salive, etc.), puis prélevés à visée génétique. Le revêtement cutané sera inspecté en totalité à la recherche de lésions (abrasions, ecchymoses, etc.) et de traces de liquides biologiques, qui pourront être prélevés à l'aide d'écouvillons. L'examen endo-buccal recherchera des lésions traumatiques pouvant être en rapport avec une fellation. L'examen de l'appareil génital comportera un examen de la vulve, de l'hymen et du vagin avec, si possible, utilisation d'un spéculum. La sphère anale sera également inspectée en prenant soin de déplisser les plis radiés.

Question 4

Réponses B et C.

Les prélèvements à visée génétique recherchent de l'ADN étranger à la victime (spermatozoïdes, sang, salive). Le prélèvement d'une mèche de cheveux avec bulbe pour déterminer l'ADN de la victime n'est habituellement pas réalisé. On lui préférera un prélèvement sanguin pour procéder à des comparaisons d'empreintes génétiques.

Les prélèvements de cheveux et urinaire sont utiles pour des recherches toxicologiques. Les prélèvements narinaires peuvent être réalisés pour rechercher des traces de drogues prises par voie narinaire.

Question 5

Réponses A et D.

On recherchera des toxiques qui ont pu être consommés par la victime et altérer son état de conscience, dans le cadre d'une soumission chimique en particulier (alcool, GHB, etc.). Il est donc important d'avoir une évaluation quantitative ou au moins semi-quantitative. On préfèrera donc aux écouvillons narinaires des prélèvements sanguin et urinaire. Certains toxiques ont des demi-vies plasmatiques très brèves et pourront ainsi être retrouvés (sous forme de métabolites essentiellement) dans les urines. Les dosages urinaires couplés aux dosages sanguins permettront également d'apprécier la toxicocinétique des substances administrées, et permettront ainsi d'estimer le moment de leur prise. Il est également possible de détecter une prise ponctuelle de toxique, ou une intoxication chronique et/ou ancienne, à partir d'une mèche de cheveux. On demandera alors à la personne de ne pas se couper les cheveux et de ne pas faire de coloration, et on procèdera à un prélèvement capillaire environ un mois après l'examen (mais pas en urgence).

Question 6

Réponses B et D.

Ces prélèvements visent à rechercher des maladies sexuellement transmissibles. Les prélèvements vaginaux sont destinés à rechercher une infection à gonocoque, Chlamydia ou Mycoplasma genitalium. Le prélèvement sanguin est réalisé pour les sérologies (hépatites, syphilis et HIV).

Les recommandations de la HAS sur la stratégie de dépistage des infections à Chlamydia trachomatis (septembre 2018) préconisent :

- un dépistage opportuniste systématique des femmes sexuellement actives de 15 à 25 ans (inclus), y compris les femmes enceintes ;
- un dépistage opportuniste ciblé :
  - des hommes sexuellement actifs, présentant des facteurs de risque, quel que soit l'âge,
  - des femmes sexuellement actives de plus de 25 ans présentant des facteurs de risque,
  - des femmes enceintes consultant pour une IVG, sans limite d'âge.

Les facteurs de risque sont le multipartenariat (au moins deux partenaires dans l'année), un changement de partenaire récent, des individus ou partenaires diagnostiqués avec une autre IST (NG, syphilis, VIH, Mycoplasma genitalium), des antécédents d'IST, HSH, des personnes en situation de prostitution, après un viol.

Chez la femme, l'échantillon vaginal doit être préféré au prélèvement urinaire.

Question 7

Réponses B et D.

Le risque de grossesse sera systématiquement recherché et pris en charge. Il faut interroger la victime sur le type de contraception utilisé, l'informer sur le risque de grossesse, lui proposer un dépistage de sa grossesse et une contraception d'urgence le cas échéant.

Il est également important d'évaluer l'état psychologique de la victime et le risque de développement d'un psycho-traumatisme. On s'attachera à détecter d'éventuels symptômes d'état de stress aigu. On proposera systématiquement une orientation vers un psychologue. Il ne faut pas hésiter à re-convoquer la patiente ultérieurement pour réévaluer ce risque, dont les symptômes peuvent être temporellement décalés par rapport à l'agression.

Question 8

Réponse A et B.

Le délai légal pour l'avortement en France est de 12 semaines (révolues) de grossesse soit 14 semaines d'aménorrhée (premier jour des dernières règles).

Dossier progressif 5

Question 1

Réponses A, B et E.

Le diagnostic clinique de mort encéphalique repose sur la constatation de la disparition des réflexes du tronc cérébral.

Question 2

Réponse E.

Le diagnostic clinique de mort encéphalique doit toujours être confirmé par un examen paraclinique ayant une valeur médico-légale : une angiographie ou un angioscanner cérébral (absence de perfusion cérébrale) ou deux électro-encéphalogrammes isoélectriques.

Question 3

Réponses B, D et E.

Chez le donneur décédé majeur capable, l'interrogation du registre national des refus et la recherche d'une opposition exprimée du vivant de la personne (le cas échéant faisant l'objet d'un témoignage écrit) sont obligatoires. Du fait de l'obstacle médico-légal, le PMO ne peut être autorisé que par le procureur de la République.

Question 4

Réponses A, C, D et E.

Les principes sur lesquels repose le prélèvement d'organes sont le consentement présumé du donneur, l'anonymat, la gratuité, l'intérêt thérapeutique et la sécurité sanitaire (du prélèvement).

Question 5

Réponses A, C, D et E.

Les infections systématiquement dépistées lors d'une greffe d'organes sont le VIH 1 et 2, le HTLV-1, les hépatites B et C, la syphilis, le cytomégalovirus, l'Epstein-Barr et la toxoplasmose.

Dossier progressif 6

Question 1

Réponse B.

Il est important de faire la différence entre ecchymoses et lividités. Ici, il s'agit de lividités et non d'ecchymoses. Les lividités se disposent dans les

zones déclives : taches cutanées rouge-violacée secondaires à la transsudation du sang à travers les vaisseaux et à son déplacement sous l'effet de la pesanteur dans les zones déclives en respectant les zones d'appui.
La rigidité prédomine aux fléchisseurs aux membres supérieurs et habituellement aux extenseurs aux membres inférieurs. Ici, la personne étant assise, les membres inférieurs étaient fléchis et la rigidité s'est installée.
La circulation posthume est un signe de putréfaction.
La putréfaction apparait tardivement.
La rigidité est encore constituée et il n'y a aucun signe de putréfaction. Le décès ne date pas de six jours.

Question 2

Réponses A, B et D.
En cas de mort susceptible de poser un problème de responsabilité médicale et chaque fois que le médecin n'est certain du caractère naturel du décès, elle doit être cochée.
La case « obligation de mise en bière immédiate » doit être cochée en cas de maladie contagieuse.
La rubrique « cercueil simple » doit être cochée en cas de peste, d'hépatites virales sauf hépatite A, de rage, de sida ou d'altération du corps.
La date du décès médicalement constaté doit être indiquée.

Question 3

Réponses A, B, C et E.
La case « obstacle médico-légal à l'inhumation » doit être cochée :

- en cas de mort violente (homicide volontaire ou involontaire, suicide, accident) ;
- en cas de mort suspecte (mort pour laquelle il n'est pas possible d'exclure l'intervention d'un tiers, mort subite ou inexpliquée) ;
- en cas de mort susceptible de poser un problème de responsabilité médicale et chaque fois que le médecin n'est certain du caractère naturel du décès.

Question 4

Réponses A, B et C.
En cas d'obstacle médico-légal, toutes les opérations funéraires sont suspendues et le médecin a l'obligation de se mettre en relation avec la police ou la gendarmerie. Le procureur de la République informé par ces derniers peut ordonner la réalisation d'une levée de corps médico-légale, d'un examen externe ou d'une autopsie à l'issue desquels il délivrera le permis d'inhumer. Le procureur de la République peut également lever l'obstacle et c'est alors l'officier d'état civil qui délivre le permis d'inhumer.

Question 5

Réponse C.
En cas d'obstacle médico-légal à l'inhumation :

- permis d'inhumer délivré par l'autorité judiciaire ;
- inhumation dans les six jours (et crémation possible).

Un OML peut conduire à une levée de corps, à un examen de corps et, au terme de ces examens, l'autorité requérante peut lever l'obstacle au vu des constats faits par le médecin.
Le corps est nécessairement restauré au terme de l'autopsie.
Le registre des refus n'est pas consulté avant une autopsie judiciaire car celle-ci peut être réalisée même si il y a une opposition de la personne.

Question 6

Réponses A, B et C.
Les pathologies interdisant la réalisation de soins de conservation sont celles nécessitant une mise en bière immédiate ainsi que la maladie de Creutzfeldt-Jacob et tout état septique grave.

Question 7

Réponses A et C.
Voir la question 5.

Question 8

Réponses C, D et E.
Le volet médical complémentaire dématérialisé est renseigné en cas de réalisation d'une autopsie scientifique ou médicolégale par le médecin ayant réalisé l'acte technique.

Dossier progressif 7

Question 1

Réponses A, B, C et D.
Facteurs de risque en rapport avec l'enfant :

- le jeune âge de l'enfant. Le très jeune enfant est tout particulièrement vulnérable aux violences physiques (0 à 3 ans) ;
- les filles sont majoritaires lorsqu'il s'agit de violences sexuelles ;
- la prématurité (association indépendante de l'âge de la mère et de son niveau socio-économique) ;
- les troubles du comportement et de la conduite et le handicap.

Facteurs de risque en rapport avec les parents :

- le très jeune âge de la mère et/ou du père ;
- le non-attachement, le manque d'investissement affectif à l'enfant dès la grossesse ;
- les antécédents personnels de violence subie dans la propre enfance des parents (appelé aussi transmission intergénérationnelle de la violence) ;
- l'isolement social et moral ;
- le niveau socio-économique des parents (discuté selon les études). Dans une étude de l'Inserm, les parents auteurs étaient représentatifs de la population générale.

Question 2

Réponses A, B, C, D et E.
L'incohérence des explications, l'absence d'explication et le désintérêt devant la situation sont des éléments devant faire suspecter une maltraitance.

Question 3

Réponses A, B, D et E.

Le body scanner n'est pas nécessaire. Il est plus pertinent de réaliser des radiographies de squelette entier (dépistage des appositions périostées).

Il est nécessaire de faire un bilan de coagulation et une NFS pour éliminer les causes médicales de saignements.

Question 4

Réponses D et E.

Il est indispensable de protéger l'enfant. C'est une situation de dérogation possible au secret professionnel. Vous pouvez réaliser un signalement judiciaire si la situation vous paraît urgente ou une information préoccupante.

CHAPITRE

16

Questions isolées

Questions

QI 1

Choisissez la ou les propositions correctes concernant l'information et le consentement du patient.

A. Ils sont nécessaires pour donner du sens à la relation soignant-soigné.
B. Ils permettent le respect du principe philosophique d'autonomie de la personne.
C. Ils témoignent d'une liberté du patient.
D. Ils ne sont pas inscrits dans la loi et sont donc facultatifs.
E. Ils peuvent faire l'objet d'exceptions en fonction de l'état du patient.

QI 2

Dans le cadre d'une intervention chirurgicale orthopédique, si un patient se plaint d'avoir été mal informé par son médecin :

A. Le médecin doit apporter la preuve d'avoir informé son patient.
B. Le patient doit apporter la preuve qu'il n'a pas été informé par le médecin.
C. Il faut obligatoirement que le patient signe un formulaire attestant qu'il a bien été informé.
D. L'information transmise par le médecin peut être orale.
E. L'information du médecin ne porte que sur les complications.

QI 3

Lorsqu'un patient est hors d'état d'exprimer sa volonté, le médecin :

A. Doit obtenir le consentement de la famille avant de procéder aux soins nécessaires.
B. Doit obtenir le consentement de la personne de confiance avant de procéder aux soins nécessaires.
C. Doit avoir l'autorisation du procureur pour prodiguer les soins nécessaires.
D. Peut donner des informations à la famille sur l'état de santé du patient.
E. Peut donner des informations à la personne de confiance sur l'état de santé su patient.

QI 4

La désignation de la personne de confiance :

A. Est obligatoire pour le patient.
B. Doit être proposée au patient.
C. Doit être faite par écrit.
D. Doit être notifiée dans le dossier médical.
E. Concerne uniquement les situations de maladies graves ou de fin de vie.

QI 5

Le médecin traitant peut communiquer des informations concernant un patient :

A. Au médecin conseil de la Sécurité sociale.
B. Au médecin du travail.
C. Au médecin inspecteur de la santé.
D. Au médecin de la compagnie d'assurance-vie du malade.
E. Aucune de ces propositions n'est exacte.

QI 6

Lorsqu'un patient demande une copie de l'ensemble de son dossier médical, que doit-on lui fournir ?

A. Le compte rendu de la réunion de concertation pluridisciplinaire le concernant.
B. Le compte rendu d'une réunion de morbimortalité le concernant.
C. Les informations concernant des tiers fournies par le patient et les informations fournies par des tiers concernant le patient.
D. Le résultat de l'examen de ses caractéristiques génétiques.
E. Obligatoirement l'intégralité de son dossier médical.

QI 7

Qui peut demander une copie du dossier d'un patient en cours d'hospitalisation ?

A. L'avocat du patient.
B. Les titulaires de l'autorité parentale (pour les mineurs).
C. Le juge des tutelles pour un patient majeur sous tutelle.
D. Le notaire du patient.
E. Ses enfants.

QI 8

Parmi les points suivants, lesquels font partie des grands principes fondamentaux de l'éthique biomédicale ?

A. Le principe de justice.
B. Le principe de bienfaisance.
C. Le principe d'autonomie.
D. Le paternalisme.
E. Le principe de non-respect de la biodiversité.

QI 9

Dans le cadre de la relation médecin-patient, quels sont les principes éthiques justes ?

A. Le respect de l'autonomie du patient est un des éléments du respect de la dignité de la personne.
B. L'information permet au sujet d'adhérer à la démarche de soins qui lui est proposée.
C. En cas d'urgence ou de situations de perte de l'autonomie psychique, les soins peuvent être délivrés sans information ni consentement préalable du patient.
D. Le consentement découle d'un principe philosophique qui affirme la souveraineté de l'esprit sur le corps.
E. Le cheminement avec le patient permet de construire une démarche de codécision.

QI 10

Choisissez la ou les propositions correctes concernant l'interruption médicale de grossesse.

A. Elle est possible si la poursuite de la grossesse met en péril grave la santé de la femme.
B. Elle est possible s'il existe une forte probabilité que l'enfant à naître soit atteint d'une affection d'une particulière gravité reconnue comme incurable au moment du diagnostic.
C. La décision peut être prise par un médecin seul.
D. Elle ne peut être réalisée après sept mois de grossesse.
E. Elle n'est possible que pour des maladies figurant sur une liste officielle publiée par décret et mise à jour chaque année.

QI 11

Choisissez la ou les propositions correctes concernant l'assistance médicale à la procréation.

A. Le commerce de gamètes est désormais autorisé en France.
B. Le don et l'accueil d'embryons sont interdits.
C. L'insémination post-mortem est possible pour une veuve qui souhaite bénéficier du sperme de son conjoint décédé.
D. La préservation de sa fertilité dans le cadre d'une situation médicale risquant d'altérer la capacité procréative est un droit.
E. La pratique du don doit respecter les principes de gratuité et d'anonymat.

QI 12

Choisissez la ou les propositions correctes concernant le don de gamètes.

A. Le consentement des donneurs est recueilli par écrit et peut être révoqué à tout moment jusqu'à l'utilisation des gamètes.
B. Le consentement est privé d'effet en cas de décès, de dépôt d'une requête en divorce ou en séparation de corps ou de cessation de la communauté de vie, survenant avant la réalisation de la procréation médicalement assistée.
C. Il est obligatoire de révéler à l'enfant qu'il est né d'un don.
D. Le don peut donner lieu à rémunération en cas de pénurie de donneurs.
E. Aucun lien de filiation ne peut être établi entre l'auteur du don et l'enfant issu de la procréation.

QI 13

L'identification d'une personne par ses empreintes génétiques :

A. Peut être réalisée dans le cadre de mesures d'enquête ou d'instruction diligentées lors d'une procédure judiciaire.
B. Peut être réalisée dans le cadre de tests dits de paternité diligentés lors d'une procédure judiciaire.
C. Peut être réalisée dans le cadre prévu par le Code de la défense nationale, à savoir pour identifier des personnes décédées lors d'actions de combat.
D. Est totalement interdite en toute circonstance en France.
E. Peut être réalisée en France par tout citoyen à sa demande, en le demandant auprès de son médecin, dès lors qu'il a un doute sur le lien génétique qui le lie à un proche.

QI 14

La prescription et la réalisation de l'examen des caractéristiques génétiques d'une personne à des fins médicales :

A. Doivent être précédées d'une information complète sur les objectifs, les conséquences et les limites du test.
B. Doivent donner lieu à un consentement qui peut être uniquement oral.
C. Entraînent, en cas de diagnostic d'une anomalie génétique grave chez le patient, l'obligation d'informer les membres de sa famille si des mesures de prévention ou de soins sont possibles, que le patient s'en occupe personnellement ou qu'il demande au médecin qui a réalisé l'examen de procéder à cette information.
D. Sont interdites sur le fœtus in utéro.
E. Peuvent être demandées par un assureur qui souhaite évaluer le risque génétique d'un de ses clients.

QI 15

Lors de votre exercice médical, vous êtes amené à réaliser l'examen d'un cadavre. Quels sont les signes utiles à l'estimation du délai post-mortem ?

A. La présence de lividités.
B. La présence d'une rigidité cadavérique.
C. La présence de lésions traumatiques.
D. La formule dentaire.
E. La présence de signes de putréfaction.

QI 16

Dans la première partie du certificat de décès, il est précisé :

A. La commune du décès.
B. La date et l'heure du décès.
C. Les causes du décès.
D. L'existence d'un obstacle médico-légal.
E. L'obligation ou non de mise en bière immédiate.

QI 17

Choisissez la ou les propositions correctes concernant le certificat de décès.

A. Le volet administratif est adressé à la mairie du lieu du décès.
B. Le volet administratif est adressé à la chambre funéraire.
C. Le volet médical est transmis par voie électronique au CepiDC Inserm.
D. Le volet médical complémentaire est rédigé par le médecin ayant constaté le décès.
E. Il est modifiable dans les 72 heures.

QI 18

Quels sont les éléments à rechercher pour le diagnostic de mort encéphalique ?

A. L'absence de respiration spontanée.
B. L'absence d'activité hémodynamique.
C. L'absence d'activité motrice spontanée.
D. Une angiographie cérébrale montrant l'arrêt de la circulation cérébrale.
E. Une rigidité cadavérique.

QI 19

Choisissez la ou les propositions correctes concernant le prélèvement d'organes chez une personne vivante majeure.

A. Le donneur capable peut être le conjoint du père du receveur.
B. Un prélèvement de moelle peut être réalisé à titre dérogatoire chez un majeur sous curatelle.
C. Un prélèvement d'organes ne peut jamais être réalisé chez un majeur sous tutelle.
D. Le comité d'experts peut refuser la réalisation d'un prélèvement.
E. En cas d'urgence, le consentement d'un donneur capable est exprimé devant le préfet.

QI 20

Choisissez la ou les propositions correctes concernant le prélèvement d'organes chez une personne décédée

A. L'absence d'activité cérébrale sur deux électroencéphalogrammes réalisés à 6 heures d'intervalle permet de faire le diagnostic d'état de mort encéphalique.
B. Une pathologie néoplasique constitue une contre-indication relative au prélèvement.
C. La toxoplasmose fait partie des pathologies obligatoirement dépistées.
D. Le comité d'experts peut refuser la réalisation d'un prélèvement.
E. Pour un mineur, le consentement des titulaires de l'autorité parentale est exprimé devant le président du TGI.

QI 21

Tout certificat médical initial doit comporter :

A. Le nom du médecin rédacteur.
B. La date de la rédaction du certificat.
C. La date de l'examen médical.
D. La contre-signature du patient.
E. La signature d'un des parents si le patient est mineur.

QI 22

L'incapacité totale de travail tient compte des difficultés qu'une victime a pour :

A. Travailler.
B. S'habiller.
C. Se laver.
D. Pratiquer son activité de loisir.
E. Réaliser les gestes de la vie courante.

QI 23

Choisissez la ou les propositions correctes concernant les prélèvements pouvant être réalisés lors de la prise en charge d'une femme victime d'un viol il y a quelques heures.

A. Un dosage des Bêta-HCG ne peut pas être réalisé hors réquisition judiciaire.
B. Des prélèvements à la recherche de sperme sont à réaliser uniquement si l'on retrouve des lésions traumatiques à l'examen clinique.
C. Un dosage des Bêta-HCG permet de savoir s'il y a une grossesse en cours.
D. Si les sérologies réalisées lors du bilan initial sont positives, cela permet d'affirmer qu'il y a eu transmission d'infection sexuellement transmissible lors du viol.
E. Des prélèvements à visée toxicologique sont réalisés si l'on suspecte une soumission chimique.

QI 24

Vous recevez en consultation une femme victime d'une agression sexuelle. Vous interrogez et examinez la victime. Vous effectuez également des prélèvements médico-légaux. À la fin de cette consultation, vous

rédigez le certificat médical. Choisissez la ou les propositions correctes concernant ce certificat médical.
A. La description des faits doit être non interprétative.
B. Il faut préciser s'il s'agit d'une réquisition ou non.
C. Il faut détailler précisément les circonstances de l'agression.
D. Le certificat est anonyme en cas de violences sexuelles.
E. Il est possible de signaler que les constatations sont évocatrices d'un viol.

QI 25

Choisissez la ou les propositions correctes concernant la responsabilité pénale du médecin.
A. Elle peut être engagée en cas de violation du secret professionnel.
B. Elle peut être engagée uniquement si l'infraction est prévue par le Code pénal.
C. Sa mise en cause permet la réparation des dommages causés à autrui.
D. Sa mise en cause fait encourir au médecin un blâme ou un avertissement.
E. Sa mise en cause peut faire encourir au médecin une peine de prison avec sursis.

QI 26

L'action en responsabilité contre un médecin libéral peut être portée par le patient devant :
A. Une juridiction pénale.
B. Le tribunal administratif.
C. Une juridiction civile.
D. Le conseil régional de l'Ordre des médecins.
E. Le conseil départemental de l'Ordre des médecins.

QI 27

Les CCI (commissions de conciliation et d'indemnisation) :
A. Sont des juridictions indemnitaires civiles.
B. Sont des instances composées uniquement de magistrats.
C. Peuvent traiter toutes les demandes quelle que soit l'importance du dommage.
D. Permettent un règlement amiable pour l'indemnisation des dommages en rapport avec un acte de soin.
E. Transmettent des avis à l'ONIAM ou aux assureurs.

QI 28

Dans le cadre de la responsabilité ordinale, quelles sont les sanctions encourues par le médecin ?
A. L'avertissement.
B. La peine d'amende.
C. Le blâme.
D. La peine de prison.
E. L'interdiction temporaire d'exercer.

QI 29

Parmi les signes suivants, quels sont ceux qui doivent faire suspecter une maltraitance chez un enfant ?
A. Un hématome du pavillon de l'oreille chez un enfant de 9 mois.
B. Des ecchymoses sur la face antérieur des jambes chez un enfant de 4 ans.
C. Une fracture spiroïde de l'humérus chez un enfant de 8 mois.
D. Une facture de côte chez un enfant de 2 ans.
E. Des ecchymoses des fesses chez un enfant de 1 an.

QI 30

Parmi les éléments suivants, quels sont ceux qui constituent des facteurs de risque de maltraitance ?
A. Un enfant né prématurément.
B. Un reflux gastrœsophagien avec pleurs incessants.
C. Un enfant porteur d'un handicap.
D. Un habitat en campagne.
E. Une mère âgée.

Réponses

QI 1

Réponses A, B, C et E.
L'information et le consentement sont inscrits comme des droits du patient depuis la loi du 4 mars 2002.

QI 2

Réponses A et D.
Lors d'un litige, le médecin doit apporter la preuve qu'il a bien informé le patient. L'information doit être orale afin d'être adaptée au patient. Elle doit porter sur le diagnostic, les thérapeutiques possibles, le pronostic et les complications.

QI 3

Réponses D et E.
Lorsque le patient est inconscient, le médecin doit consulter la personne de confiance ou les proches ou la famille avant de réaliser les soins. Il peut donc bien sûr leur apporter les informations sur l'état de santé du patient. Mais il n'a pas à obtenir leur consentement. Il peut réaliser les soins qu'il estime nécessaires, même si ceux-ci s'y opposent.

QI 4

Réponses B, C et D.
La personne de confiance peut être désignée par tout patient à tout moment. Cette personne peut aider le patient et l'accompagner durant sa prise en charge. Sa désignation se fait par écrit et est révocable à tout moment.

Lorsque le patient est en fin de vie, elle devient l'interlocuteur privilégié du médecin. Mais elle peut être désignée indépendamment de la fin de vie.

QI 5

Réponse E.

QI 6

Réponses A et D.
La réunion de morbimortalité doit rester anonyme et le compte rendu n'est pas ajouté au dossier du patient.
Les informations mentionnées en C ne doivent pas être photocopiées lors d'une demande de dossier par le patient

QI 7

Réponse B.
Seul le patient ou pour un mineur ses parents peuvent obtenir une copie du dossier médical.

QI 8

Réponses A, B et C.

QI 9

Réponses A, B, C, D et E.

QI 10

Réponses A et B.

QI 11

Réponses D et E.

QI 12

Réponses A, B et E.

QI 13

Réponses A, B et C.

QI 14

Réponses A et C.

QI 15

Réponses A, B et E.
Température, lividité et rigidité sont des signes d'installation précoce. La putréfaction est un signe plus tardif. Les lésions traumatiques ne permettent pas de dater un décès. La formule dentaire est intéressante pour l'identification.

QI 16

Réponses A, B, D et E.
Il s'agit de données d'état civil permettant de réaliser les opérations funéraires. Les causes du décès doivent figurer dans la deuxième partie anonyme (données épidémiologiques).

QI 17

Réponses A, B et C.
Le volet médical complémentaire est rédigé par le médecin qui a réalisé les examens complémentaires ou l'autopsie.

QI 18

Réponses A, C et D.
Les signes cliniques sont l'abolition des réflexes du tronc cérébral, l'absence d'activité motrice et l'absence de ventilation spontanée.
L'absence d'activité cérébrale est vérifiée par 2 EEG nuls et aréactifs effectués à 4 heures d'intervalle avec une durée d'enregistrement de 30 minutes minimum, une amplification maximum, au cours d'un arrêt des traitements sédatifs, anticonvulsivants ou une angiographie cérébrale (angioscanner) objectivant arrêt de la circulation artérielle et veineuse encéphalique.

QI 19

Réponses A, B, C et D.
Le consentement d'un majeur capable est recueilli par le président du tribunal de grande instance. En cas d'urgence, le consentement est recueilli par le procureur de la République.

QI 20

Réponses A, B et C.
Les dépistages obligatoires concernent les virus VIH 1 et VIH 2, HTLV-1, hépatite B et C, syphilis, cytomagalovirus, virus Epstein-Barr, toxoplasmose.
Le comité d'experts autorise les prélèvements d'organe chez les personnes vivantes.
Pour un prélèvement chez un mineur décédé, il faut le consentement écrit des deux parents (un seul exceptionnellement). Le président du TGI n'intervient pas pour les prélèvements sur les personnes décédées.

QI 21

Réponses A, B et C.
Le certificat concernant un mineur est remis à l'un de ses parents mais est signé uniquement par le médecin.

QI 22

Réponses B, C et E.
La fixation de l'ITT ne tient pas compte de l'arrêt de travail (travail au sens économique) mais des gestes de la vie courante.

QI 23

Réponses C et E.
Les prélèvements à la recherche de spermatozoïdes et/ou d'ADN doivent être faits quasi systématiquement (il est possible de ne pas réaliser de recherche au niveau pelvien si la victime est sûre qu'il n'y a eu que des attouchements par-dessus les vêtements, mais il vaut mieux être systématique).

QI 24

Réponses A et B.
Les commémoratifs doivent être écrits au conditionnel.
Le certificat doit mentionner le nom de la personne examinée, comme tout certificat descriptif.
Le terme de viol est un terme juridique. Il découle du non-consentement de la victime. Le terme de viol ne doit pas figurer dans un certificat descriptif. Le certificat ne peut que mentionner des éléments compatibles avec des pénétrations vaginales ou anales et/ou des lésions évocatrices de violences infligées par un tiers.

QI 25

Réponses A, B et E.
La responsabilité pénale peut être retenue si le médecin a commis une infraction au Code pénal (non-assistance à personne en péril, blessures involontaires, homicides involontaires, etc.).
La violation du secret professionnel est une infraction au Code pénal : c'est un délit. Les peines encourues sont des amendes et/ou des peines d'emprisonnement.
La réparation des dommages ne peut se faire que si la responsabilité indemnitaire du médecin est engagée (civile ou administrative).
Le blâme ou l'avertissement sont des sanctions disciplinaires.

QI 26

Réponses A, C et E.
Si le patient veut rechercher la responsabilité pénale, il peut engager la responsabilité devant une juridiction pénale.
Si le patient veut rechercher une indemnisation, il doit s'adresser à la juridiction civile car le médecin exerce en libéral (les juridictions administratives sont compétentes lorsque le dommage est survenu en milieu hospitalier).
L'instance disciplinaire est le conseil régional de l'Ordre, mais le patient ne peut pas saisir cette instance. Il doit déposer sa plainte près du conseil départemental de l'Ordre.

QI 27

Réponses D et E.
Les CCI sont des commissions de règlements amiables d'indemnisation des dommages en rapport avec des actes de soins. Ce ne sont pas des juridictions. Elles rendent un avis et non pas des décisions judiciaires.
Elles sont présidées par un magistrat mais composées essentiellement par des personnes civiles : des membres représentant les usagers, des professionnels de santé, des établissements de santé, des assureurs, l'ONIAM, ainsi que des personnalités qualifiées.
Lorsqu'elles reçoivent une demande, elles procèdent d'abord à un examen de recevabilité. Le dommage doit atteindre un certain seuil de gravité. Tous les dossiers ne sont pas recevables.
Après avoir rendu un avis, elles transmettent cet avis aux assureurs ou à l'ONIAM pour offre d'indemnisation.

QI 28

Réponses A, C et E.
La peine d'amende et la peine de prison sont des sanctions pénales.

QI 29

Réponses A, C, D et E.
Les fractures de membres chez un enfant qui ne marche pas ou commence à marcher doivent faire suspecter en première intention des violences.
Les fractures de côtes doivent en première intention faire suspecter des violences (sauf mécanisme traumatique connu comme AVP, chute de grande hauteur).
Les ecchymoses situées sur la face antérieure des jambes ou l'arrière du crâne ou la face externe des membres supérieurs chez un enfant qui se déplace ne sont pas suspectes en première intention.
Des ecchymoses ou hématomes situés au niveau des oreilles, des joues, sur le cou, dans le dos, sur les fesses et la face postérieure des membres sont des lésions devant faire suspecter des violences.

QI 30

Réponses A, B et C.
L'habitat n'est pas considéré comme un facteur de risque. C'est plutôt le jeune âge de la mère qui est un facteur de risque.

II. Médecine du travail

CHAPITRE

17

Dossiers progressifs

Énoncés et questions

Dossier progressif 1

Vous êtes médecin généraliste et recevez pour la première fois Mme X., 24 ans, agent de sécurité dans une entreprise de fabrication de batteries automobiles. Mme X. a un désir de grossesse mais s'interroge sur les précautions à prendre vis-à-vis des expositions à son poste de travail. En effet, elle vous explique qu'il existe un risque d'exposition au plomb à son poste.

Question 1

Que faites-vous ?

A. Vous lui conseillez de rencontrer le médecin du travail pour connaitre la conduite à tenir.
B. Vous lui prescrivez un arrêt de travail lui permettant de ne pas être exposée au plomb.
C. Vous lui conseillez de solliciter son employeur pour un changement de poste.
D. Vous lui conseillez de contacter le médecin conseil de l'assurance maladie pour obtenir un aménagement du poste de travail.

Question 2

Mme X. vous indique qu'elle a eu une fausse couche il y a dix mois à trois mois et demi de grossesse et qu'elle a été prise en charge dans le service de gynécologie d'un centre hospitalier. Vous évoquez avec elle une possible étiologie professionnelle à cette fausse couche.
Parmi les expositions suivantes présentes à son poste de travail, lesquelles auraient pu contribuer à la survenue de cette fausse couche ?

A. Le travail de nuit.
B. L'exposition au plomb.
C. La présence d'écrans à son poste de travail.
D. La manutention de charges lourdes.

Question 3

Vous évoquez un lien entre cette fausse couche et l'activité professionnelle de Mme X., une exposition chronique au plomb ayant été mise en évidence par les examens biologiques (plombémie à 180 μg/l pour une normale inférieure à 50 μg/l).
Choisissez la ou les propositions correctes.

A. Une déclaration d'accident du travail n'est pas envisageable car la fausse couche n'a pas eu lieu sur le lieu de travail.
B. Une déclaration en maladie professionnelle est envisageable même s'il n'existe pas de tableau de maladies professionnelles.
C. En tant que médecin généraliste, vous pouvez rédiger le certificat médical initial en vue d'une déclaration en maladie professionnelle.
D. En cas de déclaration en maladie professionnelle, le comité régional de reconnaissance des maladies professionnelles sera sollicité uniquement si le médecin conseil évalue une incapacité permanente à plus de 25 %.

Question 4

Dans ce poste présentant, en particulier, un risque d'exposition au plomb, quelles sont les obligations de l'employeur ?

A. Il doit sensibiliser les femmes à la nécessité de déclarer leur état de grossesse le plus précocement possible.
B. Il doit avertir la salariée des mesures de prévention.
C. Il doit informer la salariée des risques potentiels de l'exposition au plomb sur la grossesse.
D. Il doit refuser d'embaucher à ce poste toute femme en âge de procréer.

Question 5

Mme X. a finalement décidé de ne pas entamer de démarche de déclaration en maladie professionnelle ou accident de travail. Elle a rencontré son médecin du travail qui a préconisé un aménagement de son poste de façon à ce qu'elle ne soit plus exposée au plomb et qu'elle ne travaille plus de nuit. Elle revient vous consulter alors qu'elle est enceinte.
Choisissez la ou les propositions correctes.

A. Mme X. bénéficie d'une autorisation d'absence pour se rendre aux examens médicaux obligatoires dans le cadre de la surveillance de la grossesse.
B. Après quelques jours de cessation de l'exposition au plomb, le plomb est complètement éliminé de l'organisme.
C. Dans le cas où Mme X resterait exposée au plomb durant sa grossesse, l'enfant pourrait présenter un saturnisme infantile à la naissance.
D. L'employeur est tenu de suivre les préconisations du médecin du travail (absence d'exposition au plomb et absence de travail de nuit) concernant l'aménagement de son poste.

Question 6

Mme X. a accouché et allaite son enfant. Elle reprend son travail trois mois après l'accouchement et souhaite poursuivre l'allaitement.

Choisissez la ou les propositions correctes.
A. Une visite de reprise avec le médecin du travail devra avoir lieu dans les huit jours suivant la reprise.
B. La reprise à son poste habituel sera contre-indiquée par le médecin du travail du fait de l'allaitement et du risque d'exposition au plomb.
C. La reprise à son poste habituel sera contre-indiquée par le médecin du travail du fait de l'allaitement et du travail de nuit.
D. Aucun aménagement du poste de travail ne peut avoir lieu en dehors de la période de grossesse.

Dossier progressif 2

Vous êtes le médecin généraliste de Mme X., 29 ans, manipulatrice en radiologie à l'hôpital. Elle fume environ dix cigarettes par jour depuis une dizaine d'années.

Question 1

Mme X. vous explique qu'elle est manipulatrice en radiologie au scanner et en radiologie conventionnelle. À quel type de rayonnements ionisants est-elle susceptible d'être exposée ?
A. Alpha.
B. Béta.
C. Gamma.
D. X.

Question 2

Quelles sont les caractéristiques du rayonnement X ?
A. Il traverse le corps et les vêtements.
B. Il ne parcourt pas plus d'une dizaine de millimètres dans l'air.
C. Il est arrêté facilement par une feuille de papier classique.
D. Il est arrêté par une épaisseur de plomb.

Question 3

Mme X. a reçu plusieurs formations et informations sur les rayonnements ionisants, mais elle souhaiterait avoir votre avis sur les effets potentiels des rayonnements ionisants sur sa santé. Elle vous indique que son dosimètre est toujours négatif.
Choisissez la ou les propositions correctes.
A. Le cancer fait partie des effets dits stochastiques.
B. Les effets stochastiques apparaissent à partir d'un certain seuil.
C. Le respect des valeurs limites d'exposition professionnelle permet d'exclure les effets stochastiques.
D. On considère que toute dose, aussi faible soit elle, peut entraîner un risque accru de cancer.

Question 4

Concernant les effets déterministes, quels sont les tissus particulièrement radiosensibles ?
A. La moelle osseuse.
B. La peau.
C. Les tissus reproducteurs.
D. Le tissu adipeux.

Question 5

Mme X. vous indique que sa collègue, qui a été manipulatrice en radiologie toute sa carrière et est partie en retraite il y a quatre ans, présente une leucémie myéloïde chronique. Considérant le tableau de maladies professionnelles ci-après, quelles sont les propositions correctes ?

Tableau 17.1 Affections provoquées par les rayonnements ionisants
Date de création : loi du 1er janvier 1931
Dernière mise à jour : décret du 22 juin 1984

Désignation des maladies	Délai de prise en charge	Liste indicative des principaux travaux susceptibles de provoquer ces affections
Anémie, leucopénie, thrombopénie ou syndrome hémorragiques consécutifs à une irradiation aiguë	30 jours	Tous les travaux exposant à l'action des rayons X ou à des substances radioactives naturelles ou artificielles ou à toute autre source d'émission corpusculaire, notamment : Extraction et traitement des minerais radioactifs Préparation des substances radioactives Préparation de produits chimiques et pharmaceutiques radioactifs Préparation et application de produits luminescents radifères Recherches ou mesures sur les substances radioactives et les rayons X dans les laboratoires Fabrication d'appareils pour radiothérapie et d'appareils à rayons X Travaux exposant les travailleurs au rayonnement dans les hôpitaux, les sanatoriums, les cliniques, les dispensaires, les cabinets médicaux, dentaires et radiologiques, les maisons de santé et les centres anticancéreux Travaux dans les industries ou commerces utilisant les rayons X, les substances radioactives, les substances ou dispositifs émettant les rayonnements indiqués ci-dessus.
Anémie, leucopénie, thrombopénie ou syndrome hémorragiques consécutifs à une irradiation chronique	1 an	
Blépharite ou conjonctivite	7 jours	
Kératite	1 an	
Cataracte	10 ans	
Radiodermites aiguës	60 jours	
Radiodermites chroniques	10 ans	
Radio-épithélite aiguë des muqueuses	60 jours	
Radiolésions chroniques des muqueuses	5 ans	
Radionécrose osseuse	30 ans	
Leucémies	30 ans	
Cancer broncho-pulmonaire primitif par inhalation	30 ans	
Sarcome osseux	50 ans	

Source : © INRS, Tableaux des maladies professionnelles du régime général, tableau 6.

A. Elle ne peut pas faire de déclaration en maladie professionnelle car elle est en retraite.
B. Si la leucémie était apparue durant son activité professionnelle, elle n'aurait pas été reconnue en maladie professionnelle.
C. Il faut qu'au moins un des dosimètres qu'elle a portés durant sa carrière soit positif pour que sa leucémie puisse être reconnue en maladie professionnelle.
D. Son médecin traitant peut effectuer lui-même un certificat médical initial en vue d'une déclaration en maladie professionnelle.

Question 6

Le mari de Mme X. est également présent lors de la consultation. Il vous demande si lui et ses enfants risquent d'être exposés aux rayonnements ionisants du fait du travail de sa femme.
Que lui répondez-vous ?

A. Ils sont effectivement exposés aux rayonnements ionisants du fait du travail de Mme X. et il existe un risque d'effets stochastiques.
B. Ils sont effectivement exposés aux rayonnements ionisants du fait du travail de Mme X. et il existe un risque d'effets déterministes.
C. Ils sont effectivement exposés aux rayonnements ionisants du fait du travail de Mme X. mais n'ont aucun risque d'effets secondaires.
D. Ils ne sont pas exposés aux rayonnements ionisants du fait du travail de Mme X.

Dossier progressif 3

Vous recevez en consultation Mme A., 53 ans, qui vous amène le résultat de l'échographie de son épaule droite prescrite devant la persistance de douleurs depuis quelques mois et qui mentionne l'existence d'une tendinopathie de la coiffe des rotateurs à droite, sans signe de rupture. Au cours de votre entretien, vous apprenez que la patiente exerce en tant qu'aide-soignante dans un service de chirurgie au sein d'une clinique de la région.

Question 1

Devant ce tableau clinique :

A. Une étiologie professionnelle à la pathologie actuelle est probable.
B. Vous conseillez à la patiente d'effectuer une déclaration d'accident du travail.
C. Vous êtes autorisé à vous mettre en contact avec le médecin du travail afin d'obtenir plus d'informations sur le poste.
D. La mise en évidence de macro-calcifications sur l'imagerie médicale est en faveur d'une étiologie professionnelle.

Question 2

Mme A. est en arrêt maladie depuis plusieurs semaines et appréhende la reprise. Choisissez la ou les propositions correctes concernant la visite de pré-reprise.

A. Elle peut être demandée par l'employeur.
B. Elle est effectuée auprès du médecin du travail et permet de discuter d'éventuelles adaptations du poste de travail.
C. Elle implique systématiquement au décours de la visite un échange entre le médecin du travail et l'employeur de la patiente.
D. C'est un outil d'aide au maintien dans l'emploi.

Question 3

Choisissez la ou les propositions correctes concernant la tendinopathie de la coiffe des rotateurs.

A. Elle est favorisée par les mouvements de l'épaule en abduction.
B. Elle entre dans le cadre des tableaux des maladies professionnelles.
C. L'IRM est nécessaire pour effectuer une demande de reconnaissance en maladie professionnelle d'une tendinopathie chronique.
D. Elle associe systématiquement une rupture partielle ou complète tendineuse.

Question 4

À l'issue de la visite de pré-reprise de Mme A., quels éléments le médecin du travail peut-il communiquer à l'employeur ?

A. Une proposition d'aménagement de poste afin d'éviter les gestes impliquant l'élévation en abduction de son épaule droite à plus de 60° de façon répétée.
B. La mention de la pathologie de Mme A. afin de justifier les restrictions au poste.
C. Une proposition de formation professionnelle en vue de préparer un reclassement professionnel vers un poste administratif.
D. La mention de l'aptitude ou de l'inaptitude de la salariée à son poste de travail.

Question 5

Votre patiente exerçant en tant qu'aide-soignante depuis maintenant quatorze ans, pour quels risques professionnels justifie-t-elle d'une surveillance et d'une prévention adaptée ?

A. Le risque de syndrome métabolique augmenté lié à l'exposition au travail de nuit.
B. Le risque biologique d'infection par le virus de la rougeole.
C. Le risque d'asthme professionnel lié à l'exposition aux désinfectants utilisés pour les surfaces.
D. Le risque d'accident de la voie publique lié aux troubles du sommeil secondaires au travail de nuit.

Question 6

Mme A. souhaite reprendre le travail, vous envisagez de prescrire une reprise à temps partiel thérapeutique (TPT).
Choisissez la ou les propositions correctes concernant le TPT.

A. Il est synonyme de reprise du travail à mi-temps.
B. Il est soumis à l'accord du médecin conseil de la Sécurité sociale.
C. Il peut être refusé par l'employeur.
D. Il est prescrit par le médecin du travail.

Question 7

Mme A. a entendu parler de la reconnaissance en qualité de travailleur handicapé (RQTH). Elle vous demande des précisions.

Choisissez la ou les propositions correctes concernant la RQTH.

A. Elle est accordée par le médecin du travail.
B. Elle facilite le financement d'aménagements de postes par l'intermédiaire de Cap-Emploi.
C. Elle donne accès à l'aide d'organismes spécialisés dans le maintien dans l'emploi.
D. L'employeur est informé systématiquement dès lors que son salarié obtient la RQTH.

Question 8

Mme A. parvient péniblement à reprendre son poste. Elle présente quelques mois plus tard une récidive des douleurs et une tendinopathie de la coiffe des rotateurs à gauche apparait six mois plus tard. Une inaptitude médicale au poste actuel est envisagée.
Choisissez la ou les propositions correctes concernant l'inaptitude médicale dans ce cas précis.

A. Elle peut être prononcée par le rhumatologue de Mme A.
B. Elle implique systématiquement un licenciement.
C. Elle implique que la salariée ne pourra plus effectuer le métier d'aide-soignante.
D. Elle signifie que la salariée n'est plus apte à travailler à ce poste précis d'aide-soignante.

Question 9

En pratique, pour prononcer l'inaptitude de Mme A. à son poste actuel, quelles conditions doivent être obligatoirement réunies ?

A. La réalisation d'une étude de poste.
B. La réalisation d'une étude des conditions de travail.
C. L'échange entre le médecin du travail et le médecin conseil de la Sécurité sociale.
D. L'échange entre le médecin du travail et l'employeur.

Question 10

Choisissez la ou les propositions correctes concernant les conséquences de l'inaptitude médicale.

A. L'employeur doit émettre des propositions de reclassement.
B. Mme A. ne peut plus travailler au sein de la clinique.
C. Mme A. peut réaliser des formations en vue d'une reconversion professionnelle.
D. Il existe un risque de désinsertion professionnelle.

Dossier progressif 4

Vous êtes médecin du travail dans un service interentreprises. Une des entreprises que vous suivez, Superfer, est spécialisée dans la métallurgie et embauche dix-huit salariés, soudeurs pour la plupart. Une exposition à des agents cancérogènes, mutagènes, reprotoxiques (CMR) des salariés dans cette entreprise a été identifiée.

Question 1

Choisissez la ou les propositions correctes concernant votre statut de médecin du travail.

A. Vous assurez la prise en charge médicale et thérapeutique des salariés de l'entreprise.
B. Votre indépendance professionnelle est prescrite par le Code du travail.
C. Vous êtes soumis au secret médical et au secret industriel.
D. Votre statut de salarié protégé implique qu'un licenciement n'est possible qu'après autorisation de l'inspecteur du travail et avis du médecin inspecteur du travail.

Question 2

M. S. vient d'être embauché au sein de l'entreprise en tant que soudeur.
Choisissez la ou les propositions correctes.

A. L'exposition de M. S. à des agents CMR justifie un suivi individuel renforcé par le service de santé au travail.
B. M. S. doit bénéficier d'une visite d'information et de prévention au moment de l'embauche.
C. M. S. doit être reçu par un professionnel en santé du travail avant l'embauche.
D. La prochaine visite doit avoir lieu dans un délai maximum de cinq ans.

Question 3

M. A., salarié de l'entreprise depuis dix-huit ans, est en arrêt maladie depuis huit mois pour leucémie myéloïde chronique. Il est actuellement en rémission et envisage de prendre le travail.
Choisissez la ou les propositions correctes.

A. M. A. peut demander une visite de pré-reprise pendant son arrêt maladie.
B. Lors de la visite de pré-reprise, le médecin du travail sera amené à se prononcer sur l'aptitude de M. A. à reprendre le travail.
C. Le médecin conseil de la Sécurité sociale peut demander une visite de pré-reprise pour M. A.
D. La visite de pré-reprise dispense le salarié de la visite de reprise.

Question 4

Le gérant de l'entreprise est inquiet au sujet d'un de ses salariés, M. R., décrit par ses collègues comme arrivant souvent ivre au travail et se mettant en danger avec l'utilisation des machines. Il vous demande de recevoir M. R. et d'effectuer un test de dépistage.
Choisissez la ou les propositions correctes.

A. L'employeur est autorisé à vous demander de recevoir M. R. en visite médicale.
B. L'employeur est autorisé à vous imposer la réalisation d'un test de dépistage.
C. À l'issue de cette visite, vous devrez statuer sur l'aptitude du salarié à son poste.
D. Vous devrez communiquer à l'employeur l'existence du trouble de l'usage de l'alcool de M. R. devant l'existence d'un risque d'accident pour les tiers.

Question 5

Quelles sont, parmi les actions suivantes, celles qui entrent le cadre des actions de prévention primaire ?

A. L'évaluation des risques professionnels associés à l'exposition aux CMR.
B. La mise en place de protections auditives pour les salariés exposés au bruit.

C. La réalisation d'audiométries pour les salariés exposés au bruit.
D. L'installation d'une aspiration à la source pour limiter l'exposition aux fumées de soudage.

Question 6

M. P. travaille comme soudeur dans l'entreprise depuis trente ans. Un diagnostic de pneumopathie interstitielle chronique vient d'être posé chez ce salarié que vous voyez en visite à sa demande. Votre connaissance du poste de travail et notamment de son exposition aux poussières et fumées contenant du fer vous fait suspecter une origine professionnelle. Il ne souhaite pas quitter son poste.
Choisissez la ou les propositions correctes.
A. Il est licite de suspecter une sidérose d'origine professionnelle et de recommander au salarié d'effectuer une demande de reconnaissance en maladie professionnelle.
B. L'aménagement du poste de travail relève de la prévention tertiaire.
C. La réalisation d'examens respiratoires périodiques (type EFR) est un outil de prévention primaire permettant d'éviter la survenue des pathologies.
D. Le patient va devoir prouver le lien entre la pathologie et l'exposition professionnelle.

Question 7

Devant l'exposition des salariés à des agents CMR, vous décidez d'initier avec votre équipe pluridisciplinaire une démarche d'évaluation des risques.
Choisissez la ou les propositions correctes.
A. Cette démarche est conduite sous la responsabilité du médecin du travail.
B. L'évaluation du risque chimique consiste à mesurer les taux de produits présents dans l'environnement et dans l'organisme des salariés exposés (indicateurs biologiques).
C. Les fiches de données de sécurité sont rédigées par le médecin du travail.
D. La valeur moyenne d'exposition (VME) à un produit chimique est un outil d'évaluation des effets chroniques de l'exposition.

Dossier progressif 5

M. C. est un salarié de 30 ans sans antécédent médical qui travaille depuis dix ans dans une entreprise privée de bâtiment et travaux publics comme couvreur. Alors qu'il découpe une tôle d'acier, il se coupe l'index de la main droite. Il est alors emmené au service des urgences le plus proche par l'un de ses collègues.

Question 1

Quel est le cadre administratif de cet accident ?
A. Faute inexcusable de l'employeur.
B. Maladie professionnelle.
C. Maladie ordinaire.
D. Accident du travail.

Question 2

Que doit maintenant faire M. C. dans le cadre administratif de cet accident ?
A. Prévenir sa caisse primaire d'assurance maladie dans les 48 heures.
B. Prévenir son employeur dans les 48 heures.
C. Demander au médecin qui le prend en charge de lui rédiger un certificat médical initial.
D. Prévenir son employeur dans les 24 heures.

Question 3

M. C. a été pris en charge en chirurgie orthopédique pour une rupture partielle du fléchisseur profond de l'index. Son arrêt maladie a duré six semaines. Son traitement comporte actuellement des antalgiques de classe 1 et des séances de kinésithérapie.
Comment ont été pris en charge son arrêt maladie et ses soins ?
A. Le jour de l'accident ne lui a pas été payé car il n'a pas terminé sa journée de travail.
B. Il a perçu des indemnités journalières à 80 % de son salaire journalier de base de J2 à J28.
C. Il a perçu des indemnités journalières à 80 % de son salaire journalier de base à partir de J29.
D. Il a bénéficié de la gratuité de ses soins.

Question 4

M. C. a continué ses séances de kinésithérapie mais un flexum de son index persiste. Le médecin conseil lui a fixé un taux d'incapacité permanente partielle de 5 %.
Quelles sont les conséquences de la fixation de ce taux ?
A. M. C. doit rendre sa feuille de prise en charge de soins en rapport avec son accident.
B. M. C. percevra un capital versé en une seule fois.
C. M. C. percevra une rente à vie.
D. M. C. ne pourra plus exercer le poste de couvreur.

Question 5

M. C. a maintenant 65 ans et est en retraite après avoir occupé le poste de couvreur pendant trente ans et d'agent de maîtrise pendant plus de dix ans. Il réalise pour une chirurgie bénigne un bilan pulmonaire préopératoire qui montre la présence de lésions pulmonaires compatibles avec une asbestose débutante.
Comment son asbestose peut-elle être déclarée en maladie professionnelle ?
A. Son médecin traitant la déclare en envoyant le certificat médical initial à la CPAM.
B. M. C. envoie une déclaration de maladie professionnelle à sa CPAM.
C. Elle ne peut pas être déclarée car M. C. est en retraite.
D. M. C. complétera sa déclaration avec un certificat médical initial.

Dossier progressif 6

Vous recevez en consultation une femme âgée de 46 ans, caissière dans un supermarché, présentant une éruption érythémateuse, prurigineuse, avec présence de vésicules millimétriques au niveau des doigts des deux mains. Elle occupe le même poste depuis dix ans. Ses lésions sont apparues il y a trois mois. L'interrogatoire met en évidence une disparition des lésions pendant les vacances. Ces lésions apparaissent 24 à 48 heures après la reprise du travail. Elle est la seule employée à présenter des lésions cutanées.

Question 1

Quel(s) diagnostic(s) évoquez-vous ?

A. Une urticaire.
B. Une dermite allergique de contact.
C. Une gale.
D. Une mycose.

Question 2

Lors de l'étude du poste de travail, vous découvrez que cette salariée utilise depuis trois mois un produit destiné à nettoyer son espace de travail. Il s'agit d'un produit détergent qu'elle utilise sans gants.

Sur quels éléments de l'interrogatoire professionnel évoquez-vous l'origine professionnelle de cette pathologie ?

A. L'apparition des lésions 24 à 48 heures après la prise de poste.
B. L'apparition des lésions sur le lieu de travail.
C. La disparition des lésions après traitement par corticoïdes topiques.
D. La disparition des lésions pendant les vacances.

Question 3

La disparition des lésions après traitement par corticoïdes topiques ne permet pas de retenir l'origine professionnelle mais permet d'évoquer le diagnostic de dermite allergique de contact.

Quelles sont la ou les explorations complémentaires permettant de mettre en évidence cette dermite allergique de contact ?

A. Des prick-tests.
B. Des tests épicutanés.
C. Des IgE spécifiques.
D. Des RAST.

Question 4

La fiche de données de sécurité met en évidence la présence de la benzisothiazolinone. La batterie standard européenne met en évidence une allergie à cette molécule.

Choisissez la ou les propositions correctes concernant les tests épicutanés.

A. Ce sont des patchs pourvus des pastilles sur lesquelles sont déposés des allergènes.
B. Ce sont des gouttes d'allergènes déposées sur l'avant-bras et percées par des lancettes.
C. Ils sont appliqués sur la partie haute du dos en zone saine.
D. Ils peuvent être composés de plusieurs batteries de tests (caoutchouc, coiffure, cosmétiques).

Question 5

Choisissez la ou les propositions correctes concernant la lecture de ces patchs tests.

A. Elle se fait 48 heures après le retrait des patchs (lecture immédiate).
B. Elle se fait 72 heures ou 96 heures après le retrait des patchs (lecture retardée).
C. Elle se fait 20 minutes après la pose des patchs (lecture immédiate).
D. Elle recherche une hypersensibilité de type IV de la classification de Gell et Coombs.

Question 6

Le lien entre la pathologie observée et l'exposition professionnelle est avéré. Cette employée est déclarée en maladie professionnelle au titre du tableau du régime général n° 65.

Que proposez-vous à cette salariée et au chef d'entreprise ?

A. De substituer le produit responsable de l'allergie.
B. De porter des gants.
C. De mettre l'employée inapte au poste.
D. De vérifier la composition des produits détergents à usage domestique.

Dossier progressif 7

Vous recevez en consultation une femme de 30 ans aux antécédents de dermatite atopique qui rapporte un écoulement et un prurit nasal associés à des épisodes d'éternuements apparaissant au cours de son activité professionnelle, une gêne respiratoire et une respiration sifflante tous les soirs et les nuits de la semaine. Ses symptômes ont débuté il y a trois mois et s'aggravent progressivement, mais ils disparaissent les week-ends et pendant les vacances. Elle occupe depuis trois mois un poste d'infirmière de bloc opératoire dans une clinique privée. Au cours de son activité professionnelle, elle utilise des gants en latex. Elle est la seule à être symptomatique dans son service. Auparavant, elle était infirmière libérale. Elle travaille de 8 h 30 à 16 h 20 du lundi au vendredi. L'examen clinique lors de la consultation est normal.

Question 1

Quel(s) diagnostic(s) clinique évoquez-vous ?

A. Une bronchite chimique.
B. Un asthme professionnel.
C. Un œdème aigu du poumon.
D. Une rhinite professionnelle.

Question 2

Sur quel(s) argument(s) de l'interrogatoire posez-vous ce diagnostic ?

A. La rythmicité professionnelle.
B. Les antécédents d'atopie.
C. L'âge inférieur à 40 ans.
D. La rhinite professionnelle.

Question 3

Comment explorez-vous la maladie de cette patiente ?

A. Radiographie du thorax.
B. Explorations fonctionnelles respiratoires avec test de réversibilité aux beta-2 mimétiques.
C. Tests épicutanés au latex.
D. IgE spécifique au latex.

Question 4

Dans le cas présent, sur quels arguments évoquez-vous une origine professionnelle de la maladie ?

A. L'âge de la salariée.
B. La rythmicité professionnelle.
C. La présence de gants en latex.
D. L'intensité importante de l'exposition.

Question 5

Vous envisagez une déclaration de maladie professionnelle pour votre patiente. Comment procédez-vous ?

A. Vous contactez le médecin inspecteur du travail de la salariée pour lui demander de reconnaître la maladie professionnelle de la salariée.
B. Vous contactez le médecin du travail de la salariée pour lui demander de reconnaître la maladie professionnelle de la salariée.
C. Vous vérifiez que la pathologie de cette personne figure dans un tableau de maladies professionnelles.
D. Vous rédigez un certificat médical initial sur un document CERFA.

Question 6

La maladie de la patiente ne peut être indemnisée qu'à condition que le délai de prise en charge de quatorze jours ne soit pas dépassé.
Qu'est-ce que le délai de prise en charge ?

A. Le délai séparant la date de première constatation médicale de la dernière exposition professionnelle.
B. Le délai permettant au médecin traitant de demander au patient un dépassement d'honoraire.
C. Le délai mentionné dans la deuxième colonne des tableaux de maladies professionnelles du régime général.
D. La durée minimale d'exposition permettant au salarié de faire prendre en charge par la Sécurité sociale sa maladie professionnelle.

Question 7

La patiente est en arrêt de travail depuis trois semaines quand elle vient vous consulter. Qu'est-ce que cela implique ?

A. Le dossier de la patiente doit être examiné par une commission de réforme.
B. Aucune indemnisation n'est possible.
C. Le dossier de la patiente doit être examiné par le comité régional de reconnaissance des maladies professionnelles.
D. Le dossier de la patiente doit être examiné par une commission composée d'un médecin conseil régional du régime général, d'un médecin inspecteur régional du travail et d'un médecin qualifié en pathologie professionnelle.

Dossier progressif 8

M. L., 70 ans, est à la retraite depuis dix ans. Il a travaillé en cokerie pendant dix ans puis en fonderie pendant quinze ans et enfin dans le bâtiment et les travaux publics pendant dix-sept ans. Il a ainsi été exposé de façon importante aux fibres d'amiante, à la silice cristalline et aux hydrocarbures aromatiques polycycliques. Il se souvient que sa dernière entreprise lui avait remis une attestation d'exposition pour son exposition professionnelle à la silice et aux fibres d'amiante.

Question 1

Choisissez la ou les propositions correctes concernant l'accès et les modalités du suivi post-professionnel amiante.

A. C'est un suivi qu'il aurait pu commencer alors qu'il était encore en activité.
B. C'est le salarié qui demande à sa CPAM de bénéficier de ce SPP.
C. Une TDM thoracique est proposée tous les cinq ans vingt ans après le début de l'exposition aux fibres d'amiante pour les expositions cumulées de niveau fort.
D. Une TDM thoracique est proposée tous les cinq ans trente ans après le début de l'exposition aux fibres d'amiante pour les expositions cumulées de niveau intermédiaire.

Question 2

M. L. a maintenant 75 ans et est atteint d'un cancer broncho-pulmonaire primitif.
Quels sont les cancérogènes professionnels reconnus pour provoquer l'apparition d'un cancer broncho-pulmonaire ?

A. Le formaldéhyde.
B. Les poussières de bois.
C. La silice.
D. Les hydrocarbures aromatiques polycycliques.

Question 3

Choisissez la ou les propositions correctes concernant les cancers broncho-pulmonaires primitifs d'origine professionnelle.

A. Ce sont le plus souvent des carcinomes épidermoïdes.
B. Ils peuvent rarement être déclarés en maladie professionnelle en raison du tabagisme des patients.
C. Même lorsqu'il n'existe pas de tableau de maladies professionnelles, ils peuvent être déclarés en maladie professionnelle car leur taux d'IPP prévisible est supérieur à 25 %.
D. Il existe une sous-déclaration des cancers broncho-pulmonaires en maladie professionnelle.

Question 4
M. L. a été reconnu en maladie professionnelle pour son cancer broncho-pulmonaire au titre du tableau 30 bis (amiante).
À quel(s) avantage(s) complémentaire(s) a-t-il droit ?
A. Une cessation anticipée d'activité.
B. Une allocation aux adultes handicapés.
C. Une indemnisation complémentaire par le Fonds d'indemnisation des victimes de l'amiante.
D. Une autre reconnaissance en maladie professionnelle de son cancer en rapport avec son exposition aux hydrocarbures aromatiques polycycliques.

Question 5
De quels cancers l'exposition aux fibres d'amiante est-elle responsable ?
A. Le cancer de l'ovaire.
B. Le cancer du larynx.
C. Le mésothéliome.
D. Le cancer de la vessie.

Réponses

Dossier progressif 1

Question 1
Réponse A.
Le médecin du travail est le conseiller de l'employeur et des salariés sur les conditions de travail. Il a une mission d'information des femmes en âge d'être enceintes.
Il exerce une surveillance médicale spécifique pour les femmes qui attendent un enfant. Cette surveillance a pour objectif de s'assurer de la compatibilité du poste et des conditions de travail avec un déroulement satisfaisant de la grossesse. Le médecin demande, s'il l'estime nécessaire, une adaptation du travail ou une affectation temporaire à un autre poste.

Question 2
Réponses A, B et D.
Le travail de nuit augmente le risque de survenue d'avortements spontanés, d'accouchements prématurés et de retards de croissance intra-utérins. Le plomb est un composé reprotoxique. La manutention de charges lourdes présente un risque de fausse couche.

Question 3
Réponses C et D.
La réponse A est fausse : un accident du travail peut être déclaré même s'il n'a pas eu lieu sur le lieu du travail.
La réponse B est fausse : une maladie professionnelle peut être déclarée lorsqu'il n'existe pas de tableau.

Question 4
Réponses A, B et C.
La réponse D est fausse : il s'agirait d'une discrimination.

Question 5
Réponses A, C et D.
La réponse B est fausse : le plomb s'accumule dans l'organisme.

Question 6
Réponses A et B.
La réponse C est fausse : le travail de nuit n'est pas une contre-indication en cas d'allaitement.
La réponse D est fausse : le médecin peut préconiser un aménagement de poste.

Dossier progressif 2

Question 1
Réponse D.

Question 2
Réponses A et D.
La réponse B est fausse : un rayonnement X parcourt plusieurs mètres dans l'air.
La réponse C est fausse : un rayonnement X traverse une feuille de papier.

Question 3
Réponses A et D.
La réponse B est fausse : ce sont les effets déterministes qui apparaissent au-delà d'un certain seuil.
La réponse C est fausse : on considère que toute dose, aussi faible soit-elle, peut entraîner un risque accru de cancer. Le respect des valeurs limites d'exposition professionnelles permet d'exclure les effets déterministes.

Question 4
Réponses A, B et C.

Question 5
Réponse D.
La réponse A est fausse : il est possible d'effectuer une déclaration de maladie professionnelle même si l'on ne travaille plus.
La réponse C est fausse : le tableau de maladies professionnelles exige une exposition aux rayonnements ionisants sans préciser qu'un dosimètre doit être positif. En effet, le dosimètre peut être négatif (dose inférieure au seuil d'enregistrement du dosimètre) et la personne peut malgré tout avoir été exposée.

Question 6
Réponse D.
Mme X. est possiblement exposée à un risque d'irradiation, mais n'est pas elle-même contaminante.

Dossier progressif 3

Question 1
Réponses A et C.
La réponse B est fausse : il n'y a pas de caractère soudain, une demande de reconnaissance en maladie professionnelle serait plus adaptée (tableau n° 57).
La réponse D est fausse : la présence de macrocalcifications est un critère d'exclusion du tableau des maladies professionnelles n° 57 pour les tendinopathies non rompues (en faveur d'une étiologie métabolique).

Question 2
Réponses B et D.
La réponse A est fausse : la visite de pré-reprise peut être demandée par le médecin généraliste, le médecin conseil de la Sécurité sociale ou le salarié.
La réponse C est fausse : l'échange n'est pas systématique, il se fait après accord du salarié.

Question 3
Réponses : A, B et C.
La réponse D est fausse : la rupture est non systématique.

Question 4
Réponses A et C.
La réponse B est fausse : ce serait une rupture du secret médical.
La réponse D est fausse : il n'y a pas de détermination de l'aptitude après une visite de pré-reprise (durant l'arrêt de travail).

Question 5
Réponses A, B, C et D.

Question 6
Réponses B et C.
La réponse A est fausse : le temps de travail est déterminé selon les besoins du salarié.
La réponse D est fausse : le TPT est prescrit par le médecin traitant.

Question 7
Réponse C.
La réponse A est fausse : la RQTH est accordée par la maison départementale des personnes handicapées.
La réponse B est fausse : elle facilite le financement d'aménagements de postes par l'intermédiaire de l'AGEFIPH.
La réponse D est fausse : le salarié peut informer ou non son employeur.

Question 8
Réponse D. La réponse A est fausse : l'aptitude médicale est prononcée par le médecin du travail.
La réponse B est fausse : un reclassement professionnel est possible.
La réponse C est fausse : le médecin du travail se prononce sur l'aptitude médicale au poste actuel (défini par la fiche de poste) et non à la fonction d'aide-soignante.
La réponse D est correcte : l'inaptitude médicale au poste prononcée par le médecin du travail porte sur un poste de travail bien spécifique, et non sur l'ensemble des postes d'aide-soignante dans la clinique.

Question 9
Réponses A, B et D.
La réponse C est fausse : les conditions légales nécessaires à l'établissement d'une inaptitude médicale sont définies dans le Code du travail.

Question 10
Réponses A, C et D.
La réponse B est fausse : un reclassement au sein de la clinique est possible.

Dossier progressif 4

Question 1
Réponses B, C et D.
La réponse A est fausse : le rôle du médecin du travail est exclusivement préventif (hors soins d'urgence).

Question 2
Réponses A et C.
La réponse B est fausse : les risques sont particuliers, un suivi individuel renforcé et un examen médical d'aptitude sont donc nécessaires.
La réponse D est fausse : le suivi individuel est renforcé, le délai maximum avant le prochain examen médical est donc de quatre ans.

Question 3
Réponses A et C.
La réponse B est fausse : l'objectif de la visite de pré-reprise est de préparer la reprise (prévoir les aménagements de poste, un reclassement, une formation) et non de statuer sur l'aptitude.
La réponse D est fausse : après un arrêt maladie de plus de trente jours, la visite de reprise est obligatoire.

Question 4
Réponses A et C.
La réponse B est fausse : le médecin du travail peut prescrire tout examen complémentaire nécessaire à la détermination de l'aptitude et conserve une indépendance de prescription.
La réponse D est fausse : le médecin du travail est soumis au secret médical.

Question 5
Réponses A, B et D.
La réponse C est fausse : cette mesure appartient au domaine de la prévention secondaire.

Question 6
Réponses A et B.
La réponse C est fausse : il s'agit d'une mesure de prévention secondaire (dépistage des pathologies).
La réponse D est fausse : ce tableau clinique entre dans le cadre des tableaux des maladies professionnelles et bénéficie donc d'une présomption d'origine professionnelle.

Question 7
Réponse D.

La réponse A est fausse : la démarche d'évaluation des risques professionnels est conduite sous la responsabilité de l'employeur (Code du travail).

La réponse B est fausse : c'est une définition limitative. L'évaluation du risque chimique est une démarche en quatre étapes, qui comprend les mesures mais ne s'y limite pas.

La réponse C est fausse : les fiches sont élaborées par les fabricants des produits chimiques commerciaux.

Dossier progressif 5

Question 1
Réponse D.

Cet accident entre parfaitement dans le cadre d'un accident du travail car il répond à la définition suivante : « accident survenu par le fait ou à l'occasion du travail à toute personne salariée ou travaillant à quelque titre que ce soit pour un ou plusieurs employeurs ou chefs d'entreprise ». Il y a dans cette situation un fait accidentel, une lésion pendant le temps de travail, et par conséquent la notion de présomption d'imputabilité.

Question 2
Réponses C et D.

Le salarié prévient son employeur dans les 24 heures et l'employeur le déclare à la CPAM dans les 48 heures.

Question 3
Réponses C et D.

Le patient bénéficie de la gratuité des soins dans le cadre d'un accident de travail (AT). Le jour de l'AT est pris en charge par l'employeur, puis le patient perçoit des indemnités journalières (IJ) égales à 60 % du salaire journalier de base pendant les vingt-huit premiers jours d'arrêt de travail et à 80 % de ce salaire à partir du vingt-neuvième jour d'arrêt de travail jusqu'à la fixation de sa consolidation.

Question 4
Réponses A et B.

La fixation du taux d'IPP détermine les séquelles de l'AT, par conséquent le patient doit rendre sa feuille de prise en charge des soins en rapport avec son AT. Cela ne l'empêchera pas d'avoir à nouveau une prise en charge complète si de nouveaux éléments médicaux en rapport avec l'AT surviennent (rechute de l'AT). Un taux d'IPP inférieur ou égal à 9 % donne droit à un capital versé en une seule fois.

Question 5
Réponses B et D.

Le patient est le seul (avec ses ayants droit) à pouvoir déclarer sa maladie en maladie professionnelle en envoyant un CERFA à la CPAM dont il dépend et en y joignant le CMI correspondant. Cette déclaration doit être faite idéalement dans les quinze jours qui suivent la date de la première constatation médicale (en pratique, le patient dispose d'un délai de deux ans pour faire valoir ses droits).

Dossier progressif 6

Question 1
Réponse B.

La réponse B est retenue car il s'agit de lésions caractéristiques de la dermite allergique de contact (éruption érythémateuse, prurigineuse, avec présence de vésicules millimétriques au niveau des doigts des deux mains). Ces lésions apparaissent de manière retardée après l'exposition (dans les 24 à 48 heures), ce qui est compatible avec une allergie de type IV de la classification de Gell et Coombs et n'est pas en faveur d'une urticaire, dont le délai d'apparition est habituellement au maximum d'une heure suivant l'exposition. La rythmicité professionnelle n'est pas en faveur d'une gale ou d'une mycose.

Question 2
Réponses A et D.

L'origine professionnelle est retenue car les lésions apparaissent lors de chaque prise de poste et disparaissent lors de l'arrêt de l'exposition.

L'apparition retardée des lésions par rapport au début de l'exposition peut faire envisager l'apparition des lésions en dehors du lieu de travail, c'est à dire le soir ou un week-end. La réponse B n'est donc pas correcte.

Question 3
Réponse B.

Seule la réponse B est correcte car les tests épicutanés recherchent une allergie cutanée de type IV de la classification de Gell et Coombs.

Les trois autres examens recherchent une allergie de type I de la classification de Gell et Coombs.

Question 4
Réponses A, C et D.

La réponse B est fausse : elle décrit des prick-tests qui recherchent une allergie de type I de la classification de Gell et Coombs.

Question 5
Réponses A, B et D.

La réponse C est fausse : une lecture rapide après 20 minutes est réalisée seulement pour les allergies de type I de la classification de Gell et Coombs.

Question 6
Réponses A et D.

La réponse B est fausse : les surfaces de travail sont traitées par ce produit. Cela signifie qu'à chaque contact avec les surfaces traitées, cette caissière entrera en contact avec l'allergène. Faire travailler cette caissière toute la journée avec des gants n'est pas acceptable.

La réponse C est fausse : ce n'est pas au salarié de s'adapter au poste de travail mais au poste de travail de s'adapter au salarié. Ici, la substitution de ce détergent par un autre sans thiazolinone devrait être assez simple.

Dossier progressif 7

Question 1

Réponses B et D.

La réponse A est fausse : le diagnostic de bronchite chimique induite par des irritants respiratoires n'est pas retenu car il n'y a pas de caractère collectif des symptômes.

B : le diagnostic d'asthme est retenu devant une gêne respiratoire et des sibilants. Le caractère professionnel est retenu devant l'apparition des symptômes en fin de journée de travail et une disparition lors de l'arrêt de l'exposition aux allergènes professionnels.

D : le diagnostic de rhinite est retenu devant l'apparition d'un écoulement nasal, d'un prurit nasal et d'épisodes d'éternuements. Le caractère professionnel est retenu devant la rythmicité professionnelle des symptômes.

Question 2

Réponses A, B et D.

La réponse C est fausse : l'asthme et la rhinite professionnelle peuvent apparaître quel que soit l'âge.

Question 3

Réponses A, B et D.

La réponse C est fausse : les tests épicutanés sont des patchs tests destinés à explorer une allergie de type IV de la classification de Gell et Coombs du type eczéma.

Question 4

Réponses B et C.

La réponse A est fausse : l'âge du salarié n'a pas de lien avec le caractère professionnel.

La réponse D est fausse : lors d'une allergie, de très faibles expositions suffisent à sensibiliser le patient. Par conséquent, l'intensité de l'exposition n'est pas à retenir.

Question 5

Réponses C et D.

La réponse A est fausse : le médecin inspecteur du travail n'est pas habilité à reconnaitre une maladie professionnelle. C'est le rôle du médecin conseil ou du CRRMP.

La réponse B est fausse : le médecin du travail peut être sollicité par l'enquêteur de la caisse d'assurance maladie, mais il n'est pas habilité à reconnaitre une maladie professionnelle.

Question 6

Réponses A et C.

Le délai de prise en charge, inscrit dans la deuxième colonne des tableaux de maladies professionnelles, correspond à la durée maximale écoulée entre la fin de l'exposition professionnelle et la première constatation médicale de la pathologie potentiellement imputable à l'exposition professionnelle. Celui-ci ne doit pas être dépassé pour permettre une reconnaissance en maladie professionnelle avec présomption d'origine.

Question 7

Réponses C et D.

La réponse A est fausse : la commission de réforme est une commission de la fonction publique. Cette infirmière travaille dans une clinique privée, par conséquent elle est prise en charge au titre du régime général de la Sécurité sociale.

La réponse B est fausse : lorsque le délai de prise en charge est dépassé, le dossier est examiné par le comité régional de reconnaissance des maladies professionnelles.

Dossier progressif 8

Question 1

Réponses B et C.

Le SPP ne se fait que si le sujet est en retraite. L'équivalent pour les sujets actifs s'appelle le suivi post-exposition. Le suivi s'effectue tous les dix ans, trente ans après le début de l'exposition aux fibres d'amiante pour les expositions cumulées de niveau intermédiaire.

Question 2

Réponses C et D.

Les cancers du nasopharynx peuvent apparaître après une exposition aux poussières de bois et au formaldéhyde. Les poussières de bois sont connues pour provoquer l'apparition des cancers naso-sinusiens.

Question 3

Réponses C et D.

Il n'existe pas de spécificité histologique des cancers broncho-pulmonaires professionnels. Un cancer broncho-pulmonaire peut toujours être déclaré, quel que soit le statut tabagique du patient.

Question 4

Réponse C.

Le FIVA complète l'indemnisation de l'incapacité versée par la Sécurité sociale. La cessation anticipée d'activité des travailleurs de l'amiante est ouverte en cas de maladie professionnelle liée à l'amiante pour les salariés actifs de plus de 50 ans. Il n'est pas possible d'être reconnu deux fois en maladie professionnelle pour une même maladie.

Question 5

Réponses A, B et C.

L'exposition aux fibres d'amiante est classée cancérogène certain par le Centre international de recherche sur le cancer pour le cancer de l'ovaire et du larynx, mais il n'existe pas encore de tableaux de maladies professionnelles les liant.

CHAPITRE

18

Questions isolées

Questions

QI 1

Vous êtes le médecin traitant de Mme X., 25 ans, salariée d'une crèche. Mme X. est enceinte. Choisissez la ou les propositions correctes concernant son exposition professionnelle aux risques biologiques.

A. Une infection à CMV (cytomégalovirus) pendant la grossesse peut entraîner des malformations chez l'enfant.
B. Un lavage fréquent des mains doit être recommandé en cas de contact avec de jeunes enfants.
C. Afin de limiter le risque d'infection par CMV (cytomégalovirus), il est conseillé de limiter le contact avec les liquides biologiques des enfants (larmes, urines, etc.).
D. Une vaccination ROR est à pratiquer en urgence dès le début de la grossesse si Mme X. n'est pas immunisée contre la rubéole.

QI 2

Vous êtes le médecin traitant de Mme X., secrétaire, salariée. Son congé maternité débute théoriquement la semaine prochaine. Cependant, elle souhaiterait poursuivre son activité professionnelle. Choisissez la ou les propositions correctes.

A. Le congé maternité est composé d'un congé prénatal et d'un congé postnatal.
B. Le congé maternité peut être reporté deux mois, sous réserve d'un avis favorable du médecin ou de la sage-femme qui suit la grossesse.
C. La durée du congé maternité est indépendante du nombre d'enfants.
D. Après un congé maternité, l'employeur doit demander une visite de reprise avec le médecin du travail.

QI 3

Mlle Z., étudiante en médecine, va effectuer un stage de chirurgie orthopédique. Elle sera amenée à aider directement le chirurgien, en particulier lors des réductions de fractures sous scopie. Choisissez la ou les propositions correctes concernant les mesures qui doivent être mises en place dans le cadre de la prévention des rayonnements ionisants.

A. Elle doit porter un dosimètre passif pour quantifier l'exposition.
B. Elle doit porter un tablier plombé pour se protéger.
C. S'il s'agissait d'un étudiant et non d'une étudiante, le tablier jupette serait suffisant.
D. Le dosimètre se porte au niveau de la poitrine et au-dessus du tablier plombé.

QI 4

Vous êtes l'interne de garde aux urgences. Vous recevez Mme Z. qui a été victime d'une chute. Elle vous apprend qu'elle est actuellement traitée pour un cancer du sein par radiothérapie et qu'elle a bénéficié d'une séance il y a une heure. Quelle(s) précaution(s) devez-vous prendre pour vous protéger du risque radiologique vis-à-vis de cette patiente ?

A. Rester à distance.
B. Mettre un tablier de plomb.
C. Mettre un masque chirurgical.
D. Aucune précaution, il n'y a pas de risque d'être irradié par cette patiente.

QI 5

Au contact de quel(s) patient(s) y a-t-il un risque d'exposition aux rayonnements ionisants ?

A. Un patient ayant subi un scanner il y a une heure.
B. Un patient ayant bénéficié d'une scintigraphie au technétium il y a 5 minutes.
C. Un patient ayant bénéficié d'une séance de radiothérapie il y a 15 minutes.
D. Un patient ayant bénéficié d'un pet-scan il y a 10 minutes.

QI 6

Choisissez la ou les propositions correctes concernant la reconnaissance en qualité de travailleur handicapé.

A. Elle donne droit à la perception d'une pension d'invalidité.
B. Elle donne accès à Pôle emploi, un organisme spécialisé pour les demandeurs d'emploi.
C. Elle donne accès au financement d'aménagements de poste de travail.
D. Elle doit être demandée auprès de la caisse primaire d'assurance maladie.

QI 7

Choisissez la ou les propositions correctes concernant la mise en invalidité.

A. Elle est incompatible avec la poursuite de l'activité professionnelle.
B. Elle est effectuée par le médecin du travail.
C. Elle est soumise à l'accord du médecin conseil de la Sécurité sociale.
D. La catégorie d'invalidité dépend des conditions de ressources financières du patient.

QI 8

Au sein d'un service interentreprises, le médecin du travail :

A. Peut faire appel à des membres de l'équipe pluridisciplinaire pour mener les actions auprès des entreprises.
B. Effectue exclusivement une activité de consultation des salariés.
C. A un rôle de conseil vis-à-vis de l'employeur quant à la prévention des risques professionnels.
D. Prend en charge les soins et le suivi des pathologies d'origine professionnelle des salariés.

QI 9

Choisissez la ou les propositions correctes concernant les actions techniques envisageables afin de limiter le risque chimique.

A. La première étape consiste à mettre en place le port des équipements de protection individuelle.
B. Les équipements de protection individuelle permettent de supprimer l'exposition au risque chimique.
C. L'utilisation de hottes aspirantes lors de l'utilisation des solvants est un outil de prévention primaire.
D. Le médecin du travail est autorisé à prescrire une surveillance biologique régulière.

QI 10

L'un de vos patients a un cancer du larynx avec une exposition professionnelle importante aux fibres d'amiante sans autre facteur de risque. Il se pose la question de l'origine professionnelle de son cancer, mais il n'existe pas de tableau de maladies professionnelles. Choisissez la ou les propositions correctes.

A. Une déclaration n'est pas possible.
B. Vous le déclarez en rédigeant un certificat médical.
C. C'est le comité régional de reconnaissance en maladie professionnelle qui instruira son dossier.
D. C'est le médecin du travail qui doit faire la déclaration

QI 11

Quelles sont la ou les conséquences d'une reconnaissance en maladie professionnelle ?

A. Une prise en charge des soins à 100 %.
B. Un reclassement prioritaire au sein de l'entreprise.
C. Une protection de l'emploi.
D. Une rente si le taux d'incapacité permanente partielle est de 9 %.

QI 12

Mme M., 25 ans, travaille dans un salon de coiffure depuis six mois. Depuis deux semaines, un nouveau décolorant capillaire est utilisé dans son salon. Chaque contact cutané direct avec le produit est suivi quelques minutes plus tard de l'apparition d'une réaction qu'elle décrit comme des plaques gonflées et érythémateuses. Choisissez la ou les propositions correctes.

A. Vous évoquez une dermatite allergique de contact.
B. Le bilan allergologique repose essentiellement sur la réalisation de tests épicutanés.
C. Vous demandez la réalisation de prick-tests.
D. Les prick-tests consistent à déposer sur un support inerte sous forme de pastille le produit à tester et à l'appliquer sur la partie supérieure du dos.
E. La patiente doit rencontrer son médecin du travail afin qu'il puisse prononcer une inaptitude médicale.

QI 13

Vous recevez en consultation M. R., 52 ans, qui travaille dans le BTP. Il présente au niveau des mains des lésions polymorphes avec érythème, vésicules, suintement, desquamation et croûtes. Les lésions sont prurigineuses et s'étendent aux poignets et aux avant-bras. L'interrogatoire permet d'identifier une exposition professionnelle régulière au ciment. Choisissez la ou les propositions correctes.

A. Vous suspectez une dermatite allergique de contact.
B. La réalisation de tests épicutanés devrait vous permettre de confirmer le diagnostic.
C. Les tests épicutanés explorent l'hypersensibilité immédiate.
D. La lecture des patchs tests est réalisée une à deux heures après l'application.
E. Dans ce cadre, le patient peut faire une déclaration d'accident de travail pour obtenir réparation.

QI 14

Par quel intermédiaire la recherche objective de la rythmicité professionnelle d'un asthme se fait-elle ?

A. Le débit expiratoire de pointe et/ou du VEMS à l'aide d'automesures répétées sur et hors du lieu de travail.
B. La recherche d'une hyperréactivité bronchique non spécifique en période de travail ou en période hors travail en milieu pneumologique.
C. L'interrogatoire du médecin du travail.
D. La consommation de beta-2 mimétique.

QI 15

Quelles sont les principales professions à risque d'asthme en relation avec le travail ?

A. Les fromagers.
B. Les boulangers-pâtissiers.
C. Les employés de pressing.
D. Les métiers de la santé et de la petite enfance.

QI 16

Choisissez la ou les propositions correctes concernant les hydrocarbures aromatiques polycycliques.

A. On les rencontre dans les bitumes.
B. On les rencontre dans l'industrie du pétrole.
C. Ils provoquent l'apparition de cancers cutanés.
D. Ils provoquent l'apparition de cancers de vessie.

QI 17

Choisissez la ou les propositions correctes concernant le suivi post-professionnel des salariés exposés à des agents cancérogènes pour la vessie.

A. Il peut être mis en place chez des salariés ayant été exposés aux amines aromatiques.
B. Il comporte une cytologie urinaire tous les six mois, vingt ans après le début de l'exposition à des agents cancérogènes pour la vessie.
C. Il peut être mis en place chez des salariés ayant été exposés aux fibres d'amiante.
D. Il est prescrit par le médecin du travail.

Réponses

QI 1

Réponses A, B et C.
La réponse D est fausse : la vaccination ROR est contre-indiquée durant la grossesse.

QI 2

Réponses A et D.
La réponse B est fausse : la salariée enceinte peut, avec l'avis favorable du médecin ou de la sage-femme qui suit sa grossesse, reporter une partie de son congé prénatal (trois semaines maximum) après son accouchement. Son congé postnatal sera alors augmenté d'autant.
La réponse C est fausse : pour un enfant, la durée du congé maternité est de seize semaines dont, en principe, un congé prénatal de six semaines avant la date présumée de l'accouchement et un congé postnatal de dix semaines après l'accouchement. Si la salariée est troisième pare, la durée du congé maternité est de vingt-six semaines dont, en principe, un congé prénatal de huit semaines avant la date présumée de l'accouchement et un congé postnatal de dix-huit semaines après l'accouchement. En cas de grossesse gémellaire, la durée du congé est de vingt-quatre semaines (douze avant et douze après l'accouchement).

QI 3

Réponses A et B.
La réponse C est fausse : le port du tablier intégral (haut et bas) est recommandé.
La réponse D est fausse : le dosimètre se porte sous le tablier plombé.

QI 4

Réponse D.

QI 5

Réponses B et D.
Les réponses A et C sont fausses : le scanner et la radiothérapie entraînent une irradiation du patient durant la séance. Cependant, le patient n'est pas lui-même irradiant par la suite.

QI 6

Réponse C.
La réponse A est fausse : la mise en invalidité par le médecin conseil de la Sécurité sociale permet la perception d'une pension d'invalidité.
La réponse B est fausse : elle donne accès à Cap-Emploi.
La réponse D est fausse : elle doit être demandée auprès de la maison départementale de la personne handicapée.

QI 7

Réponse C.
La réponse A est fausse : les patients en catégorie 1 peuvent conserver une activité professionnelle.
La réponse B est fausse : la demande doit être faite par le médecin traitant.
La réponse D est fausse : elle dépend du degré de la perte de capacité de gain.

QI 8

Réponses A et C.
La réponse B est fausse : un tiers-temps est réservé aux actions en milieu de travail.
La réponse D est fausse : le rôle du médecin du travail est exclusivement préventif.

QI 9

Réponses C et D.
La réponse A est fausse : la première étape consiste à remplacer les produits dangereux par des produits non délétères pour la santé humaine.
La réponse B est fausse : la protection conférée par les EPI est variable (conditions d'utilisation, régularité du port, dégradation, etc.) et ne supprime pas l'exposition.

QI 10

Réponse C.
Il est possible de déclarer une maladie professionnelle même lorsqu'il n'existe pas de tableau. Dans ce cas, c'est le CRRMP qui instruit le dossier au titre de l'alinéa 4 de l'article L.461 du Code de la Sécurité sociale.

QI 11

Réponses A, B et C.
Un patient reconnu en maladie professionnelle bénéficie de mesures de protection de son emploi pendant toute la durée de l'arrêt de travail ainsi qu'à la reprise du travail s'il y a inaptitude médicale à l'ancien poste.

QI 12

Réponse C.
La réponse A est fausse : la dermatite allergique de contact est une réaction allergique de type retardée, les signes apparaissent en général 24 à 48 heures après le contact avec l'allergène.
La réponse B est fausse : les tests épicutanés sont réalisés en priorité en cas de suspicion de dermatite allergique.
La réponse D est fausse : il s'agit de la description des tests épicutanés.
La réponse E est fausse : l'inaptitude médicale n'intervient qu'en dernier recours, en cas d'impossibilité d'adapter le poste de travail à l'état de santé des salariés. La priorité est de remplacer le produit responsable.

QI 13

Réponses A et B.
Le ciment contient en effet du chrome hexavalent qui peut être responsable de dermatite allergique de contact.
La réponse C est fausse : les tests épicutanés explorent l'hypersensibilité retardée, type IV de la classification de Gell et Coombs.
La réponse D est fausse : les tests sont retirés à 48 heures avec lecture immédiate et si possible différée à 72 ou 96 heures.
La réponse E est fausse : le patient peut faire une demande de déclaration en maladie professionnelle pour sa dermatite allergique de contact.

QI 14

Réponses A et B.
La réponse C est fausse : l'interrogatoire professionnel ne permet pas d'obtenir des mesures quantitatives de variations des paramètres ventilatoires, contrairement au débit expiratoire de pointe, à la mesure du VEMS ou à la mesure d'une HRBNS.
La réponse D est fausse : la consommation de beta-2 mimétique est un élément qui n'est pas totalement objectif.

QI 15

Réponses B et D.
B : les professions pour lesquelles il y a le plus d'asthme professionnel reconnu sont les boulangers-pâtissiers. L'allergène impliqué dans ce cas-là est la farine.
D : les métiers de la santé et de la petite enfance sont des métiers également pourvoyeurs d'asthme professionnel. Dans ce cas, les allergènes responsables de cette pathologie sont ceux contenus dans les gants en latex, dans le formol et dans les désinfectants.

QI 16

Réponses A, B, C et D.
Les HAP sont également connus pour provoquer l'apparition de cancers broncho-pulmonaires.

QI 17

Réponses A et B.
Le suivi post-professionnel est mis en place après demande du patient auprès de sa CPAM. Les fibres d'amiante ne sont pas reconnues comme agent cancérogène pour la vessie.

Index

T

U

V

Z

Elsevier Masson S.A.S.
65, rue Camille-Desmoulins,
92442 Issy-les-Moulineaux Cedex
Dépôt légal : octobre 2019

Composition : SPI

Imprimé en Italie par Printer Trento